U0135501

QUAN GUO
MING ZHONG YI
LIAO ZHIFENG
LIN CHUANG
JINGYAN JI

全国卫生系统先进工作者
甘肃省名中医

全国名中医
廖志峰临床经验集

主编 ※ 廖志峰

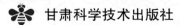

甘肃科学技术出版社

甘肃·兰州

图书在版编目（ＣＩＰ）数据

全国名中医廖志峰临床经验集 / 廖志峰主编. -- 兰州：甘肃科学技术出版社，2023.12
ISBN 978-7-5424-3169-1

Ⅰ．①全… Ⅱ．①廖… Ⅲ．①中医临床—经验—中国—现代 Ⅳ．①R249.7

中国国家版本馆CIP数据核字(2024)第006635号

全国名中医廖志峰临床经验集

廖志峰　主编

责任编辑　刘　钊
封面设计　李万军

出　版　甘肃科学技术出版社
社　址　兰州市城关区曹家巷1号　730030
电　话　0931-2131570(编辑部)　0931-8773237(发行部)

发　行　甘肃科学技术出版社　　印　刷　兰州万易印务有限责任公司
开　本　787毫米×1092毫米　1/16　印　张　20.75　插　页　6　字　数　330千
版　次　2024年6月第1版
印　次　2024年6月第1次印刷
印　数　1~3000
书　号　ISBN 978-7-5424-3169-1　　　定　价　79.00元

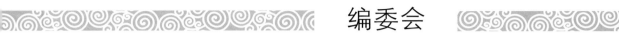 编委会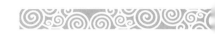

主　　编：廖志峰
副 主 编：田旭东　廖　挺　武正权　陈有源
编写人员：廖　挺　武正权　卢雨蓓　毕学恭　陈有源　陈世旺
　　　　　李彦龙　田　军　张丽娜　章彩凤　李淑萍　宋瑞平
　　　　　郭晓颖　刘顺庆　李　兴　岳秀英　段　晖　许馨月
审　　核：廖志峰

廖志峰教授简介

廖志峰，男，1946 年 8 月生，甘肃省永登县人，全国名中医，甘肃省中医院首席专家、教授、博士生导师（师承）。政协甘肃省第八、九、十届委员会委员。政协兰州市第十届委员会委员。兰州市七里河区第十二届、十三届人大代表。全国老中医药专家学术经验继承指导教师。2002 年被甘肃省卫生厅确定为继承老中医药人员学术经验指导老师；2007 年被甘肃省卫生厅授予"全省医德标兵"荣誉称号；2008 年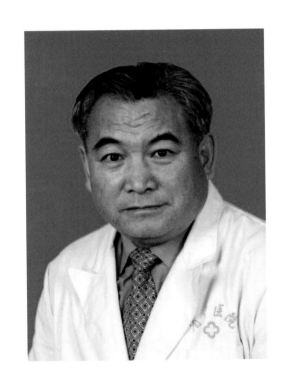被国家卫生部、国家中医药管理局授予"全国卫生系统先进工作者"称号。2008 被甘肃省人民政府授予"甘肃省名中医"称号。2022 年国家卫生健康委、国家中医药管理局授予"全国名中医"称号。

廖志峰教授从事中医临床工作近 60 年，始终工作在临床一线。对中医经典著作及历代各家名著有较深地研读与领悟，深厚的中医理论功底和丰富的临床经验，在消化系统疾病、肾病、风湿病、糖尿病、疑难重症的治疗方面多有建树，对妇科病、儿科病的治疗也有独到见解。他倡导"怪病从痰治，久病从瘀论"的观点在临床上得心应手，屡见奇效。他很重视经验总结和科学研究，在国家和省级医学刊物发表论文 30 余篇，主编《糖尿病中西医治疗进展》《肝胆胰疾病中西医诊治新进展》，合编和参编多部医学著作。主持和参与完成 5 项科研课题。根据多年的临床经验，研制出健胃系列药作为院内制剂，临床疗效显著，深受广大患者好评。其中健胃消食合剂、健胃清肠合剂在全省调剂使用。

廖志峰教授倡导"行医者首重医德"，他遵循孙思邈"大医精诚"精义，对待患者，无论贫、富、贵、贱均一视同仁，态度和蔼。数十年来兢兢业业工作，在广大患者中口碑广传，每次门诊他提前半小时到岗，接诊完患者后一般延迟一小时才下班。不论在病房还是门诊，前来求医者，纷至沓来，许多外省市患者常慕名前来就医。

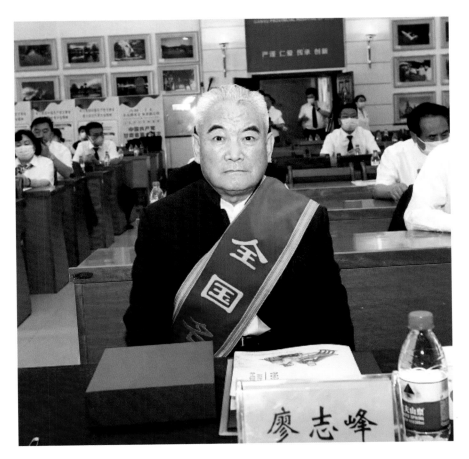

2022年被国家卫健委、国家中医药管理局授予"全国名中医"称号

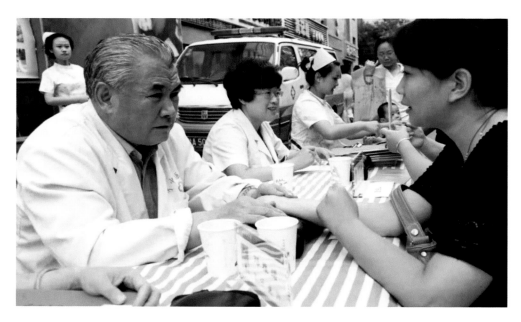

廖志峰教授参加社会义诊活动

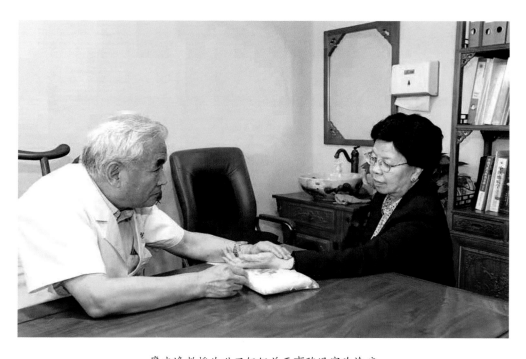

廖志峰教授为世卫组织总干事陈冯富珍诊疗

前言

"中国医药学是一个伟大的宝库，应当努力挖掘，加以提高。"人事部、卫生部、国家中医药管理局人职发［1990］3号文件提出"老中医药专家的学术经验与技术专长是中医药理论与他们实践经验的结晶，是中医药学的宝贵财富"。国家中医药管理局于2008年9月启动了全国名老中医工作室建设，传承专家学术思想和临床经验，培养传承人才，为进一步促进中医药事业传承、创新、发展增添了动力。中医药振兴发展迎来了千载难逢的良好机遇。

甘肃省中医院廖志峰名医工作室于2011年8月揭牌。在省卫健委和医院领导的关怀指导下，为名医工作室配备了专职及兼职工作人员，建立健全了名医工作室制度、工作计划，各项整理、传承、研究工作有序进行。

2012年11月由廖挺、武正权同志筹划组织，安排编写《廖志峰医案医论集》，名医工作室人员及廖志峰教授的研究生、诸弟子整理素材，分别撰稿。《廖志峰医论医案集》于2013年10月正式出版。总结编写名老中医学术经验，我们尚处于探索阶段，将不断积累经验，步步提高。

2019年，由田旭东、廖挺同志筹划编写《全国名中医廖志峰临床经验集》。卢雨蓓、武正权、陈有源、田军、陈世旺、李彦龙、张丽娜等参加撰稿。从框定编写体例，确定纳入病种，敲定样稿，完成初稿，初审初校，统审定稿，历时近三个春秋。在编写过程中，王颖、王志博、崔浩浩、张震帮助整理稿件、排印校对等，做了大量工作，对各位参与编写的同志，认真刻苦的工作作风及强烈的责任心深表感谢。在编纂过程中，得到医院领导的关心指导，脾胃科医护人员的大力协助，在此衷心感谢！

本书内容分上下两篇。上篇收录了中医内科常见的 33 个病种。对每个疾病简要阐述病名定义、文献概要、病因病机、临床特征、辨证分型、治法方药，并附医案等精解 5~6 例。所附医案系名医工作室 2013~2022 年积累的素材。医案体现了廖志峰教授熔各家学说于一炉的辨证论治思想，部分医案是化裁应用经方，屡起沉疴的案例，充分展现了其善用经方，治疗急、难、重症的丰富经验。下篇汇总了廖志峰教授学术思想，在各学术刊物发表的部分论述脾胃病的经验及学术概述，反映了廖志峰教授治学思想、学术风貌、临床经验的医疗成就，也是对历代前贤经验的传承和发展。

本书内容详实，论证严谨，具有一定的文献价值和实用意义，可供临床医师及实习学生临证参考。

由于编写经验不足，水平有限，诸多不足，在所难免。谨请诸贤及广大读者不吝指正！

编　者

2023 年 9 月

目录

下　篇

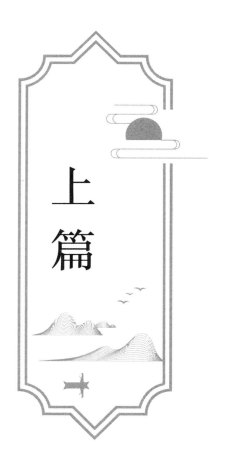

上篇

第一章 感 冒

感冒是临床上常见的外感疾病，由风邪病毒侵袭人体而致病。症状以鼻塞、流涕、喷嚏、咳嗽、头痛、恶寒、发热、全身不适、脉浮为特征。感冒的论述最早见于《黄帝内经》(也称《内经》)。《素问·骨空论》云"风者百病之始也……风从外入，令人振寒，汗出头痛，身重恶寒"。西医学中的普通感冒（伤风）、流行性感冒（时行感冒）及其他上呼吸道感染而表现感冒症候者，皆可参照本章论治。感冒四时皆有，其最基本的病机是邪犯肺卫，卫表不和，而发病的关键在于卫气之强弱，同时与感邪的轻重有关，一般可分为风寒、风热两大类，以及挟湿、挟暑、气虚、阴虚等兼证。

一、风寒感冒

鼻塞，流清涕，咽痒，恶寒，头痛，咳嗽，喷嚏，无汗，肢体酸楚，甚则酸痛，舌苔薄白，脉浮或浮紧。

治法：辛温解表、宣肺散寒。方用荆防败毒散加减。

二、风热感冒

发热、恶风，咽干或咽痛，鼻塞，流浊涕，口干、口渴，咽痒，咳嗽，肢体酸楚，头痛，舌尖红，苔薄白干或薄黄，脉浮或浮数。

治法：辛凉解表、疏风清热。方用银翘散或桑菊饮加减。

三、暑湿感冒

发热，恶风，身热不扬，汗出不畅，肢体困重，头重如裹，胸闷，纳呆，口黏腻，鼻塞，流涕，头痛，无汗，少汗，口渴，心烦。舌苔白腻或黄腻。

治法：清暑祛湿解表。方用藿香正气散加减。

四、气虚感冒

鼻塞，流涕，发热，恶风寒，气短，乏力，神疲，自汗，动则加重，平素畏风寒，易感冒。舌质淡，脉缓。

治法：益气解表，调和营卫。方用参苏饮加减。

五、阴虚感冒

鼻塞，流涕，发热，恶风寒，自汗，盗汗，手足心热，口干口渴，平素畏风寒，易感冒。舌红少苔或白薄苔，脉沉细或细数。

治法：滋阴解表。方用加减葳蕤汤化裁。

医案精解

【案一】

汪某，男，19岁。2019年5月23日初诊。发病六天，始觉流清涕，咽痒，恶寒，继则咳嗽，痰黄黏，鼻塞，咽痒发干，口渴欲饮，头昏沉，咽部微红，尿黄，舌尖红，苔薄黄，脉浮数。经外院西药口服治疗4d，咳嗽，痰黄，鼻塞，咽干，头昏痛，口渴仍存在。

中医诊断：感冒。

辨证：风热袭表，肺失宣肃。

治法：辛凉解表，宣肺止咳。

方药：杏仁15g，桔梗10g，芦根30g，板蓝根15g，牛蒡子15g，半夏10g，茯苓20g，陈皮10g，紫苏叶15g，连翘15g，金银花15g，款冬花15g，甘草5g。共4剂，水冲服。

按：风性清扬，易袭阳位，肺通于外，主呼吸，气道为出入升降的通路，喉为其系，开窍于鼻，外合皮毛，职司卫外，为人身之籓篱，故外邪易侵袭口鼻，久则郁而化热。案例中患者证属风热犯表证，风热袭表，卫表不和，肺失清肃，治以辛凉解表，清宣肺气。方用银翘散辛凉解表，辅以款冬花、半夏、陈皮理气化痰，4 剂后患者卫表之症消除，再投以原方 3 剂清肺化痰，肺气得宣，咳嗽而止，全方用药得当。

【案二】

丁某，女，30 岁。2019 年 11 月 10 日初诊。感冒半月余。患者自述半月前或因受凉后出现发热、咳嗽咳痰，痰色白、质黏，微恶风寒，自行口服风寒感冒颗粒等药（具体不详），怕风见缓解，咳嗽咳痰未见缓解。近来咳嗽较频繁，咳黄痰、质黏，为求中医治疗，遂来门诊就诊。刻下症见：咳嗽咳痰，痰色黄质黏，咽喉干痛，无汗，周身肌肉酸痛，鼻塞流黄涕，口渴喜饮，饮食不佳，夜寐尚可。大便干，小便黄。舌尖边红，苔薄黄腻，脉数。

中医诊断：感冒。

辨证：风热感冒。

治法：辛凉解表。

方药：桑叶 15g，菊花 10g，杏仁 15g，桔梗 15g，连翘 10g，陈皮 15g，半夏 10g，葛根 20g。3 剂，水煎服，一日 1 剂，分早晚 2 次服。当日服药后咳嗽、身疼痛稍见缓解，继服，效佳。

按：患者初感风热之邪，卫外失固，肺失宣降，引起发热咳嗽、鼻塞、咽痛等外感症状。治时以清热宣肺为主。桑叶、菊花清热，桔梗、杏仁宣肺止咳，陈皮、半夏理气化痰，葛根解肌。

【案三】

付某某，男，41 岁，2019 年 9 月 13 日初诊。发热、身痛 3 日余。患者 3 日前不甚感受寒邪，当时未予处理，随后出现发热身痛之症，自行口服风寒感冒颗粒未见明显缓解，为求中医治疗，遂来就诊。刻下症见：发热，热峰 37.7℃，无汗，微恶风寒，周身疼痛，身热烦躁，口渴，喉间似有痰不利，舌红，苔薄黄，脉浮紧。

中医诊断：感冒。

辨证：风寒外袭，兼有内热。

治法：发汗解表，兼清里热。

方药：麻黄 10g，桂枝 15g，生石膏 20g，生姜 5 片，大枣 5 枚，桔梗 15g，甘草 15g。2 剂，水煎服，一日 1 剂，分 2 次服，嘱其汗微出、身热退后即可停药，不必尽服。

按：此患者正值青壮年，感邪后正邪交争明显，见发热、身痛、烦躁，为外感风寒兼有里热，方选大青龙汤加减，方中麻黄、桂枝、生姜辛温发汗以使邪从表出；甘草、生姜、大枣补脾胃、生津液；石膏甘寒清里热，与麻黄相配能透达郁热；杏仁配麻黄，一收一散。诸药配伍，寒热并用，表里同治，使邪有出路，而又不伤正。

【案四】

黄某，男，11 岁，初诊时间：2019 年 10 月 31 日。患者诉 1 周前受凉后出现咳嗽、咳痰，痰黄，偶有血丝，不易咳出，舌苔薄黄，脉浮数。

中医诊断：感冒。

辨证：风热之邪侵肺系，肺失清肃。

治法：疏风清热，宣肺止咳。

方药：桔梗 10g，菊花 15g，杏仁 10g，浙贝 10g，款冬花 15g，枇杷叶 10g，白茅根 20g，陈皮 10g，桑叶 15g，连翘 10g，甘草 5g。

二诊：服药 7 剂。咳嗽较前减轻，痰白略黄，口渴喜饮，咽痛。舌淡，苔薄白，脉浮数。证属肺气不利，肺失清肃，肺热内生。治宜清泄肺热，利咽。加黄芩 10g，板蓝根 20g，柴胡 10g。继服一周以巩固疗效。

按：本证属风热之邪侵及肺系，肺失清肃。治宜疏风清热，宣肺止咳。方以桑菊饮加减。方中桑叶、菊花疏散上焦风热，桔梗、杏仁宣肺止咳，连翘清热解毒，款冬花、枇杷叶止咳化痰，白茅根清热凉血，浙贝清热化痰，甘草调和诸药。

【临证心得】感冒是内科常见疾病，它的病因以外感风邪为主，其病位在肺，临床表现包括两个方面，其一是卫阳被遏，营卫失和，呈现表卫症状，其二是肺的宣肃失司，气道不利，表现肺系症状。在治疗上，风寒感冒宜辛温解表，风热感冒宜辛凉解表，表实无汗者，用辛散之剂，表虚出汗者，用疏解之剂，虚证感冒，宜扶正祛邪。

第二章 咳 嗽

咳嗽是肺系疾患的一种常见症候，外感或内伤多种病因导致肺气失于宣发、肃降时，则引发咳嗽。《素问·咳论》指出，咳嗽"皮毛先受邪气，邪气以从其合也"，"五脏六腑皆令人咳，非独肺也"。此不仅说明外邪致咳，其他脏腑功能失调而影响致肺，均可令人咳。西医学中急慢性支气管炎、支气管扩张、慢性咽炎等见咳嗽为主症者均可参考本章论治。咳嗽病因不外乎外感六淫与内邪犯肺。外感咳嗽病机多为六淫邪实侵袭肺系，导致肺气壅遏不畅而发为咳嗽。内伤咳嗽多由"痰""火"等病理因素致使肺气失宣发，肃降失常，引发咳嗽。外感咳嗽起病较急，病程短；内伤咳嗽常反复发作，病程长，而且易兼杂其他病症。根据病因病机和临床特点进行辨证论治，可以分为如下几种证型。

一、风热犯肺

咳嗽频剧，喉燥咽痛，咯痰不爽，痰黏或稠黄，鼻流黄涕，口渴，头痛，舌质红。舌苔薄黄，脉浮数。

治法：疏风清热，宣肺止咳。方用桑菊饮加减。

二、风寒犯肺

咳嗽声重，气急咽痒，咳痰稀薄色白，鼻塞，流清涕，头痛。苔薄白，脉浮或浮紧。

治法：疏风散寒，宣肺止咳。方用三拗汤、止嗽散加减。

三、燥热咳嗽

干咳无痰，或痰出不易，鼻燥咽干，咳甚胸痛。舌尖红，苔薄黄，脉弦数。

治法：疏风清热，润肺止咳。方用桑杏汤加减。

四、痰湿犯肺

咳嗽痰多，痰白而黏，胸脘作闷，食纳欠佳。舌苔白腻，脉濡滑。

治法：健脾燥湿，化痰止咳。方用二陈汤加味。

五、肝火犯肺

咳逆阵作，咳时面红目赤，咳引胸痛，随情绪波动增减，常感痰滞咽喉，咯之难出，量少质黏，口干口苦。舌红，苔薄黄、少津，脉弦数。

治法：清肝泻肺，宣肺止咳。方用黄芩泻白散合黛蛤散加减。

六、肺阴亏虚

干咳，痰少黏白，或声音逐渐嘶哑，口干咽燥，起病缓慢。舌红少苔，脉细数。

治法：养阴清热，润肺止咳。方用沙参麦冬汤加减。

医案精解

【案一】

慈某，女，55岁。2019年5月4日初诊。患者慢性支气管炎病史3年余，每因冬、春季发病，着凉后易出现咳嗽、咳白痰，量多，胸闷、气短。多次经西医输液治疗，症状反复。欲寻中医进一步诊治，查血常规：白细胞计数 24×10^9/L，X线片示：双肺纹理增粗。刻下症见：阵发性咳嗽，咳大量白痰，口苦，咽痒。舌苔白滑，脉弦滑。

中医诊断：咳嗽。

辨证：风寒束肺。

治法：解表散寒，温肺化饮。

方药：杏仁15g，苏叶15g，桔梗10g，半夏10g，茯苓20g，陈皮10g，前胡10g，五味子10g，干姜10g，细辛5g，枇杷叶15g，僵蚕5g，莱菔子20g，甘草5g。6剂，水煎服。此后，以上方6剂（去僵蚕加紫苏子15g），17日诸症好转。

按：患者内有伏饮，易感受外邪，风寒袭肺，肺失宣降，故咳嗽、咳痰。方中用杏苏散加味温肺化饮；茯苓健脾除湿，以杜生痰之源；加枇杷叶、僵蚕化痰散结、止咳；用杏苏理肺化痰，干姜、细辛温肺化饮；全方辛散与温化并用，共凑表里双解之效。

【案二】

吴某，女，60岁。2019年10月20日初诊。主诉间断咳嗽30余年。患者30年前不慎感冒后导致咳嗽，未及时治疗，迁延不愈遂成慢性支气管炎，病情反复，未进行系统诊疗。现求中医治疗，遂来就诊。刻下症见：咳嗽咳痰，上午及午后咯黄稠痰、有异味，无发热、咯血，纳可，寐尚可，二便调。舌红，苔黄腻，脉弦滑。

中医诊断：咳嗽。

辨证：痰热壅肺。

治法：清热宣肺化痰。

方药：苇茎60g，茯苓20g，生薏苡仁30g，桃仁20g，冬瓜子30g，桔梗15g，炒莱菔20g。7剂，水煎服，一日1剂，分早晚2次服。

二诊：2019年11月5日，经服上方7剂，咳嗽减轻，痰较前易咯，色淡黄，未闻及特殊气味。舌红，舌薄黄腻，脉滑。处方：原方减苇茎为40g，加白术20g，甘草15g。7剂，水煎服，隔日1剂，分早晚2次服。

按：此案患者四诊合参，属痰热互结之为害，痰中可稍闻及异味，当速以清肺化痰以防成肺痈之变。方选苇茎汤加减，方中苇茎轻而甘寒，可解热；桃仁入血分泻结热，防止生血瘀之害；薏苡仁除湿化浊排脓；冬瓜子清热排浊；炒莱菔理气宽中。初以急治痰热结聚，防进一步传变为要，缓解后以化痰祛湿、调护脾胃、培土生金固本为主。

【案三】

张某某，女，64岁，2020年7月2日初诊。主诉咳嗽咳痰伴胸闷气短3年余。患者自诉3年前无明显诱因出现咳嗽咳痰伴胸闷气短，于当地医院就诊后诊断为慢性支气管炎，经住院治疗后好转出院。平素病情控制良好，未见明显发作。一年前出现咽部不适，于当地医院复查，诊断为慢性支气管炎，自行口服中成药（具体不详），症状缓解不明显，时轻时重。现求中医治疗，遂来门诊就诊。刻下症见：间断咳嗽咳痰，咳白黏泡沫痰，痰不多，不易咳出，时有胸闷气短、喘息，食欲不振，夜寐欠佳，大便质可，日一次，小便如常。舌红，苔黄腻，脉弦滑。

中医诊断：咳嗽。

辨证：痰湿蕴结证。

治法：祛湿宣肺化痰。

方药：杏仁15g，桔梗10g，苏叶15g，半夏10g，茯苓20g，陈皮15g，知母15g，酸枣仁15g，川芎15g，柏子仁15g，远志15g，莱菔子20g，五味子10g，甘草6g。7剂，水煎服，一日1剂，分2次服。

二诊：2020年7月15日，间断咳嗽较前缓解，咳痰，咳白黏泡沫痰，痰少，易咳出，时有胸闷气短，喘息较前好转，食少纳呆，夜寐欠佳，大便质可，日一次，小便如常。处方：原方去川芎、柏子仁，加紫石英15g，龙骨30g。7剂，水煎服，一日1剂，分2次服。

> 按：患者病程日久，除祛邪之外当顾护脾胃安养心神，方中杏仁、桔梗宣肺止咳、利咽化痰，苏叶解表宣肺，茯苓健脾淡渗利湿以绝生痰之源，陈皮、半夏燥湿化痰，理气行滞，五味子敛肺止咳，远志安神益智，莱菔子理气开胃。

【案四】

苏某，男，73岁，初诊时间：2019年10月8日。患者诉干咳痰少，色白难咳，口干，畏寒，头痛无汗。舌苔薄白而燥，脉浮数。

中医诊断：咳嗽。

辨证：风邪袭肺，肺失清肃，痰湿内阻。

治法：疏风清肺，润燥止咳化痰。

方药：桔梗15g，苏叶15g，半夏10g，茯苓20g，陈皮15g，枇杷叶15g，甘草5g，紫菀10g，五味子10g，杏仁15g，白术20g，山药20g，防风5g。

二诊：服药14剂。干咳症状较前好转，咳痰色白量少，双目干涩，小便频，偶有尿痛。舌红，苔白，脉沉细。原方去防风，加白茅根15g，冬葵果15g，清下焦湿热。服药14剂后，上述症状基本消失。

按：本证属风邪袭肺，肺失清肃，痰湿内阻所致。治宜疏风清肺，润燥止咳化痰。方药引用《温病条辨》杏苏散加减。《素问·至真要大论》曰："燥淫于内，治以苦温，佐以甘辛。"治当轻宣凉燥，理肺化痰。方中苏叶疏风清肺，桔梗助苏叶理肺化痰，半夏、陈皮燥湿化痰，茯苓、白术健脾利湿，紫菀、枇杷叶润肺止咳，防风疏散风邪。尿频、尿痛乃下焦湿热，白茅根、冬葵果清热利尿。

【案五】

薛某君，女，56岁，2019年1月24日初诊。患者诉1月前因感受风寒出现咳嗽咳痰，鼻塞流涕，无明显恶寒发热，无恶心呕吐。于当地医院就诊确诊为急性支气管炎，口服中药及西药（具体不详）治疗后症状反反复复，仍未痊愈，为求进一步治疗，遂来门诊就诊。刻下症见：咳嗽咽痒，痰白易咳，伴有鼻塞，流清涕，无明显恶寒发热，无恶心呕吐，食纳欠佳，夜寐尚可。舌淡红，苔薄白，脉浮。

中医诊断：咳嗽。

辨证：风寒袭肺。

治法：疏风散寒，宣肺止咳。

方药：荆芥10g，百部10g，紫菀15g，陈皮15g，前胡15g，桔梗10g，白芥子6g，杏仁15g，五味子10g，款冬花15g，僵蚕5g，黄芩10g，甘草5g。水煎，分早、晚2次服用。服上药7剂。

复诊：（2019年1月31日）患者诉服药后咳嗽咳痰明显减少，时有鼻塞，无流涕。原方继续调治2周，上述症状基本消失。

按：本病西医诊断为急性支气管炎，属于中医"咳嗽"范畴。病因主要为外感、内伤两大类，外感咳嗽为六淫外邪袭肺，内伤咳嗽为脏腑功能失调，内邪伤肺，其均可引起肺气失宣，肺气上逆作咳。本案患者因感受风寒，邪气侵袭肺卫，致肺气被郁，失于宣降，则令咳。故辨证属风寒袭肺。廖老习惯以止嗽散为主方加减，方中紫菀、百部两药味甘苦而温，以止咳化痰；桔梗以开宣肺气，前胡、杏仁、款冬花长于降气化痰，五味子以养阴敛肺，众药合用宣肺降气，化痰止咳；荆芥解表疏风以散表邪，陈皮、白芥子以理气化痰，黄芩以清肺经郁热，僵蚕以解气道痉挛。本方止咳化痰，宣降肺气，驱散表邪，加减运用得宜，均可收效。

【临证心得】咳嗽是肺部疾患的一个常见症候，有外感或内伤等多种病因导致，肺气失于宣发、肃降时均会使肺气上逆而引起咳嗽。外感常见有风寒、风热、温燥、凉燥等；内伤有痰湿、痰热、肝火犯肺、阴虚、阳虚咳嗽、气虚咳嗽，临床应细辨证，切勿以固定方通之。

第三章 哮 喘

　　哮是一种发作性的痰鸣气喘疾患，以呼吸急促、喉间有哮鸣音为主证；喘以呼吸急促，甚则张口抬肩为特征。哮必兼喘，故一般统称哮喘，临证时应分别论治。《灵枢·五邪》言："邪在肺，则病皮肤痛，寒热，上气喘，汗出，喘动肩背。"朱丹溪首创哮喘之名，认为"哮喘必用薄滋味，专注于痰"，提出：凡喘之证，"未发以扶正气为主，既发以攻邪气为急"。哮喘的病因多为外邪侵袭、饮食不当、情志刺激、久病肺肾双虚。病机是由脏腑功能失调，津液凝聚成痰，伏藏于肺，而成为发病的风根，各种致病因素易诱发。哮喘病位在肺，关系到脾肾。病理因素以痰为主。肺为气之主，肾为气之根，上述病因皆可使肺气宣降失常，肾元不固，摄纳失常，气不归元，阴阳不相接续，气逆于肺而为哮喘。根据病因病机和临床特点进行辨证论治，可以分为如下几种证型。

一、风寒束肺

呼吸急促，胸部胀闷，痰多稀薄而带泡沫或喉鸣气喘，色白质黏，头痛，恶寒，或有发热，口不渴，无汗。舌苔薄白而滑，脉浮紧。
治法：宣肺散寒。方用射干麻黄汤合华盖散加减。

二、痰热蕴肺

喘咳气急，胸部胀痛，痰多质黏，色黄或喉鸣气喘，伴胸闷，汗出，口渴而喜冷饮，面赤咽干，小便赤涩，便秘。舌质红，舌苔薄黄或腻，脉滑数。

治法：清热化痰，宣肺平喘。方用桑白皮汤加减。

三、痰湿阻肺

胸满闷塞，咳嗽，痰多黏腻、色白，咯吐不利，呕恶，纳差。舌苔白腻，脉滑或濡。

治法：祛痰降逆，宣肺平喘。方用二陈汤合三子养亲汤。

四、脾肺气虚

喘促，气短，咳声低弱，痰吐稀薄，自汗畏风，烦热而渴，咽喉不利，动则喘甚。舌质淡红或有苔剥，脉软弱或细数。

治法：补气健脾，培土生金。方用生脉散合补中益气汤加减。

五、肺肾双虚

喘促日久，呼多吸少，呼吸不能接续，动则喘甚，汗出肢冷，腰痛，夜尿多，面浮胫肿，痰色清稀。舌质淡，脉沉细无力。

治法：补肺益肾，纳气定喘。方用生脉散合金匮肾气丸加减。

医案精解

【案一】

徐某，男，75岁。2019年8月6日求诊。患者气喘、胸闷已5年，既往每遇冬季或感冒后发作甚。今年发作次数明显增多，症状持续，呼吸困难，动则喘甚，咳嗽，咳少量黄痰，心慌，大便不畅，吸入布地奈德福莫特罗粉吸入剂320IU，每日两次，效果欠佳。舌质紫暗，少苔，舌尖，脉弦细。

中医诊断：喘证。

辨证：肺气亏耗，痰湿阻肺。

治法：补肺益气养阴，化痰平喘。

方药：太子参 15g，麦冬 15g，五味子 10g，半夏 10g，杏仁 15g，枇杷叶 15g，浙贝母 15g，瓜蒌 20g，葶苈子 10g，甘草 5g，丹参 20g，前胡 15g，郁李仁 30g，厚朴 10g。7 剂，水煎服，每日两次。

二诊（8 月 13 日），气喘减轻，动则仍甚，咳少无痰，口干，大便秘结。舌紫暗，苔薄黄。上方去麦冬，加大黄 5g，白术 20g，枳壳 15g，共 10 剂，服法同前。

三诊（8 月 23 日），诉气喘好转，咳嗽减轻，咳少量白色泡沫痰，大便通利，去大黄，丹参，加莱菔子 20g，白芥子 5g，共 12 剂，服用方法同上。患者继续服用上方 7 剂，5 个月气喘未再发作。

按：患者长期激素治疗，加之久病体虚，致使肺阴耗伤日久，治疗予以麦冬、太子参滋阴补肺；杏仁、枇杷叶、厚朴降气以平喘；瓜蒌、郁李仁宽胸散结、润肠通便，体现肺与大肠相表里之理；舌质紫暗加以丹参活血以化瘀；全方补中有降，散中有通，故获效较快。

【案二】

苏某，男，71 岁。2019 年 8 月 27 日初诊。素有支气管哮喘病史，迁延不愈，近期夜间喘憋、胸闷、气短，喉中哮鸣，发作时不得平卧，伴有咳嗽、咳大量白色黏稠痰，偶有胸慌，口干，常吸入噻托溴铵粉吸入剂，每日两吸，吸入后上症可稍好转。每因感冒易发作，现欲求中药代替治疗。舌苔厚浊，脉滑实。

中医诊断：哮证。

辨证：风痰阻肺，肺失宣降。

治法：祛风涤痰，降气平喘。

方药：杏仁 15g，桔梗 10g，紫苏子 15g，僵蚕 5g，半夏 10g，莱菔子 20g，白芥子 5g，枇杷叶 15g，葶苈子 10g，茯苓 20g，陈皮 10g，黄芩 10g，天花粉 30g，甘草 5g。共 7 剂，水煎服。嘱清淡饮食，适劳逸。

二诊（9 月 2 日），药后喘憋，胸闷，口干、口苦好转，仍咳少量白痰，舌脉同前。原方去天花粉、黄芩，加五味子 10g，射干 15g。连服 7 剂。诸症缓解，观察半年余，未见复发。

按：本案例患者素体本虚，内有伏痰，肺气壅实，风邪外袭易诱

发，治疗本病应注重轻重缓急，发作时治标为主，平时应固本治疗。方
用三子养亲汤既理气散结，又止咳平喘、祛痰，复以半夏、僵蚕、清肺
化痰；花粉养阴清肺、生津止咳；五味子收敛耗散之气，补敛相济，诸
药合用，肺得清宁，痰消气降而哮平。

【案三】

冯某，女，56 岁，初诊时间：2019 年 10 月 8 日。患者诉晨起咳嗽，咳痰，
量多色白，不易咳出，伴胸闷、气喘，饮食、睡眠差。舌淡，苔白腻，脉滑。患
者既往有"支气管炎"病史。

中医诊断：喘证。

辨证：脾虚不运，积湿生痰，痰浊壅肺，肺失肃降。

治法：祛痰降逆，宣肺平喘。

方药：杏仁 15g，桔梗 10g，苏叶 15g，半夏 10g，茯苓 20g，陈皮 15g，鱼腥
草 30g，枇杷叶 15g，前胡 15g，葶苈子 10g，白芥子 5g，炙甘草 5g，僵蚕 6g。

二诊：服药 10 剂，患者诉晨起咳嗽较前好转，痰多色黄，不易咳出。偶有
胸闷气喘，活动后明显。舌苔白腻略黄，脉沉滑。证属肺失肃降，痰浊壅肺。治
宜燥湿化痰。原方去白芥子、桔梗，加瓜蒌 20g。

> 按：本证属脾虚不运，积湿生痰，痰浊壅肺，肺失肃降。治宜祛痰
> 降逆，宣肺平喘。方以《温病条辨》中杏苏散加减。方中苏叶宣发肺
> 气，杏仁降利肺气，润燥止咳，前胡降气化痰，桔梗理肺化痰，陈皮、
> 半夏燥湿化痰，理气行滞，茯苓健脾渗湿以杜生痰之源，葶苈子泻肺平
> 喘，白芥子止咳化痰，僵蚕利咽开音，甘草调和诸药。

【案四】

卢某君，女，31 岁，2019 年 1 月 24 日初诊。患者反复喘咳 10 年余，既往
每至冬季喘咳加重。今年入冬以来，发作较前明显加重，呼吸困难，动则喘甚，
以夜间为著，为求进一步治疗，遂来门诊就诊。刻下症见：咳嗽喘憋，动则喘
甚，以夜间为著，痰多质黏不易咳，胸中满闷，食纳可，口干喜饮，睡眠欠佳，
二便如常。舌红，苔黄腻，脉滑数。

中医诊断：喘证。

辨证：痰热郁肺。

治法：清热化痰，宣肺平喘。

方药：杏仁 15g，紫苏叶 15g，黄芩 10g，半夏 10g，茯苓 20g，陈皮 15g，枇杷叶 15g，紫菀 10g，白芥子 5g，桔梗 10g，五味子 10g，莱菔子 20g，射干 10g，僵蚕 5g，甘草 5g。水煎，分早、晚 2 次服用。服上药 12 剂。

二诊（2019 年 2 月 4 日）：患者诉服药后咳嗽喘憋较前缓解，咳痰较前明显容易。原方继续调治 1 月余，喘咳消失，其余症状明显缓解。

> 按：本病患者以喘咳为主，故属于中医"喘证"范畴。其痰热壅肺，导致肺气失于宣降，肺气胀满，呼吸不利而喘，故辨证属痰热郁肺。以杏苏散为主方加减，方中用苏叶宣发肺气，杏仁以降气平喘，两药一宣一降以复肺气；半夏、陈皮、紫菀以燥湿化痰，理气行滞；黄芩、枇杷叶、射干以清肺止咳，降逆平喘；白芥子、莱菔子以下气化痰，利气散结；桔梗以宣肺利咽，助杏、苏以理肺化痰；五味子以敛肺气、养肺阴；茯苓则健脾渗湿以杜生痰之源。本方以宣化、清降同治，外则宣肺止咳，内可理肺化痰，肺气调和，诸症自除。

【案五】

王某，男，50 岁。2019 年 11 月 3 日初诊。喘咳一月余。一月前不慎感寒，后出现喘咳，未予系统诊疗，迁延至今，现求中医治疗，遂来门诊就诊。刻下症见：咳嗽气喘，喉间痰鸣，痰清稀，白泡沫较多，无汗，纳食不佳。舌质淡红，苔白滑，脉浮。

中医诊断：喘证。

辨证：风寒外束，内伏痰饮。

治法：解表散寒，化饮祛痰。

方药：麻黄 10g，桂枝 15g，细辛 6g，白芍 20g，干姜 10g，半夏 10g，五味子 10g，大枣 7 枚，厚朴 10g，杏仁 15g，甘草 10g。7 剂，水煎服，一日 1 剂，分早、晚 2 次服。

二诊（2019 年 11 月 10 日），服上方 5 剂，诸症明显缓解，未见明显泡沫痰。舌质淡红，苔薄白，脉滑。原方去厚朴，加白术 20g、炒麦芽 30g。7 剂，水煎服，一日 1 剂，分早晚 2 次服。

按：此案患者初感寒邪，表阳被遏，而又内饮为害，治以解表兼以化饮，方选小青龙汤加减。方中麻黄、桂枝发汗散寒以解表邪，且麻黄又能宣肺气而平喘咳，桂枝助阳化气行水以利里饮，干姜、细辛温肺化饮，然而素有痰饮，佐以五味子敛肺止咳，半夏燥湿化痰，和胃降逆，甘草既可益气和中，又能调和诸药，而又取《伤寒论》"喘家，作桂枝汤，加厚朴、杏子佳"。之意，加厚朴、杏仁平喘，全方散收兼备，咳喘可平。

【案六】

高某，女，71 岁，2020 年 7 月 5 日初诊。反复咳嗽咯痰 2 年余，活动后喘息、气短 2 月。患者自诉 2 年前无明显诱因出现反复咳嗽咯痰，痰黄、质黏、量少，不易咳出。于当地门诊就诊口服药物（具体不详）后症状可缓解但反复发作。2 月前出现活动后喘息并心悸，于当地医院治疗，确诊为慢性阻塞性肺疾病，为求中医治疗，遂来门诊就诊。刻下症见：反复咳嗽咯痰伴活动后喘息、气短，痰黄、质黏、量少，不易咳出，口干口苦，食纳一般，夜寐欠佳，二便如常。舌红，苔黄腻，脉滑略数。

中医诊断：喘证。

辨证：痰热壅肺证。

治法：清热化痰，宣肺平喘。

方药：杏仁 15g，升麻 10g，五味子 10g，枇杷叶 15g，黄芩 10g，黄连 6g，焦栀子 10g，天花粉 30g，薏苡仁 30g，牛膝 20g，石菖蒲 10g，龙骨 30g，甘草 6g。7 剂，水煎服，一日 1 剂，分 2 次服。

二诊（2020 年 7 月 20 日），反复咳嗽咯痰较前缓解，痰黄、质黏、量少，易咳出，活动后喘息、气短较前缓解，口干，无口苦，食纳尚可，夜寐尚可，二便如常。舌淡红，苔薄黄腻，脉滑。原方去牛膝，加炒莱菔 20g，代赭石 30g。7 剂，水煎服，一日 1 剂，分 2 次服。

按：患者为痰热互结之象，阻遏肺气，发为咳嗽、喘息；热扰心神则夜寐欠安，加之年岁较高，肾气渐虚，失于纳气，则喘更甚。以杏仁、枇杷叶宣肺化痰，黄芩黄连清解热邪，五味子敛肺平喘，牛膝、龙骨更助降逆收纳平喘之力，加以其他诸药共行清热化痰、宣肺平喘之力。

【临证心得】哮证以呼吸喘促，喉间哮鸣有声为特征；喘症主要临床表现是呼吸迫促，张口抬肩，不能平卧。哮证治疗应区别冷哮、热哮，缓解期多见肺脾气虚和肺肾气虚，分别予以补益脾肺，肺肾双补。喘证的治疗，不外虚则补之，实则泻之，寒则热之，热则寒之。发作期以化痰宽中、止咳平喘为先，缓解期以补肺健脾、补肾纳气为主。

第四章　心　悸

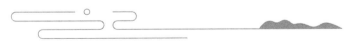

　　心悸是指病人自觉心中急剧跳动，惊慌不安，不能自主，或见心动参伍不调的一种证候。《素问·痹论》云："脉痹不已，复感于邪，内舍于心，心痹者，脉不通，烦则心下鼓。""伤寒脉结代，心动悸，炙甘草汤主之"。炙甘草汤沿用至今，仍是治疗心悸有效的方剂之一。心悸病因不外乎体虚劳倦、七情所伤、感受外邪、药食不当，病机多为气血阴阳亏虚，心神失养，或邪扰心神，心神不宁。病位在心，与肝、脾、肾、肺关系密切。病理因素有虚实之分，虚者为气、血、阴、阳亏损；实者为痰火扰心，水饮上凌或心脉瘀阻，气血运行不畅所致。根据病因病机和临床特点进行辨证论治，可以分为如下几种证型。

一、心虚胆怯

每因惊吓或语声高亢即善惊易恐，坐卧不安，少寐多梦，易惊醒，恶闻声响，食少纳呆。苔薄白，脉细略数或细弦。

治法：镇惊定志、养心安神。方用安神定志丸加减。

二、心血不足

心悸气短，头晕目眩，失眠健忘，面色无华，倦怠乏力，纳呆食少。舌红，脉细弱。

治法：补血养心，益气安神。方用四物汤加减。

三、阴虚火旺

心悸易惊，心烦失眠，五心烦热，口干，盗汗，腰酸耳鸣，头晕目眩。舌红少津，苔少或无，脉细数。

治法：滋阴清火，养心安神。方用天王补心丹合朱砂安神丸加减。

四、心阳不振

心悸不安，胸闷气短，面色苍白，形寒肢冷。舌淡苔白，脉虚弱或沉细结代。

治法：温补心阳，安神定悸。方用炙甘草汤加减。

五、水饮凌心

心悸，胸闷，渴不欲饮，小便短少，下肢浮肿。舌淡胖，苔白滑，脉弦滑或沉细而滑。

治法：振奋心阳，化气行水，宁心安神。方用苓桂术甘汤加减。

六、心脉瘀阻

心悸不安，心痛时作，痛如针刺，唇甲青紫。舌质紫暗或有瘀斑，脉涩或结或代。

治法：活血化瘀，理气通络。方用血府逐瘀汤加减。

医案精解

【案一】

李某，男，55岁。2019年8月27日初诊。CAG术后4月余，间断性心慌、胸闷、气短，活动时加重，发作时自行服用药物阿司匹林1片，1次/日，美托洛尔1片，1次/日。就诊时症见：心悸，气短、胸闷，夜间双耳嗡鸣声，左下肢常麻木，舌紫暗，苔白腻，脉涩。

中医诊断：心悸。

辨证：瘀阻心脉。

治法：活血化瘀，理气通络。

方药：郁金15g，桃仁15个，川芎15g，红花10g，佛手20g，枳实10g，薤白10g，降香5g，地龙15g，半夏10g，茯苓20g，丹参20g，瓜蒌20g，甘草5g。共7剂，水煎服，每日两次。

二诊（9月4日）：心悸次数明显缓解，活动后气短，无胸闷，偶有咳痰不爽，左下肢麻木好转，耳鸣时轻时重。原方去川芎、瓜蒌加薏苡仁30g、紫石英15g。服药20剂。

三诊（10月5日）：诉，诸症明显减轻。继续在原方基础上去红花，巩固治疗。服药30剂后追踪半年，心悸未再发作，劳累后时有胸闷。

　　按：患者心脉瘀阻日久，致使心神失养，常出现胸中悸动不安，方用桃仁红花煎，既养血活血又理气通脉止痛，加以降香除络脉痹阻之症；瓜蒌、薤白、半夏祛痰化浊，治疗胸部闷痛之症；全方攻补兼施，以攻为主，寓攻于补，效果方能显著。

【案二】

张某，女，55岁，主因心悸失眠半年，于2021年5月在某医院行心电图、心脏彩超提示：未见异常，予口服丹参滴丸、天王补心丹治疗，症状未见缓解，故来医院就诊。症见：心悸，失眠，急躁易怒，手脚心烦热，耳鸣。舌红少津，脉细数。

中医诊断：心悸。

辨证：肝肾阴虚，心失所养。

治法：滋养肝肾，养心安神。

方药：生地15g，北沙参15g，麦冬15g，当归20g，枸杞子10g，川楝子6g，酸枣仁20g，知母20g，川芎15g，茯苓20g，远志15g，栀子10g，甘草6g。服10剂后，症状有所改善，予以原方继续调理7剂，病情缓解。

　　按：肾阴不足，肝阴亏损，故心悸，肾水不足则耳鸣，肝火内盛故易怒，舌红少津、脉细数为肝肾阴虚之证。方药中以北沙参、麦冬、当归、生地等滋养肝肾，川楝子疏肝理气，酸枣仁养心安神，茯苓、甘草培土缓肝，川芎调血养肝，知母清热除烦。一贯煎侧重滋养肝肾，酸枣仁汤侧重养血安神，两方联合使用，可获滋补肝肾，补血养心之功。

【案三】

杜某利，女，66岁，2019年3月14日初诊。患者诉3年前无明显诱因出现活动后胸闷、心悸、气短，休息后症状可缓解，于当地医院就诊确诊为冠状动脉粥样硬化性心脏病、频发性室性早搏，口服中药及西药（具体不详）治疗后症状缓解。一月后因劳累上述症状再次出现，自行口服药物未见缓解，为求进一步治疗，遂来门诊就诊。刻下症见：心悸、胸闷、气短，神疲乏力，咽干口渴，食纳可，夜寐差。舌淡红，苔薄白，脉沉涩。

中医诊断：心悸。

辨证：气阴两虚，脉络瘀阻。

治法：益气养阴，通阳复脉。

方药：炙甘草10g，太子参15g，丹参20g，苦参5g，麦冬20g，桂枝10g，薤白10g，半夏10g，瓜蒌20g，柏子仁15g，五味子10g。水煎，分早、晚2次服用。服上药7剂。

复诊（2019年3月20日）：患者诉，服药后心悸、胸闷较前改善，仍有乏力气短，咽干口渴较前改善，食纳及睡眠欠佳。原方继续调治两月余，上述症状明显改善。

按：本病西医诊断为冠心病，属于中医"心悸"范畴。多因体质虚弱、饮食劳倦、七情所伤、感受外邪及药食不当以致气血阴阳亏虚，心神失养，或痰、饮、火、瘀阻滞心脉，扰乱心神。本案患者因劳累伤脾，气血生化之源不足，气血阴阳亏虚，脏腑功能失调，而致心神失养，则辨证属气阴两虚。故以炙甘草汤合生脉饮为主方加减，方中以炙甘草、太子参、五味子以益气养阴，复脉益心；瓜蒌、薤白、半夏、桂枝以通阳散结、祛痰宽胸；丹参、柏子仁、苦参以活血祛瘀，养心安神。众药配伍，气阴调，血脉通，心阳振，痰浊降，气机畅，则心神得养。

【案四】

赵某，女，56岁，初诊时间：2019年10月14日。患者诉胸闷胀满不适，食少腹胀，恶心干呕，心悸时发时止，受惊易作，失眠多梦，口干口苦，大便秘结，小便正常。舌红，苔黄腻，脉弦滑。

中医诊断：心悸。

辨证：痰火扰心，心神不安。

治法：清热化痰，宁心安神。

方药：瓜蒌20g，薤白10g，半夏10g，丹参20g，降香5g，砂仁5g，枳实10g，川芎10g，茯苓20g，远志15g，柏子仁15g，莱菔子20g，石菖蒲10g，甘草5g。

二诊：服药10剂，心悸发作次数减少，胸闷胀满不适，食少腹胀，晨起口干口苦，大便干。舌红，苔白腻略黄，脉滑数。原方去薤白、砂仁、莱菔子、石菖蒲，加紫石英15g，黄连5g，栀子10g，淡豆豉10g。服药10剂，心悸发作明显好转，胸闷症状基本消失。继服原方10剂以巩固疗效。

> 按：本证属痰浊停聚，郁久化火，痰火扰心，心神不安。治宜清热化痰，宁心安神。处方以《金匮要略》中瓜蒌薤白半夏汤加减。"胸痹不得卧，心痛彻背者，瓜蒌薤白半夏汤主之"。方中瓜蒌、薤白、半夏宽胸散结，丹参、砂仁活血化瘀止痛，川芎行气止痛，远志、茯苓宁心安神，石菖蒲醒脑开窍，枳实化痰散痞，降香活血散瘀，黄连、栀子清热除烦，紫石英安神定志，甘草调和诸药。

【案五】

周某，女，58岁，2019年12月4日初诊，自诉心慌3月余。3月前或因生气后自觉心中悸动，遂就诊于外院行检验检查，诊断为窦性心动过速。现为求中医治疗，遂来门诊就诊。刻下症见：心中悸动不安，乏力，情绪易激动，纳可，眠差，小便调，大便干；舌暗红，苔薄白，脉细弦。

中医诊断：心悸。

辨证：肝郁气滞，兼有血瘀。

治法：疏肝理气，活血化瘀。

方药：柴胡15g，枳壳15g，郁金15g，赤芍20g，桃仁15g，当归20g，川芎10g，牛膝20g，丹参20g，甘草6g。10剂，水煎服，一日1剂，分早晚2次服。

二诊（2019年12月20日）：服用上方，心中悸动不安明显缓解，舌红，苔薄白，脉细。原方加远志15g。6剂，水煎服，一日1剂，分早晚2次服。

> 按：本例患者由生气诱发为病，肝气郁结，失于疏泄，气机不畅而致血瘀，瘀血阻滞心脉，故见心悸不安，心神不安，故眠差。治疗当以疏肝理气解郁、活血化瘀为主。以血府逐瘀汤加减，方中柴胡、郁金疏肝解郁，桃仁、当归、川芎、赤芍、牛膝、丹参走血分，既养血又活血，枳壳以理气祛滞，气行则血行，而后加入远志交通心肾，养心安神。

【案六】

李某，男，58岁，2020年7月11日初诊。心脏支架术后5月余伴胸闷、气短1月余。患者于5月前曾在某医院行心脏支架手术，术后患者偶有心悸、胸闷、气短症状，活动后明显，于该院复诊未见明显异常，继续服用阿托伐他汀、阿司匹林肠溶片治疗（具体不详）。现求中医治疗，遂来门诊就诊。刻下症见：心悸阵作，心前区时感隐痛，胸闷、气短，纳可，夜寐一般，大便稀溏，小便尚可。舌暗，苔薄白腻，脉涩。

中医诊断：心悸。

辨证：痰湿内停，心脉瘀阻。

治法：化痰祛湿，温通心脉。

方药：枳实10g，薤白10g，瓜蒌20g，半夏10g，郁金15g，茯苓20g，降香5g，地龙15g，桃仁15g，川芎15g，红花10g，佛手20g，丹参20g，甘草6g。7剂，水煎服，一日1剂，分2次服。

二诊（2020年7月25日）：心悸发作次数明显减少，胸闷气短未见明显出现，稍乏力，怕冷，耳鸣仍存。大便稍成形，舌暗，苔薄白腻，脉滑。原方去瓜蒌、川芎，加薏苡仁30g，紫石英15g。7剂，水煎服，一日1剂，分2次服。

> 按：此病当属中医"心悸""胸痹"范畴，治疗此病注重血瘀、寒凝、气滞、痰饮。做到急则治标，缓则求本。此案患者症结在于痰瘀互结，方中枳实理气破结；薤白辛温通阳散寒，能散阴寒，温通胸阳，乃

治胸痹之要药；瓜蒌、半夏燥湿化痰散结，利气宽胸；余药活血化瘀、通利心脉。诸药配伍，可使邪去而心脉畅，则心悸、胸闷诸证可除。

【临证心得】心悸是患者自感心中跳动，不能自主为主症，常伴有胸闷气短。其主要由阳气不足、阴血亏损、心失所养或痰饮内停、瘀血阻滞、心脉不畅所致。临证应辨明虚实，分别选用补血养阴，温通心阳，清化痰热，活血通络治法。临床对此类患者通过理化检查，先明确西医诊断，必要时采用中西药同治，对患有器质性病变的，应避免延误治疗。

第五章　不　寐

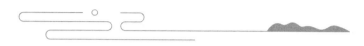

　　不寐即失眠，是以经常不能获得正常睡眠为特征的一类病证，主要表现为睡眠时间、深度不足。轻者入睡困难，或寐而不酣，时寐时醒，或醒后不能再寐；重则彻夜不寐。不寐在《黄帝内经》中称为"不得卧""目不瞑"，认为是邪气客于脏腑，卫气行于阳，不能入阴所致。直至东汉时期，张仲景丰富了《黄帝内经》对不寐的临床证候和治法的论述，补充了阴虚火旺及虚劳病虚热烦躁的不寐证，首创黄连阿胶汤及酸枣仁汤，一直沿用至今。不寐每因饮食不节，情志失常，劳倦、思虑过度及病后、年迈体虚等因素，导致心神不安，神不守舍。可分为以下几种证型。

一、肝火扰心

　　不寐多梦，甚则彻夜不眠，急躁易怒，伴头晕头胀，目赤耳鸣，口干而苦，不思饮食，便秘溲赤。舌红苔黄，脉弦而数。

　　治法：疏肝泻热，镇心安神。方用龙胆泻肝汤加减。

二、痰热扰心

　　心烦不寐，胸闷脘痞，泛恶嗳气，伴头重、目眩。舌偏红，苔黄腻，脉滑数。

　　治法：清化痰热，和中安神。方用黄连温胆汤加减。

三、心脾两虚

不易入睡，多梦易醒，心悸健忘，神疲食少，伴头晕目眩，面色少华，四肢倦怠，腹胀便溏。舌淡苔薄，脉细无力。

治法：补益心脾，养血安神。方用归脾汤加减。

四、心肾不交

心烦不寐，入睡困难，心悸多梦，伴头晕耳鸣，腰膝酸软，潮热盗汗，五心烦热，咽干少津，男子遗精，女子月经不调。舌红少苔，脉细数。

治法：滋阴降火，交通心肾。方用六味地黄丸合交泰丸加减。

五、心胆气虚

虚烦不寐，胆怯心悸，触事易惊，终日惕惕，伴气短自汗，倦怠乏力。舌淡，脉弦细。

治法：益气镇惊，安神定志。方用安神定志丸合酸枣仁汤加减。

医案精解

【案一】

吴某某，女，39岁。初诊时间2020年8月11日，主诉入睡困难半年余。半年前无明显诱因出现入睡困难，未予诊疗，现求中医治疗，遂来门诊就诊。刻下症见：入睡困难，晨起恶心、无呕吐，偶见头晕，痰多，纳食一般，二便尚可。舌红，苔薄黄腻，脉滑。

中医诊断：不寐。

辨证：痰热扰心，心神不宁。

治法：清化痰热，和中安神。

方药：竹茹15g，陈皮15g，枳实10g，黄连6g，半夏10g，茯苓20g，夜交藤30g，远志15g，白术20g，甘草6g。10剂，水煎服，一日1剂，分2次服。服药10剂，尚能入睡，余症均消失，效不更方，继服10剂，以巩固疗效。

按：此案方选黄连温胆汤，治以清化痰热、和中安神，方中竹茹、陈皮、枳实、半夏理气化痰降逆，黄连清热，夜交藤、远志安神定志，茯苓、白术燥湿健脾，更助化湿之力。

【案二】

肖某某，男，58岁，初诊时间2020年6月29日，主诉入睡困难一年余。一年前无明显诱因，出现入睡困难，未予诊疗。近来自觉时时自汗，为求中医治疗，遂来就诊。刻下症见：入睡困难、睡后梦多，时时自汗，纳食一般，二便调。舌暗红，苔薄黄，脉弦细。

中医诊断：不寐。

辨证：心阴血虚，虚烦不安。

治法：养心安神，清热除烦。

方药：知母15g，酸枣仁20g，川芎10g，茯神20g，柏子仁15g，远志15g，夜交藤30g，栀子10g，豆豉10g，龙骨30g，白芍20g，炒莱菔20g，甘草6g。10剂，水煎服，一日1剂，分2次服。服药12剂，诸症均好转，尤以不寐改善最为明显，继服10剂以巩固疗效。

按：此方重在养心安神，辅以清虚热、化气，气机得畅，虚热得清，心神得养，则夜寐可安。方中知母、栀子、豆豉清虚热，酸枣仁养心神，远志安神定志，夜交藤、龙骨更增安神之力，炒莱菔行气化滞开胃气。

【案三】

曾某，女，49岁，初诊时间2020年6月15日，主诉入睡困难三月余。

三月前无明显诱因，出现入睡困难，未予诊疗，近来自觉睡眠差，影响精力，为求中医治疗，遂来门诊就诊。刻下症见：神清，精神一般，入睡困难，睡后易惊醒，乏力，心悸，大便不成形，小便调，纳食一般。舌淡，苔薄，脉弦。

中医诊断：不寐。

辨证：心胆气虚。

治法：益气安神定志。

方药：党参20g，茯神20g，茯苓20g，石菖蒲10g，远志15g，龙骨30g，酸枣仁 10g，神曲 20g，山药 20g，陈皮 15g，白术 20g，甘草 6g。10 剂，水煎服，一日 1 剂，分 2 次服。服药 10 剂，睡后易惊醒改善，但入睡仍慢，上方有效，继服以求收功。

按：此案患者易惊醒，乏力，心悸，当属心胆气虚之证，以安神定志丸加减。方中党参、茯神、石菖蒲、远志、龙骨共行益气安神镇惊之效，酸枣仁、茯苓、神曲、山药、陈皮、白术健脾养血安神。

【案四】

应某某，男，69 岁，初诊时间 2020 年 12 月 10 日。主诉慢阻肺病史 20 年余，入睡困难半月余。患者自诉 20 年前无明显诱因出现活动后喘息气短，无咳嗽咳痰。于当地医院住院，诊断为慢性阻塞性肺疾病，近半月入睡困难，喘息见反复，现求中医治疗，遂来门诊就诊。刻下症见：夜寐差，活动后喘息气短，痰多胸闷，食纳可，大便可，日一次，小便涩痛。舌红，苔白，脉沉。

中医诊断：不寐。

辨证：寒痰阻肺。

治法：散寒祛痰平喘，佐以安神。

方药：麻黄 6g，苏子 10g，杏仁 15g，地龙 15g，半夏 10g，黄芩 10g，桑白皮 15g，款冬花 15g，紫菀 10g，葶苈子 10g，枇杷叶 15g，炒莱菔子 20g，白芥子 6g，甘草 6g。10 剂，水煎服，一日 1 剂，分 2 次服。服药 1 周咳喘减轻，夜寐仍差，上方加远志、五味子，以增强安神之效。

按：此患者主诉为夜寐差、慢阻肺病史，急则先治其标，解决其活动后喘息之症，证属寒痰蕴肺而发为喘息，进而影响睡眠，喘息一平，则夜寐可安。方中解表药与祛痰药并用，麻黄解表散寒，宣肺平喘，苏子、杏仁降利肺气，祛痰止咳，炙甘草调和诸药。

【案五】

孟某，男，51 岁，初诊时间 2020 年 10 月 21 日。主诉乙肝病史十年余，夜寐差伴胁肋不适 1 月余。患者 10 年前体检确诊为乙型肝炎，间断口服中药、西医药治疗（具体不详），期间无明显不适症状。一月前无明显诱因出现夜寐差伴胁肋部胀满不适，自行于诊所购买中药（具体不详）治疗，症状未见缓解，遂来门诊就诊。刻下症见：入睡困难，眠浅梦多，胁肋部胀满不适，腰部酸困，头晕，食纳欠佳，大便时干时稀，小便可。舌淡红，苔薄黄腻，边齿痕，脉沉滑。

中医诊断：不寐。

辨证：肝郁气滞，心神不安。

治法：疏肝利胆，安神定志。

方药：柴胡 10g，黄芩 10g，半夏 10g，茵陈 30g，白术 20g，茯苓 20g，五味子 20g，枳壳 15g，远志 15g，莪术 10g，猪苓 15g，生姜 6 片，甘草 5g。10 剂，水煎服，一日 1 剂，分 2 次服。服药 10 剂，诸症均好转，效不更方，继服 10 剂，以巩固疗效。

按：患者中年男性，以夜寐差、胁肋部不适为主症，属中医学"不寐""胁痛"范畴。证属肝郁气滞，心神不安。治从疏肝利胆，安神定志为主，方中柴胡、黄芩、茵陈疏肝利胆，白术健脾燥湿，猪苓、茯苓利湿，莪术、枳壳行气消积，甘草、生姜建中，五味子、远志安神促眠并且甘草行调和诸药之功。对顽固性失眠者，除药物治疗外，还应注意精神方面调摄，使患者消除紧张与疑虑，配合药物，方能提高疗效。

【案六】

吴某某，男，61 岁，初诊时间 2020 年 11 月 21 日。主诉入睡困难 5 月余。患者诉 5 月前无明显诱因，出现入睡困难，无头痛、头晕、恶心，未予诊疗，现求中医诊疗，遂来门诊就诊。刻下症见：神清，精神一般，夜间入睡困难，睡后梦多，性情急躁，眼干，口苦，无头晕、头痛，纳食一般，二便尚可。舌红，苔薄黄腻，脉弦。

中医诊断：不寐。

辨证：肝火扰心，心神不安。

治法：疏肝清热，养心安神。

方药：龙胆 15g，黄芩 10g，泽泻 20g，车前子 20g，柴胡 15g，栀子 10g，当归 15g，生地 20g，夜交藤 30g，茯苓 20g，白术 20g，陈皮 15g，甘草 6g。7 剂，水煎服，一日 1 剂，分 2 次服。

按：此案患者以入睡困难、睡后梦多为主症，符合中医学"不寐"

之范畴，四诊合参，证属肝火扰心，方选龙胆泻肝汤加减，方中龙胆草既清利肝胆之火，又利肝经湿热；黄芩、栀子泻火清热；泽泻、车前子泄热利湿，导热下行，又恐火伤阴血，以当归、生地养血滋阴；柴胡舒肝经之气，又可引诸药入肝经，甘草调和诸药。

【临证心得】不寐为临床多见疾病之一，由于外感和内伤等多种病因致心、肝、胆、脾胃、肾等脏腑功能失调，致心神不安而成本病。临床常见证候有心脾两虚、心肾不交、血虚肝旺、心虚胆怯、痰热内扰、胃气不和等，应分别论治。对阴血虚不能养心神的患者，治以养阴安神为主，少加重镇安神之品，方能提高疗效。

第六章 郁 证

郁证是由情志不舒，气机郁滞而致的病证。以心情抑郁，情绪不宁，胸部满闷，胁肋胀痛，易怒易哭，或咽中如有异物感等为主要表现的一类病症。《丹溪心法·六郁》言："气血冲和，万病不生，一有怫郁，诸病生焉。故人生诸病，多生于郁。"并提出了"六郁"之说，创制了六郁汤、越鞠丸等对症治疗方剂。西医学中的焦虑症、抑郁症、癔症、神经衰弱、更年期综合征出现上述症状者均可参考本节论治。郁证病因有情志所伤和素体虚弱两方面。病变部位主要在肝，可涉及心、脾、肾。病理性质初起以气郁、血郁、火郁、痰郁、湿郁、食滞等因素为主，日久转虚或虚实夹杂。肝喜调达而主疏泄，长期肝郁不解，情志不畅，肝失疏泄，进而引起五脏气血失调。根据病因病机和临床特点进行辨证论治，可以分为如下几种证型。

一、肝气郁结

精神抑郁，情绪不宁，善太息，胸胁胀闷，腹胀嗳气，不思饮食，大便失常，或女子月经不调。舌苔薄腻，脉弦。

治法：疏肝解郁，理气畅中。方用柴胡疏肝散加减。

二、气郁化火

性急易怒，胸闷胀满，口苦而干，或头痛、目赤、耳鸣，或吞酸嘈杂，大便秘结。舌质红，苔黄，脉弦数。

治法：疏肝解郁，清肝泻火。方用丹栀逍遥散加减。

三、痰气郁结

咽中如物梗塞，吞之不下，咯之不出，精神抑郁，胸闷胁胀。苔白腻，脉弦滑。

治法：行气开郁，化痰散结。方用半夏厚朴汤加减。

四、心神失养

精神恍惚，心神不宁，多疑易惊，悲忧善哭，喜怒无常，或时时欠伸，或手舞足蹈，骂詈喊叫等。舌质淡，苔薄白，脉弦细。

治法：甘润缓急，养心安神。方用甘麦大枣汤加减。

五、心脾两虚

多思善疑，心悸胆怯，少寐健忘，头晕神疲，面色不华，食欲不振。舌质淡，苔薄白，脉细弱。

治法：健脾养心，补益气血。方用归脾汤加减。

六、心肾阴虚

心悸，眩晕，健忘，少寐，口燥咽干，或遗精腰酸，妇女则月经不调。舌红少津，脉细数。

治法：滋养心肾。方用天王补心丹加减。

医案精解

【案一】

李某，女，58岁。因情绪低落、夜寐不安2年余，于2019年7月2日就诊。患者曾被诊断为抑郁症，常服药控制（药物名称不详），平素爱胡思乱想，易太息，不愿与他人交流，喜独处，食纳欠佳，少寐多梦，面色萎黄，腰部酸困不适，二便可。舌淡，苔白，脉细弦。

中医诊断：郁证。

辨证：肝郁气滞，脾胃虚弱。

治法：疏肝理气，健脾安神。

方药：柴胡15g，黄芩10g，半夏10g，党参20g，郁金15g，合欢皮20g，白术20g，干姜10g，茯苓20g，远志15g，菖蒲15g，桑寄生20g，甘草5g。水煎服，分早、晚2次服用，连服10剂，同时嘱患者家属多与患者沟通、交流。

复诊（7月13日）：患者太息好转，愿意与人交流，睡眠较前稍有好转，食欲尚可，舌质暗，苔白，脉弦，上方去郁金加酸枣仁15g，用法遵上。未再复诊，8月12日电话随访，患者诉诸症明显改善。

按：本例患者西医考虑为抑郁症，中医属郁病范畴。患者病起于肝气郁滞，日久影响脾胃功能，脾不升清，则水走肠间而生湿，导致面色萎黄、食纳差、脉细等症。方选小柴胡汤，实则用柴胡疏解肝郁；黄芩清泄少阳胆腑之邪热，进而促进睡眠；半夏、陈皮行气燥湿；用苦温之白术健脾燥湿，甘淡之茯苓健脾渗湿，从而加强益气助脾之力；合欢皮性味甘平，善于疏肝解郁，郁金辛散苦泄性寒，可清心解郁开窍，两药相配可安神疏肝；远志善宣泄通达开心气而宁心安神；石菖蒲芳香走窜，治疗夜寐少梦；全方既调气血，补疏相合，补而不滞，疏而不过，起到解郁、安神等作用。

【案二】

赵某英，女，36岁，2019年1月8日初诊。患者自诉半年前因工作与领导争吵辞职后总是心情抑郁，近3个月自觉心神不安，烦躁易怒，时而悲伤欲哭，为求进一步治疗，遂来门诊就诊。刻下症见：精神抑郁，平素情绪不定，时而烦躁易怒，时而悲伤欲哭，善太息，胸胁胀满，食少纳呆，口苦咽干，咽中有异物感，睡眠差，入睡困难，行经前乳房胀痛明显，月经量少，色暗有块，周期正常，二便如常。舌淡红，苔薄白，脉弦细。

中医诊断：郁证。

辨证：肝气郁结，虚烦不安。

治法：疏肝解郁，清热除烦。

方药：柴胡 10g，当归 20g，白芍 20g，枳壳 15g，白术 15g，香附 15g，郁金 15g，栀子 10g，淡豆豉 10g，百合 20g，远志 15g，酸枣仁 20g，生龙骨 20g，生牡蛎 20g，甘草 6g。水煎，分早、晚 2 次服用。服上药 7 剂。

复诊（2019 年 1 月 15 日）：患者诉，服药后第 5 天月经来潮，经期仍有乳房胀痛，自觉经量较前增多，色红有块，精神及情绪较前有所改善，睡眠较前好转，食欲增加。原方继续调治 1 月后，自诉疗效很好，月经来潮时乳房胀痛不明显，月经颜色正常，量适中，精神明显好转，食纳及睡眠尚可。继续服用治疗，以巩固疗效。

> 按：本患者因情志所伤，肝气郁结，导致肝脏疏泄失常，脾胃健运失司，心脉失养，则病乃生。故精神抑郁，善太息，胸胁胀满，食少纳呆，口苦咽干，月经失常。中医辨病为"郁证"，证属肝气郁结，治疗以疏肝解郁、理气调中之法。用逍遥丸为主方加减，方中以柴胡、郁金、枳壳、香附以疏肝解郁，理气调中；白芍、当归以滋阴养血、柔肝止痛；栀子、淡豆豉、百合、远志、酸枣仁以清心除烦、养血安神；龙骨、牡蛎以重镇安神；白术、甘草以益气健脾。本方疏肝理气、清心除烦、养血安神，故能气机调畅，心脉得养，脾得健运，郁烦则除。

【案三】

患者，陈某，女，40 岁，因半年前感染 COVID-19，其后出现后遗症，心神不宁，心悸。就近到医院住院，予对症治疗后，症状未缓解。为求中医治疗，今来医院就诊。刻下症见：多疑，易惊，悲伤，心神不宁，喜怒无常。舌淡，脉弦。

中医诊断：郁证。

辨证：心失所养，虚烦不安。

治法：养心安神，清热除烦。

方药：炙甘草 10g，浮小麦 3g，大枣 3 枚，当归 15g，生地 15g，钩藤 15g，柏子仁 20g，茯神 30g，郁金 15g，丹参 20g，栀子 10g，豆豉 10g。服药 7 剂后，悲伤、心神不宁症状有所改善，效不更方，原方 14 剂，继服以巩固疗效。

> 按：此病属于祖国医学"郁证"范畴，患者忧思郁结，情志过极，

使肝气郁结，心气耗伤，致使心神失养，故见心神不宁，多疑易惊，方用甘麦大枣汤加减。方中甘草甘润缓急；浮小麦补益心气；大枣益脾养血；加生地、当归、钩藤养血熄风，栀子、豆豉清热除烦。全方共奏养心安神、清热除烦之效。《金匮要略》以本方治脏躁，符合《内经》"肝苦急，急食甘以缓之"之意。

【案四】

患者刘某，男，30岁，因工作琐事处理不当，其后出现脾气暴躁，有时情绪不受控制。自己曾尝试旅游、散步等分散注意力，但收效甚微。为求中医治疗，今来医院就诊。刻下症见：烦躁易怒，胸胁胀痛，口干，口苦，头痛，耳鸣，反酸，胃痛。舌红苔黄，脉弦数。

中医诊断：郁证。

辨证：肝郁气滞，气郁化火。

治法：疏肝解郁，清肝泻火。

方药：当归20g，赤芍15g，柴胡10g，丹皮15g，栀子10g，黄连6g，吴茱萸3g，麦冬10g，玉竹10g，豆豉10g，元胡10g，川楝子6g，甘草6g。服药7剂后，情绪有所好转，口干、口苦消失，继续原方调理14剂，以巩固疗效。

按：此病属于祖国医学"郁证"范畴，肝气郁结使胁肋胀痛，肝郁日久则化火，出现性情急躁易怒，口干、口苦。肝火上炎导致头痛、耳鸣，肝火犯胃则胃痛，反酸。方中逍遥散舒肝调肝，加入丹皮、栀子清肝泻火，左金丸予降逆止呕。肝火清则气自平，气平则躁怒自安。

【案五】

患者张某，女，35岁，因头晕、乏力半年。曾到当地医院住院检查，未见异常，予对症治疗后出院。一周前因生气症状加重，为求中医治疗，今来医院就诊。刻下症见：头晕，乏力，纳差，面华㿠白，失眠，健忘。舌淡苔薄，脉细。

中医诊断：郁证。

辨证：心脾两虚，心失所养。

治法：健脾养心，益气补血。

方药：党参15g，茯苓20g，白术20g。黄芪30g，当归30g，龙眼肉15g，远志 15g，木香 6g，炒莱菔 20g，郁金 15g，佛手 15g，川芎 15g，白芷 10g，甘草 6g。服用 7 剂后，有食欲感，乏力、头晕，减轻，效不更方，原方 14 剂，继服巩固疗效。

按：患者年轻女性，忧伤思虑，久则损伤心脾，致气血生化不足，心失所养则失眠，健忘；脾失健运则纳差乏力，面色不华，舌淡脉细。方中用党参、白术、茯苓、黄芪、当归等益气健脾补气生血；远志、茯苓养心安神；郁金、佛手理气开郁；川芎、白芷活血祛风。心藏神而主血，脾主思而统血，本方补益心脾。气旺血生，则头晕、失眠、健忘等症自愈。

【案六】

患者，王某，女，61 岁，退休后精神抑郁，胸胁胀痛，自服逍遥丸一月，病情未改善。在就近医院体检，提示各项理化检查未见异常，半月前症状加重伴失眠、纳差。为求中医治疗，今来医院。刻下症见，胸胁胀痛，胸闷，咽中有物，吞之不下，咳之不出。苔白腻，脉弦滑。

中医诊断：郁证。

辨证：痰气郁结。

治法：行气开郁，化痰散结。

方药：半夏 10g，厚朴 10g，苏梗 15g，茯苓 20g，生姜 10g，苍术 15g，香附 15g，佛手 10g。竹茹 20g，瓜蒌 20g，黄芩 10g，黄连 6g，郁金 15g，丹参 20g，甘草 6g。服用 7 剂后，自觉精神抑郁、吞咽困难症状有所改善，继遵原方 14 剂，以巩固疗效。

按：此病属于祖国医学"郁证"范畴，由于肝郁脾虚，聚湿生痰，气滞痰郁，交阻于胸膈之上，则胸闷，胸胁胀痛，及咽中有物梗阻。方药中厚朴、苏梗行气开郁；半夏、茯苓、生姜化痰散结，和胃降逆；香附、佛手、苍术理气除湿；郁金、丹参活血化瘀。

【临证心得】郁证是中医治疗之优势病种之一，辨证正确，选方恰当，疗效显著。《杂病源流犀烛》云："诸郁，脏气病也，其原本于思虑过深，更兼脏气弱，故六郁病生焉。六郁者，气、血、湿、热、食、痰也。"此概括了郁证的病因病机，辨证要点，应分清楚涉及的脏腑及六郁的不同，区别虚实，分而治之。气郁、血瘀、食积、湿滞、瘀结化火，应疏、清、化、利；虚证者多为阴血亏虚，心神失常，应滋补安神。

第七章 汗 证

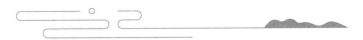

汗证是指人体汗液外泄失常的病证。汗出，动则益甚者为自汗；睡中汗出，醒时即止为盗汗；大汗淋漓，或汗出如油，肢冷息微者为绝汗；外感病中突然恶寒战栗而后汗出者为战汗；汗色黄而染衣者为黄汗。《素问·阴阳别论》云"阳加于阴谓之汗"，说明阴阳失调则汗出异常。西医学中甲状腺功能亢进、自主神经功能紊乱、风湿热、结核病等所导致的自汗或盗汗可参照本章论治。汗证病因常为病后体虚、表虚受风、思虑过度、情志不舒、嗜食辛辣等。病机总属阴阳失调，腠理不固，营卫失和，汗液外泄失常。病理性质有虚实之分，自汗多为气虚，盗汗多为阴虚。本章重点论治自汗、盗汗。根据病因病机和临床特点进行辨证论治，可以分为如下几种证型。

一、肺卫不固

汗出恶风，稍劳则汗出，易于感冒，体倦乏力，面色㿠白。苔薄白，脉细弱。

治法：益气固表。方用玉屏风散或桂枝加黄芪汤加减。

二、心血不足

常自汗出或盗汗，心悸少寐，面色少华。舌质淡，脉细。
治法：养血补心。方用归脾汤加减。

三、阴虚火旺

寐中盗汗，五心烦热，两颧色红，口渴。舌红少苔，脉细数。

治法：滋阴降火。方用当归六黄汤加减。

四、邪热蕴蒸

蒸蒸汗出，质黏，面赤烘热，烦躁，口苦，小便黄。舌苔薄黄，脉弦数。

治法：清肝泄热、化湿和营。方用龙胆泻肝汤加减。

医案精解

【案一】

高某，男，37，2019年12月10日初诊。患者从半年前开始无诱因常自汗出，稍有活动即汗出，寐中出汗，平素易感冒体质，怕冷，手脚心及腰部常感冰凉，大便时干时稀。舌淡，苔薄，脉沉细。多次自行服用六味地黄丸、九仙散等中成药，疗效欠佳。

中医诊断：汗证。

辨证：肺卫不固兼阳虚证。

治法：益气固表，温阳敛汗。

方药：炙黄芪30g，白术20g，防风5g，牡蛎30g，白芍20g，生地黄15g，山药20g，茯苓20g，泽泻20g，山茱萸15g，桂枝10g，附片5g，仙灵脾15g，甘草5g，共6剂。水煎服，每日两次。

二诊（12月17日），汗出好转，手脚心时有潮湿感，怕冷好转。舌脉同前。继续投以原方服用6剂。

三诊（12月25日），诸症减轻。舌红，苔薄，脉沉。卫气渐固，阳气已复。继续上方巩固疗效半月。

按：本案例患者本属肺卫不固，因食用六味地黄丸过量，而致阴阳失衡，尤以阳气虚损明显。治疗除益气固卫，还要注意阴阳失衡。用玉屏风散益气固卫，辅以金匮肾气丸复阳，白芍以敛虚热，护营阴；全方共奏阴阳同调，以补阳为主，阳气复，肺卫固，腠理开阖复。

【案二】

杨某，女，67岁。2019年5月7日初诊。盗汗3年余，寐中出汗，白天稍有活动即汗出，易疲乏，下午面部易潮热，手脚心灼热，口干，大便稀。舌质暗，苔少，脉细数。

中医诊断：汗证。

辨证：属阴虚火旺。

治法：滋阴降火、固涩敛汗。

方药：炙黄芪30g，白术20g，防风5g，白芍20g，牡蛎30g，浮小麦30g，生地黄15g，山茱萸15g，五味子10g，黄柏10g，知母15g，甘草5g，共7剂，水煎服，每日一剂。

二诊（5月15日），手心汗出而凉。再守原方6剂。

三诊（5月23日），面部潮热已减，盗汗已少，但大便干燥，2~3d一行。舌暗，苔薄腻，脉细。阴液复，肠燥未清。上方去莲子肉、知母予以润肠通便之瓜蒌20g，继服7剂。3月后随访，诸症减轻。

> 按：患者夜间汗出，醒后即止，属典型的盗汗。而白天稍有活动即汗出，属自汗。患者为老年女性，自汗、盗汗3年余，素体虚弱，肺卫气虚，日久累积脾胃，出现脾胃气虚，腠理开泄，营阴不守，津液外泄，故见自汗。肝气衰，天癸竭，精少，肾脏衰。阴虚则阳盛，虚火上炎，面部发热，迫津外泄，故见夜间多汗。本病以阴虚为主，兼气虚卫表不固。治以滋阴降火兼益气固涩敛汗。用桂枝加黄芪汤健脾益气固脱；浮小麦、牡蛎收涩，量稍重，意在实腠理，固卫表；生地、知母、黄柏入肾经，以滋阴泻火；全方补泻兼施，共奏滋阴清热、益气固表之理。

【案三】

安某梅，女，55岁，2018年12月25日初诊。患者自诉半年前无明显诱因出现全身易汗出，畏寒肢冷，神疲懒言，未予重视，未做特殊治疗。近一月上述症状明显加重，为求进一步治疗，遂来门诊就诊。刻下症见：全身易汗出，畏寒肢冷，平素易于感冒，面色少华，神疲乏力，二便如常。舌淡，苔薄白，脉细弱。

中医诊断：汗证。

辨证：肺卫不固。

治法：益气固表。

方药：炙黄芪30g，白术20g，防风5g，牡蛎30g，浮小麦15g，桂枝10g，白芍15g，五味子10g，仙鹤草20g，甘草6g。水煎，分早、晚2次服用。服上药7剂。

复诊（2019年1月3日）：患者诉服药后乏力明显缓解，汗出较前好转，畏寒肢冷较前好转。原方继续调治1月后，上述症状基本消失。

按：本患者素体薄弱，卫气虚弱，腠理不固，营卫失和，汗液外泄失常，故发此病。同时由于表虚不固，易感风寒，风寒属于阴邪，阴邪易伤阳气，故形寒肢冷。证属肺卫不固，治疗宜益气固表。用桂枝汤合玉屏风散为主方加减，方中以桂枝温经散寒，白芍敛阴和营，两药一散一敛，调和营卫；炙黄芪、防风、白术以益气固表止汗；配合牡蛎、浮小麦、五味子以养阴固涩止汗；方中用仙鹤草以收敛补虚。本方调和营卫，益气固表，敛阴止汗，诸药合用，方能收效。

【案四】

任某，女，56岁，初诊时间：2019年11月28日。患者诉10d前出现左半侧肢体瘫痪，于某医院输液治疗后症状好转。目前患者诉多汗，尤以夜间为甚，半身汗出，先左后右，四肢酸麻，心慌、气短，咽痛，夜间手足心热，大便干。舌红，少苔，脉沉细。患者既往有糖尿病、冠心病、高血压病史，长期口服药物治疗。

中医诊断：汗证。

辨证：阴血亏虚，虚火内灼，卫外不固。

治法：滋阴降火，益气固表。

方药：当归20g，黄芩10g，黄连5g，知母15g，黄柏10g，生地30g，山茱萸15g，白芍20g，炙黄芪30g，牡蛎30g，浮小麦30g，五味子10g，决明子

30g，天花粉 30g，甘草 5g。

二诊：服药 10 剂。汗多症状较前好转，晨起痰多，色黄，咽痛，手足心热，纳食较前增加，睡眠尚可，大便干，舌脉同前。原方去决明子、五味子，加山茱萸 20g，肉桂 5g，桑叶 15g，黄连 10g。服药 10 剂，上述症状明显好转。继服一周以巩固疗效。

> 按：本证属阴血亏虚，虚火内灼，卫外不固。治宜滋阴降火、益气固表。方以当归六黄汤合牡蛎散加减。前方源自《兰室秘藏》，后方源自《太平惠民和剂局方》。全方当归养血增液，生地、白芍养阴；黄连泻心火，黄芩、黄柏泄火除烦；牡蛎敛阴潜阳，固涩止汗；黄芪益气固表止汗；浮小麦养气阴，退虚热；五味子收敛固涩，天花粉生津止渴；决明子润肠通便，甘草调和诸药。

【案五】

李某，男，37 岁，2019 年 11 月 7 日初诊，自诉汗出量多半月余。半月前无明显诱因下出现汗出异常，日间尚可，入夜汗量尤甚，睡后易汗出，且腰以下汗出量多，症状未见缓解。现求中医治疗，遂来门诊就诊。刻下症见：汗出量多，夜间尤甚，精神一般，乏力，语声低微，腹胀，怕冷，手足四肢不温，大便稀溏，小便清。舌淡，苔白腻，脉沉弱。

中医诊断：汗证。

辨证：气阴双虚，卫表不固。

治法：益气养阴，固表止汗。

方药：黄芪 30g，桂枝 10g，白芍 20g，白术 20g，生地 20g，山茱肉 20g，山药 30g，牡蛎 30g，大枣 10 枚，甘草 10g。7 剂，水煎服，一日 1 剂，分早晚 2 次服，服上方 7 剂后，汗止。

> 按：本患者四诊合参，当属气阴双虚、卫表不固之证。脾土为肺金之母，母病及子，脾气虚则肺气亦虚，则可见语声低微。又脾在体合肌肉、主四肢，脾胃阳虚，四肢肌肉失养，故见乏力、四肢不温。方中黄芪补气，桂枝通阳温四肢，白术健运中焦，大枣、甘草补脾胃之气。生地、山茱肉、山药滋阴，牡蛎固表止汗，脾阳得复则中焦运化有力，一

身之气固摄有度，阴阳调和则汗可自止。

【案六】

郭某某，女，36岁，2020年6月21日初诊。自述时时汗出10日余。10日前因劳累后出现汗出，不分时候，乏力，少气懒言。现求中医治疗，遂来门诊就诊。刻下症见：自汗出，不分其时，精神一般，神疲乏力懒言，头晕，纳差，寐一般，大便稀薄，小便可。舌淡红，苔薄白，脉沉弱。

中医诊断：汗证。

辨证：脾胃气虚，卫阳不固。

治法：益气健脾，固表止汗。

方药：黄芪20g，党参15g，白术20g，陈皮15g，升麻10g，柴胡15g，枳壳15g，当归20g，甘草10g，牡蛎30g，浮小麦30g。7剂，水煎服，一日1剂，分2次服。

二诊（2020年7月3日）：汗出减少，精神稍佳，神疲乏力明显缓解，纳一般，大便稀。舌淡红，苔薄白，脉弱。原方加炒麦芽30g，炒莱菔20g。7剂，水煎服，一日1剂，分2次服。

按：此案患者四诊合参乃中焦虚弱之证，脾胃乃后天之本，气血生化之源，一虚则纳运乏力，则见纳食不佳，少气懒言；气虚腠理不固，则发为自汗。方中黄芪入脾肺经，补气固表，配伍以党参、甘草、白术，补气健脾运脾；当归养血，陈皮、柴胡、枳壳理气；升麻升清阳，牡蛎、浮小麦敛汗。

【临证心得】汗证是人体阴阳失调、营卫不和、腠理开阖失常引起汗液外泄的病证。临床分自汗、盗汗、绝汗、战汗、黄汗等。自汗用桂枝加附子汤是遵《伤寒论》21条意，为阳虚不能自固者而拟。有些患者属心脾双虚，汗为心之液，通过补益心脾之气，亦可达到止汗之效。盗汗以知柏地黄丸首选，如属阴虚火旺者则用当归六黄汤为佳。战汗、黄汗临床较少见，绝汗见危重患者，另当别论。

第八章 消　渴

消渴是以多饮、多食、多尿、尿有甜味、形体消瘦为特征的病证。《黄帝内经》有消瘅、肺消、膈消、消中等名称,《金匮要略》以消渴作为篇名,对病因、病机、治疗作了论述,首创白虎加人参汤及肾气丸等方剂,至今仍为治疗消渴的有效方药,被广泛应用。后世各家根据其病特征分上、中、下三消论治,起提纲挈领之效。本病多因饮食不节,醇酒厚味,五志过极,郁而化火;恣情纵欲,肾精亏损,以致脾燥伤津、脾胃燥热、阴虚火旺而发病。临床可分以下几种证型。

一、上消

肺热津伤
口渴多饮,口舌干燥,尿频量多,烦热多汗。舌边尖红,苔薄黄,脉洪数。
治法:清热润肺,生津止渴。方用消渴方加减。

二、中消

1.胃热炽盛
多食易饥,口渴,尿多,形体消瘦,大便干燥。苔黄,脉滑实有力。
治法:清胃泻火,养阴增液。方用玉女煎加减。

2.气阴亏虚
口渴引饮,多食与便溏并见,或饮食减少,精神不振,四肢乏力,体瘦。舌质淡红，苔白而干，脉弱。

治法：益气健脾，生津止渴。方用七味白术散加减。

三、下消

1. 肾阴亏虚

尿频量多，混浊如脂膏，或尿甜，腰膝酸软，乏力，头晕耳鸣，口干唇燥，皮肤干燥，瘙痒。舌红苔少，脉细数。

治法：滋阴固肾。方用六味地黄丸加减。

2. 阴阳两虚

小便频数，混浊如膏，甚至饮一溲一，面容憔悴，耳轮干枯，腰膝酸软，四肢欠温，畏寒肢冷，阳痿或月经不调。舌苔淡白而干，脉沉细无力。

治法：滋阴温阳，补肾固涩。方用金匮肾气丸加减。

医案精解

【案一】

吕某某，男，67岁，初诊时间2020年12月5日。主诉口干、喜饮、多食、伴体重下降一年余。一年前无明显诱因出现口干、喜饮、多食、伴体重下降，自测空腹血糖8.0mmol/L，未做特殊诊治，自行控制饮食治疗。八月前开始口服二甲双胍缓释片0.5mg，bid。近期空腹血糖控制在6~7.2mmol/L，为求中医治疗，遂来门诊。刻下症见：五心烦热，口干，喜饮，多食，腰膝酸软无力，体重下降，近一年减少3.5kg，尿量如常，大便如常。舌淡，苔薄白，脉细数。

中医诊断：消渴。

辨证：肝肾阴虚。

治法：滋阴降糖。

方药：生地黄15g，山药20g，牡丹皮10g，山萸肉10g，泽泻10g，茯苓20g，天花粉30g，丹参20g，石菖蒲15g，郁金15g，蒲公英30g，甘草5g。12剂，每日1剂，水煎服，分2次服。服药后烦热缓解，精神转佳，血糖接近正常值，上方有效，继服以巩固疗效。

按：此案患者以血糖升高、口渴、多食、腰膝酸软无力，体重下降为主证，符合中医学之"消渴"范畴，四诊合参当属肝肾阴虚，方中生地、山药、山萸肉补阴，泽泻、茯苓、牡丹皮泄浊，天花粉养阴、清热、生津，丹参、石菖蒲、郁金、蒲公英理气清热，全方共奏养阴生津之效。

【案二】

王某某，女，69岁，初诊时间2020年10月22日。主诉口干、口渴、伴小便增多3年余。患者自诉3年前无明显诱因出现口干、口渴，小便增多，未见体重明显变化，未予特殊治疗。一周前自行查空腹血糖8.3mmol/L，餐后血糖10.9mmol/L，为求中医治疗，遂来门诊就诊。刻下症见：口干、口渴，食纳多，后背发热，夜间盗汗，五心烦热，夜寐欠佳，大便干，2日一次，小便增多，有泡沫。舌红，苔薄黄，脉滑数。

中医诊断：消渴。

辨证：阳明燥热，阴津亏耗。

治法：清阳明燥热，养阴生津。

方药：玄参20g，生地20g，麦冬20g，天花粉30g，黄芩10g，黄连10g，葛根15g，丹皮15g，栀子10g，石膏60g，白芍15g，知母15g，甘草6g。12剂，每日1剂，水煎服，分2次服。服药后口干渴缓解明显，余证均减，燥热已退，拟清热生津之玉女煎调服。

按：患者以口干、口渴，食纳多、盗汗、泡沫尿、血糖升高为主证，符合中医学之"消渴"范畴。证属阳明燥热，胃阴亏虚为主。方中玄参、生地、麦冬、天花粉、葛根滋阴生津；黄芩、黄连清热泻火；丹皮、栀子、石膏、知母清虚热，补肾阴；甘草调和诸药，全方养阴清热，以补少阴之不足，泄阳明之有余。

【案三】

陈某某，男，61岁，初诊时间2020年12月5日。主诉血糖升高25年。患者自诉25年前体检发现血糖升高，空腹血糖21mmol/L，口服达格列净、阿卡波糖、注射甘精胰岛素、门冬胰岛素等治疗，空腹血糖控制在 8~9.5mmol/L，餐后血糖控制在 8~11mmol/L。为求中医治疗，遂来门诊就诊。刻下症见：口干、口渴，食纳欠佳，时有嗳气，时有胃脘部胀满不适，神疲乏力，夜寐尚可，大便质可，日 1~2 次，小便多，有泡沫。舌红，苔薄黄，脉滑。

中医诊断：消渴。

辨证：痰热中阻，胃失和降。

治法：清热化痰，理气和胃。

方药：竹茹 15g，枳实 10g，半夏 10g，茯苓 20g，陈皮 15g，厚朴 10g，苏梗 20g，白术 20g，砂仁 6g，丹参 20g，薏仁 30g，佛手 15g，山药 30g，甘草 6g。12 剂，一日 1 剂，水煎服，分 2 次服。服药后痰热已除，胃部胀满缓解，标证已解，从本论治，拟六味地黄丸加味调服，可望收功。

按：患者以口干口渴，胃脘不适、乏力、血糖升高为主证，符合中医学之"消渴"范畴。消渴是由于禀赋不足、饮食不节、情志不调、劳倦内伤等引起的以多饮、多食、多尿、消瘦，或尿有甜味为主要特征的病证。中医学对本病的认识最早见于《素问·奇病论》，其首先提出消渴之名。此案方取温胆汤之意，旨在清利肝胆，健脾化湿，理气和胃，以此方先治其标，俟标证愈则从本论治。

【案四】

张某某，女，59 岁，初诊时间 2020 年 12 月 5 日。主诉发现血糖升高 3 月余。患者自诉 3 月前因多饮、多食、多尿伴消瘦，就诊于某医院，检查发现血糖升高，空腹血糖最高达 16.0mmol/L，餐后血糖 24mmol/L。予口服二甲双胍片 1 片/日，血糖控制平稳。为求中医治疗，遂来门诊就诊。刻下症见：无明显多饮、多尿，口干口苦，偶有胃脘部胀满不适，右上肢麻木，无飞蚊感，食纳差，夜寐欠佳，大便可，小便偶有泡沫，近期体重未见明显减轻。舌暗红，苔薄白，脉细数。

中医诊断：消渴。

辨证：胃阴亏虚，兼有燥热。

治法：养阴益胃，兼清燥热。

方药：葛根 15g，黄芩 10g，黄连 10g，天花粉 30g，元参 20g，玉竹 20g，

白芍 20g，莱菔子 20g，丹参 20g，山药 20g，枳壳 15g，甘草 6g。10 剂，每日 1 剂，水煎服，分 2 次服。服药后口干口苦缓解，胃部胀满消失，方已中病。拟用丹参麦冬饮以调服收功。

按：此案患者以口干、胃脘不适、纳差，偶见泡沫尿、血糖升高为主证，符合中医学之"消渴"范畴。四诊合参，证属胃阴亏虚，兼有燥热。方中葛根、天花粉、元参、玉竹滋阴生津，莱菔子、枳壳理气行滞开胃，丹参活血化瘀，山药健补脾胃，黄芩、黄连清热泻火，甘草调和诸药，全方健脾胃、养胃阴、方药对症，效如桴鼓。

【案五】

陆某，男，37 岁，初诊时间 2020 年 11 月 5 日。主诉口干、口渴、伴体重下降 5 年余，加重 3 月。患者自诉 5 年前无明显诱因出现口干、口渴、伴体重下降，于当地医院查随机血糖 15mmol/L，口服二甲双胍片治疗，血糖控制不佳。后于门诊口服中药治疗，空腹血糖控制在 6mmol/L 左右，因家中事宜未再连续服药。3 个月前上述症状加重，空腹血糖 12mmol/L，遂行皮下注射甘精胰岛素 8UI，血糖控制尚可，近期空腹血糖 8.0mmol/L 左右。为求中医治疗，遂来门诊就诊。刻下症见：口干口渴，食纳佳，神疲乏力，夜寐欠佳，大便可，腰痛困软，四肢欠温，2 日一次，小便多，有泡沫，近期体重明显下降。舌红，苔薄黄，脉沉弱无力。

中医诊断：消渴。

辨证：阴阳两虚。

治法：益气养阴，温补肾阳。

方药：生地黄 15g，山药 20g，山茱萸 15g，茯苓 20g，泽泻 20g，丹皮 15g，白术 20g，附子 6g，肉桂 6g，炙黄芪 30g，知母 15g，乌梅 15g，丹参 20g，葛根 15g，甘草 6g。7 剂，每日 1 剂，水煎服，分 2 次服。上方调正服药 20 余剂，精神较佳，体重增加 2kg，效不更方，随证调服。

按：患者消渴病程较长，素体阴虚，日久阴损及阳而出现阴阳两虚之证。方中生地、丹皮清热凉血、养阴生津；知母、葛根清热泻火生津；丹参活血通络、凉血散瘀；山药补中益气、养阴生津；加用附子、肉桂温补先天之阳气；茯苓、泽泻健脾利水渗湿；全方滋阴温阳、益气固涩。

【案六】

王某某，男，50岁，初诊时间2020年11月8日。主诉发现血糖升高8年余。患者自诉8年前体检发现血糖升高，空腹血糖11.3mmol/L，未予药物治疗，坚持糖尿病饮食及运动，监测血糖控制尚可。一年前测血糖控制欠佳，空腹血糖波动在8.3~8.7mmol/L，自服消渴丸6粒，bid，降糖治疗，血糖控制不佳。1月前于当地医院测空腹血糖8mmol/L，予二甲双胍半片，tid，降糖治疗。为求中医治疗，特来就诊。刻下症见：双目及鼻腔干涩，无明显多饮、多尿，无口干、口苦，无视物模糊，无飞蚊感，无肢体麻木，饮食、睡眠可，大便时干时稀，小便淋漓不尽，偶有泡沫。舌暗红，苔少，脉沉。

中医诊断：消渴。

辨证：肾阴不足，夹湿夹瘀。

治法：滋阴补肾，兼祛湿化瘀。

方药：生地黄20g，丹皮15g，山药20g，土茯苓15g，泽兰20g，山茱萸15g，王不留行15g，天花粉30g，丹参20g，葛根15g，黄连10g，冬葵子15g，甘草6g。7剂，每日1剂，水煎服，分2次服。服药14剂，小便正常，夹湿证已除，上方去冬葵子、王不留行，加桑叶、菊花增清肝明目之效。

> 按：此案患者以小便淋漓不尽、偶见泡沫尿、血糖升高为主证，符合中医学之"消渴"范畴。消渴患者大多以湿邪或血瘀并存，治疗时辅以利湿化浊、活血化瘀为主。此患者下消明显，方选六味地黄丸加减，方中生地、山药、山茱萸为补，泽兰、土茯苓、丹皮为泄，天花粉、葛根养阴生津，丹参活血化瘀，王不留行、冬葵子利尿通淋，甘草调和诸药，全方补中有泄，消补兼施。

【临证心得】消渴病的病机以阴虚为本、燥热为标，涉及脏腑有肺、脾、胃、肾，而以肾为主。随着病情之发展，则逐渐损及元气精血，久则由阴及阳，发展为阴阳两虚和以阳虚为主的证候，而瘀血始终发生在消渴病的各阶段，在阴阳双虚阶段更为突出。故此期也最易出现各种并发症，治则按上述分型论治，控制并发症发生，对根治本病有重要作用。

第九章　水　　肿

水肿是由体内水液潴留，泛溢肌肤，引起头面、目窠、四肢、腹部，甚至全身浮肿的一种证候。《黄帝内经》（也称《内经》）将水肿称为"水""风水""石水""水胀"《素问·至真要大论》指出"勇而劳甚，则肾汗出，肾汗出逢于风，内不得入于脏腑，外不得越于皮肤，客于玄府，行于皮里，传为胕肿。本之于肾，名曰风水"，其病因有风邪袭表、雨湿浸淫、疮毒内犯、饮食不节、久病劳倦、房劳过度等。基本病机为肺失通调、脾失转输、肾失开阖、三焦气化不利、水液潴留。西医学中肾性水肿、心性水肿、肝性水肿、营养不良性水肿、功能性水肿、内分泌失调性水肿等均可参照本节论治。根据病因病机和临床特点进行辨证论治，可以分为如下几种证型。

一、风水相搏

眼睑及四肢皆肿，来势迅速，发热，肢节酸楚，小便不利，咳喘，恶寒恶风，发热。舌苔白滑，或有咽喉肿痛，舌质红，脉滑数。

治法：疏风解表，宣肺行水。方用越婢加术汤加减。

二、湿毒浸淫

眼睑浮肿，延及全身，皮肤光亮，尿少色赤，身发疮痍。舌质红，苔薄黄，脉浮数或滑数。

治法：宣肺解毒，利湿消肿。方用麻黄连翘赤小豆散合五味消毒饮加减。

三、水湿浸渍

全身水肿，下肢为甚，按之没指，小便短少，身体困重，胸闷，纳呆。苔白腻，脉沉缓。

治法：运脾化湿，通阳利水。方用五皮饮合胃苓汤加减。

四、脾肾阳虚

颜面及身体浮肿日久，腰以下为甚，按之凹陷不易恢复，脘腹胀闷，腰酸肢冷，面色㿠白，腹大胀满。舌质淡，苔白腻，脉沉缓或细。

治法：健脾温阳，化气利水。方用实脾饮合济生肾气丸加减。

医案精解

【案一】

郑某，女，69 岁。2019 年 9 月 24 日初诊。高血压病史 2 年余，双下肢水肿 1 月。现症见：神清，精神可，双下肢中度水肿，间歇性头晕，四肢不温，疲乏，时有腰部酸困胀痛，大便稀溏。舌淡，苔白，脉沉细。测血压高达 159/90mmHg，平素服用苯磺酸氨氯地平片治疗，血压忽高忽低。

中医诊断：水肿。

辨证：肾阳亏虚，水湿外溢。

治法：温肾助阳，利水消肿。

方药：生地黄 15g，山药 20g，泽泻 20g，茯苓 20g，山茱萸 15g，牛膝 15g，桂枝 10g，夏枯草 15g，草决明 30g，防己 15g，益母草 30g，附子 5g，杜仲 15g，甘草 5g。9 剂，水煎服，每日一剂。

二诊（10 月 6 日），水肿已消退，腰困减轻，夜寐不安，原方加入酸枣仁 15g、远志 15g，继服 7 剂，定期复诊，在原方基础上调理月余，已无水肿，血压控制尚可。

按：肾为水脏，主津液，肾阳亏虚下焦气化失司，致开阖不利则水液潴留，引起下肢水肿；肾阳虚则失于温煦，故四肢发凉；因此治疗选用温肾助阳之肾气丸。方中桂枝、附子温肾助阳、鼓舞肾气；佐以茯苓健脾益肾，茯苓、泽泻淡渗利湿、通调水道，防己苦寒降泻以利小便；加以牛膝引药下行，夏枯草、草决明为降压之妙药；二诊加酸枣仁以安神宁心。全方以温肾助阳、化气行水为主。

【案二】

张某，男，32 岁。2019 年 6 月 26 日初诊。面目浮肿一周，口唇周围伴少量痤疮，色红，无瘙痒，小便黄，纳呆痞满，大便尚可，头晕、恶心。舌红，苔薄黄，脉数。

中医诊断：水肿。

辨证：湿毒浸淫，水湿外溢。

治法：宣肺解毒，利湿消肿。

方药：麻黄 5g，连翘 15g，赤小豆 15g，金银花 10g，紫花地丁 30g，蒲公英 30g，杏仁 15g，白芍 20g，赤芍 15g，桑白皮 15g，甘草 5g。6 剂，水煎服。

二诊（7 月 2 日），面目浮肿减退，无恶心、头晕，口周痤疮渐消退，色暗，原方基础加土茯苓 15g，服 15 剂。

再诊（8 月 2 日），面目浮肿未再发，继续巩固治疗痤疮。

按：肺位于人体上焦，为娇脏，极易感受外邪而发病。肺气宣发三焦，上焦不通则下焦不泄。案例中患者风热袭肺，宣降失常，水道不利，风水相搏，上扰于面，以致面目浮肿，恶心；方用麻黄连翘赤小豆汤化裁以开鬼门，宣肺而利水；方中桑白皮通调水道而利水，宣散面目之水肿；且药理研究证实桑白皮具有延缓皮肤衰老、促进胶原蛋白合成、降低色素含量、美容养颜的作用。麻黄辛温宣散、行水；连翘、赤小豆、蒲公英、地丁清热解毒；赤芍等清热凉血，全方共奏清热解毒、宣肺利水之功。

【案三】

李某，女，65 岁，2019 年 10 月 15 日初诊。患者诉一月前无明显诱因出现双下肢浮肿，甚则不能穿鞋，神疲乏力，四肢厥冷，于当地医院门诊口服中药治疗，但浮肿缓解不明显。为求进一步中医治疗，遂来门诊就诊。刻下症见：神清，精神欠佳，双下肢浮肿明显，腰以下怕凉，平日自觉如坐水中，腰酸困，食纳可，睡眠欠佳，大便如常，小便量少。舌淡，苔白，脉沉细。

中医诊断：水肿。

辨证：肾阳亏虚，水湿潴留。

治法：温肾助阳，化气行水。

方药：熟地 15g，山药 20g，山茱萸 15g，茯苓 20g，丹皮 10g，泽泻 10g，桂枝 10g，黑附子 10g，白术 20g，白芍 20g，当归 15g，车前子 10g，怀牛膝 20g，桑寄生 15g，补骨脂 15g，甘草 5g。水煎，分早、晚 2 次服用。服上药 12 剂。

复诊（2018 年 10 月 27 日）：患者诉服药后小便量较前明显增多，双下肢浮肿较前好转，四肢厥冷较前好转。原方继续调治 2 月余，双下肢水肿及腰酸怕冷症状基本消失。

> 按：本病患者以下肢水肿伴腰酸畏寒为主症，属于中医"水肿"范畴，其年老体弱，肾阳不足，则畏寒肢冷，神疲乏力；因阳气不足，气化失司，开阖失利，水液潴留，故形成水肿，则辨证属肾阳亏虚。以肾气丸为主方加减，方中附子大热以温补肾阳，桂枝辛温以温通阳气，两药既补肾阳又通肾气；熟地、山药、山茱萸以滋补肝肾，养血益精，既可阴中求阳以补阳气，又可防止补阳药燥烈以伤阴；茯苓、泽泻、车前子以利水渗湿，配合桂枝以助阳化气；当归、白芍、熟地以活血养血，化瘀行水以助消水肿，牛膝、桑寄生、补骨脂以助附子温补肾阳。诸药配伍，振奋阳气以化寒湿，运脾以利水湿，则诸证自除。

【案四】

李某，男，55 岁，初诊时间，2019 年 9 月 19 日。主诉双下肢水肿 9 月余。患者自诉 9 月前无明显诱因出现双下肢凹陷性水肿，双眼睑轻度浮肿，于当地医院就诊，诊断为肾病综合征，予药物（具体不详）治疗未见缓解，遂转至某医院行肾脏穿刺活组织检查示：IgA（3+），系膜区逗点状沉积，予以药物（具体不详）治疗。今为系统治疗特来就诊。症见，双眼睑轻度水肿，双颊散在白色皮疹，食欲尚可，睡眠差，多梦，目干涩，口干，多汗，小便可，大便调。舌红，少苔，脉细数。患者既往有高血压病史。

中医诊断：水肿。

辨证：肝肾阴虚，水湿潴留。

治法：滋补肝肾，利水消肿。

方药：白术20g，土茯苓15g，瞿麦20g，牡蛎30g，炙黄芪30g，山药20g，丹参20g，生地20g，蒲公英30g，山茱萸15g，泽兰20g，萆薢15g，甘草5g。

二诊：服药30剂。双下肢轻度浮肿，口干，双目干涩，多汗，血压150/90mmHg，24h尿蛋白定量：0.35g/L。尿肌酐：22691umol/L。尿微量蛋白：108.8mg/L。患者症状较前明显改善，继续服用强地松3片、百令胶囊、骨化三醇、缬沙坦，积极控制病情。舌红，少苔，脉细数。证属肝肾阴虚，水湿潴留，兼有血瘀。治宜滋补肝肾，利水消肿，理气活血。原方去白术、桑叶，加石斛15g。继服1月以巩固疗效。

> 按：四诊合参，本证属肝肾阴虚，水湿潴留，兼有血瘀，治宜滋补肝肾，利水消肿，理气活血。方药以六味地黄汤加减。方中生地滋阴补肾，山萸肉补肝肾，山药补脾，土茯苓淡渗利湿，炙黄芪益气健脾，白术健脾利湿，瞿麦、萆薢清热利湿，泽兰、丹参活血化瘀，石斛滋阴清热，甘草调和诸药。

【案五】

王某某，女，54岁，2019年11月5日初诊。双下肢间断性浮肿1月余。1月前无诱因出现双下肢间歇性浮肿，伴腰部酸困不适，经当地医院查尿中潜血（2+），尿蛋白（3+），肌酐124μmol/L，尿素氮13.2mmol/L。诊断为肾功能不全，予以住院治疗，好转出院，口服百令胶囊、厄贝沙坦片。平素易感冒、疲乏。近日患者因感冒后眼睑浮肿，腰部酸困不适加重，双下肢轻度浮肿，查尿常规：潜血（+），尿蛋白（3+），为求中医治疗，遂来门诊就诊。刻下症见：双下肢间歇性浮肿，易感冒，胸闷咳嗽，咳白黏痰，纳呆，疲乏，查尿常规：潜血（+），尿蛋白（3+）。舌紫暗，苔腻，脉弦滑。

中医诊断：水肿。

辨证：脾肾两虚，水瘀互结。

治法：健脾补肾，利水行瘀。

方药：炙黄芪 30g，白术 20g，生地黄 15g，丹皮 10g，山药 20g，茯苓 20g，泽泻 15g，枳壳 15g，益母草 30g，芡实 20g，莱菔子 20g，白芍 20g，甘草 6g。5 剂，水煎服，每日 1 剂，分早晚 2 次服。

二诊（2019 年 11 月 16 日），服上药 4 剂后浮肿减轻，仍有咳嗽、咳痰，查尿常规：潜血（+），尿蛋白（3+），24h 尿蛋白 2.646mg。舌暗，苔薄腻，脉滑。原方加枇杷叶 15g，陈皮 10g。7 剂，水煎服，每日 1 剂，分早晚 2 次服。

按：本病当属中医学"水肿"之范畴，此案患者脾肾两虚，水瘀互结，治时以健脾补肾、利水行瘀为主。方中炙黄芪补气，白术、山药益气健脾补肾，助行水运化之力，丹皮、益母草、泽泻行泻利水瘀之效，炒莱菔、枳壳理气开胃，全方益气健脾补肾、利水化瘀并行。

【案六】

郑某某，男，55 岁，2020 年 6 月 7 日初诊。自述间断性双下肢水肿 5 年余，加重 2 周。5 年前无诱因出现双下肢水肿，尿中带有泡沫，曾在当地医院住院治疗（具体诊治不详）。2 周前患者双下肢浮肿再次出现，呈凹陷性，压之不能即起，医院查尿常规示：尿蛋白（+）。夜尿频多，4~5 次 / 晚，多汗，白天及夜间均甚。为求中医治疗，遂来门诊就诊。刻下症见：双下肢中度凹陷性水肿，腰酸困疼痛，夜尿频多，4~5 次 / 晚，多汗，口干，食欲可，大便可，夜寐可。舌红少苔，脉细数。

中医诊断：水肿。

辨证：肾阴亏虚，水湿外溢。

治法：滋补肾阴，利水消肿。

方药：生地黄 20g，山茱萸 15g，山药 20g，牡丹皮 15g，茯苓 20g，泽泻 15g，牡蛎 30g，天花粉 30g，益母草 30g，瞿麦 20g，白茅根 30g，白芍 20g，甘草 5g。7 剂，水煎服，每日 1 剂，分 2 次服。

二诊（2020 年 6 月 20 日），诉腰部疼痛好转，双下肢轻度水肿，右侧腰部出现片状红色丘疹，瘙痒不甚。夜尿次数减少，多汗，食欲可，大便可，夜寐可。舌红苔薄白，脉细。处方：原方易茯苓量为 30g，泽泻 20g，去白芍，加牛蒡子 15g。7 剂，水煎服，每日 1 剂，分 2 次服。

按：此案患者四诊合参当责之肾阴亏虚，水湿外溢之证，方选六味地黄丸加减，易熟地为生地，山萸肉补养肝肾，山药补益脾阴。三药相配，滋养肝脾肾，为"三补"。配伍泽泻通利湿浊，丹皮清热，茯苓淡渗脾湿，此为"三泻"，诸药配伍，三补三泻，行渗湿浊，有滋肾阴清虚热、利水消肿之功。

【临证心得】水肿是临床常见的病证之一，《金匮要略·水气病脉证并治篇》专篇论述水肿病证治，为后世论治开创先河，并指出"诸有水者，腰以下肿，当利小便；腰以上肿，当发汗乃愈"。指出了水肿的一般治疗原则。临证辨病性，应注意阳水、阴水、虚实之分；辨病位，有在肝，在心、在脾、在肺、在肾的不同；应分清主次，突出重点，方可有事半功倍之效。上述辨证分型阐述全面，应积累各型诊治经验，以提高临床疗效。

第十章 头 痛

　　头痛是临床极为常见的病人的自觉症状，一般分为外感头痛、内伤头痛两类。《素问·奇病论》云，"帝曰：人有病头痛以数岁不已，此安得之，名曰何病？岐伯曰：当有所犯大寒，内至骨髓，髓者以脑为主，脑逆故令头痛，齿亦痛，病名曰厥逆"。西医学中的偏头痛、紧张性头痛、丛集性头痛、三叉神经性头痛以及其他原发性头痛均可参照本节论治。头痛的病因不外乎感受外邪、情志失调、饮食劳倦、久病体虚、先天不足或房事不节、头部外伤或久病入络等引起。病机有外感与内伤之分；外感头痛为外邪上扰清空，壅滞经络，络脉不通。内伤多与肝脾肾三脏有关，水不含木，肝阳上亢，气血两虚，不能上营脑髓，痰浊上扰均可致头痛，根据病因病机和临床特点进行辨证论治，可以分为如下几种证型。

一、风寒头痛

头痛时作，头部及项背拘急感，遇风尤剧，常喜裹头，恶风寒，口不渴。苔薄白，脉浮紧。

治法：疏风散寒止痛。方用川芎茶调散加减。

二、风热头痛

头部胀痛，面红目赤，口渴喜饮，大便不畅，或便秘，尿赤。舌尖红，苔薄黄，脉浮数。

治法：疏风清热和络。方用芎芷石膏汤加减。

三、风湿头痛

头痛如裹，肢体困重，纳呆，大便溏。舌苔白腻，脉濡。

治法：祛风渗湿通窍。方用羌活胜湿汤加减。

四、肝阳头痛

两侧头胀痛而目眩，心烦易怒，夜寐不宁，口苦面红，时有胁痛。舌红苔黄，脉弦数。

治法：平肝潜阳息风。方用天麻钩藤饮加减。

五、气血两虚

时觉头昏晕，时发时止，遇劳加重，气短懒言，心悸失眠，面色少华。舌质淡，苔薄白，脉细弱。

治法：健脾益气，养血滋阴，和络止痛。方用益气聪明汤合加味四物汤加减。

六、痰浊头痛

头痛昏蒙，胸脘满闷，纳呆呕恶。舌苔白腻，脉滑或弦滑。

治法：健脾燥湿，化痰息风。方用半夏白术天麻汤加减。

七、肾虚头痛

头部空痛，眩晕耳鸣，腰膝酸软，神疲乏力，滑精带下。舌红少苔，脉细无力。

治法：滋补肾阴，方用大补元煎加减。

八、瘀血头痛

头痛如锥刺，痛处固定，或头部有外伤史。舌紫暗，或有瘀斑瘀点，苔薄白，脉细或细涩。

治法：活血化瘀，通窍止痛。方用通窍活血汤加减。

医案精解

【案一】

刘某，男，76 岁。2019 年 4 月 30 日初诊。患者头痛 2 年余，发作时头昏蒙，时轻时重，纳呆，口苦，胃脘部胀闷，夜间多汗，伴耳鸣，腰部酸困。舌暗红，苔少，脉细数。于某医院查脑部 CT 示：脑动脉硬化。常服甲钴胺、阿托伐他汀治疗，疗效欠佳。

中医诊断：头痛。

辨证：痰浊中阻，肾阴亏虚。

治法：健脾化痰，养阴补肾。

方药：生地黄 15g，丹皮 15g，茯苓 20g，山药 20g，泽兰 20g，山萸肉 15g，半夏 10g，白术 20g，天麻 10g，陈皮 15g，川芎 15g，甘草 5g。9 剂，水煎服。

二诊（5 月 2 日），诉，因家中有事自行按照原方服用 1 个月，头痛再无发作，耳鸣次数减少，舌红，苔薄，脉细。原方去泽兰加白芍 20g，9 剂，水冲服。

再诊（5 月 11 日），诸症皆好转。继续予以巩固治疗。

按：头为诸阳之会，清阳之腑，若六淫之邪上逆犯清空，均可引起头痛。案例中患者脾湿生痰，痰湿壅遏，上扰清窍则头昏蒙；患者年至古稀，髓海亏虚，肾中元气为五脏六腑气血运行之源，肾之阴阳为五脏阴阳之根，故肾之阴阳不足则腰酸困痛，耳鸣；用半夏白术天麻汤健脾祛湿、化痰息风；六味地黄丸去泽泻加泽兰养阴填精、化湿祛痰；久痛必入络，辅以活血化瘀之川芎，则疗效较佳。

【案二】

李某，女，56 岁。2019 年 1 月 3 日初诊。患者偏头痛 20 余年。每次受风及恼怒后易复发，发作时呈搏动性疼痛，夜寐欠佳。曾就诊于多家医院神经科检查，均无异常发现。就诊时大便干，2~3d 一行。舌质红，苔薄黄，脉弦细。

中医诊断：头痛。

辨证：肝气郁滞，风湿外束。

治法：疏肝活血，祛风除湿，和络止痛。

方药：柴胡 15g，黄芩 10g，半夏 10g，川芎 20g，白芍 20g，白芷 15g，远志 15g，酸枣仁 15g，羌活 5g，蔓荆子 15g，紫石英 15g，龙骨 30g，甘草 5g。共 9 剂，水冲服。

二诊（1 月 15 日）：诉头痛减半，夜寐好转，大便每日 1 次，两胁时有胀痛，舌脉同前。原方基础上去紫石英加川楝子 5g，以调节肝郁，15 剂，水煎服。随访半年未再发。

按：《临证指南医案·头痛》："头为诸阳之会，与厥阴肝脉会于巅，诸阴寒邪不能上逆，若阳气滞塞，浊邪得以上据，厥阴风火仍能上逆作痛。"偏头痛多与肝失疏泄有关，案例中肝郁化火，内炽血分，而扰乱神明，出现夜寐不安。方中柴胡为肝经引经药，引领诸药上达巅顶；黄芩清肝泄热；白芍酸敛养阴、缓急止痛；蔓荆子、羌活、白芷祛风除湿散寒而止痛；川芎辛温通窍、活血止痛；加以远志、酸枣仁安神定志；全方以清肝、祛湿、散寒止痛，少佐安神定志之药，疗效显著。

【案三】

王某，女，48 岁，初诊时间：2019 年 12 月 19 日。患者诉头痛经久不愈，痛处固定，夜间明显，头痛昏蒙，胸闷气短，不思饮食。舌暗，苔薄白，脉弦细。

中医诊断：头痛。

辨证：脾失健运，痰湿，瘀血阻窍，不通则痛。

治法：燥湿化痰，活血化瘀，通窍止痛。

方药：半夏 10g，茯苓 20g，陈皮 20g，川芎 30g，白芷 15g，蔓荆子 15g，葛根 15g，细辛 5g，牡蛎 30g，天麻 10g，赤芍 20g，甘草 5g。

二诊：服药 7 剂。诉夜间头痛为甚，胸闷、气短较前好转，纳食较前增加，舌暗红，苔白，脉沉细。久病入络，不通则痛。当通络止痛。原方去党参、细辛、远志，加枳壳 15g，牛膝 20g，桃仁 15g。继服 7 剂后随诊，上述症状明显好转。

按：本证属脾失健运，痰湿，瘀血阻窍，不通则痛。治宜燥湿化痰，活血化瘀，通窍止痛。方药以二陈汤合通窍活血汤加减。方中赤芍、川芎行血活血，细辛、蔓荆子、葛根通络止痛，天麻祛风止痛，牡蛎、远志宁心安神，柴胡疏肝解郁，黄芩清泄肺热，半夏、茯苓、陈皮燥湿化痰，赤芍活血止痛，甘草调和诸药。

【案四】

刘某禄，女，45 岁，2019 年 1 月 17 日初诊。患者诉半年前因无明显诱因出现右侧头部疼痛连及颈项，自行口服中成药（具体不详）后症状可缓解，常反复发作，为求进一步治疗，遂来门诊就诊。刻下症见：右侧头部疼痛，时有恶心，往来寒热，口苦目眩，胃脘部胀满不适，伴有嗳气，大便干结，2~3 日一次，食纳可，睡眠欠佳。舌淡红，苔薄白，脉弦。

中医诊断：头痛。

辨证：邪郁少阳，风寒阻络。

治法：疏风散寒，和解少阳。

方药：川芎 15g，白芷 15g，细辛 5g，白芍 20g，柴胡 15g，黄芩 10g，半夏 10g，香附 15g，郁李仁 30g，厚朴 10g，莱菔子 20g，甘草 5g。水煎服，分早、晚 2 次服用。服上药 7 剂。

复诊（2019 年 1 月 21 日）：患者诉服药后头痛较前缓解，恶心症状消失，胃脘部胀满不适缓解，大便质可，1~2 日一次。原方继续调治 2 月余，上述症状基本消失。

按：本病西医诊断为偏头痛，属于中医"头痛"范畴，本案患者感受风寒之邪，邪气上犯脑窍，清阳之气受阻，气血不畅而发头痛。故辨证属风寒头痛，邪郁少阳。故以川芎茶调散合小柴胡汤为主方加减，方中川芎活血通窍，祛风止痛，善走头目；白芷、细辛以祛风解表，散寒止痛；患者以两侧头痛为著，故用柴胡、黄芩引药入经以散少阳之邪；半夏、厚朴、香附、莱菔子、郁李仁以理气运脾，消肿治疗兼症。治疗头痛，在祛邪补虚的同时，当重视循经用药，引药入经方可药到邪除。

【案五】

王某，男，45 岁。2019 年 11 月 2 日初诊。自诉头痛一年，加重一个月。患者头痛一年来，时发时止，时轻时重，并兼有头晕，血压时而偏高，易急躁恼怒，一月前或因生气后诸症加重，自服西药（具体不详）疗效不显。为求中医治疗，遂来门诊就诊。刻下症见：头痛伴头晕，声高气粗，夜寐一般，纳可，大便稍干，小便调。舌质红，苔薄黄，脉沉弦有力。

中医诊断：头痛。

辨证：肝阳上亢。

治法：平肝潜阳。

方药：天麻 10g，钩藤 10g，石决明 15g，黄芩 10g，栀子 10g，怀牛膝 20g，桑寄生 20g，夜交藤 20g，白芍 20g，龙骨 20g，牡蛎 20g，甘草 6g。10 剂，水煎服，每日 1 剂，分早晚 2 次服，服上方 7 剂时上述症状明显缓解。

> 按：病人因生气后诸症加重，四诊合参，当属肝阳上亢之证，方用天麻钩藤饮加减。方中天麻、钩藤平肝息风，石决明平肝潜阳，牛膝引血下行，配合桑寄生补益肝肾，栀子、黄芩清肝火，益母草活血利水，夜交藤、龙骨、牡蛎宁心安神敛阳。共行补益肝肾、平肝息风安神之效。

【案六】

刘某某，女，32 岁，2020 年 6 月 20 日初诊。头痛 3d 余。3 日前无明显诱因出现头痛伴肢体怕冷，自行服中成药（具体不详）后未见缓解。为求中医治疗，遂来门诊就诊。刻下症见：头痛，遇热可稍见缓解，脖颈处僵直，自觉精神欠佳，四肢怕冷，无汗，不思饮食。舌淡，苔薄白，脉沉。

中医诊断：头痛。

辨证：表虚寒凝证。

治法：解表散寒。

方药：麻黄 10g，炮附子 6g，细辛 6g，甘草 10g，葛根 20g，炒莱菔 20g。3 剂，水煎服，一日 1 剂，分 2 次服。嘱其微汗痛止即停服，不必尽服。

> 按：此患者为初感，阴寒凝滞，发为头痛，治时以解表温阳为主，

方选麻黄附子细辛汤加减。少量麻黄发表散寒，附子温阳散寒，细辛散寒止痛，甘草健中补虚，配合炒莱菔开胃，稍以葛根解肌，全方药简力专。

【临证心得】头痛是临床常见病之一，临证应四诊合参，先辨明是外感头痛或内伤头痛，再根据头痛部位辨邪侵及何经。头是清阳之会，手足三阳经均循头面，厥阴经亦上会于巅顶。根据脏腑经络受邪之不同，在辨证选方的基础上加用引经药物可提高疗效。

第十一章 胸　痛

　　胸痛是指患者自觉胸部疼痛的症状而言。一般胸痛的程度有轻有重，有隐痛，有胸痛彻背，有胸部刺痛难忍等。心肺同居胸部，心肺病变均可引发不同程度胸痛。本章所讨论的胸痛，实指《金匮要略》所论述的"胸痹"。其病因多由素体阳虚，七情内伤，寒邪侵袭，或痰湿壅塞引发胸阳不振，阴袭阳位，气滞血瘀络脉瘀阻所致。根据病因病机及临床特征，可分以下几种证型。

一、寒凝气滞

　　胸痛胀闷，疼痛时轻时重，甚至胸痛彻背，掣及左肩、臂部作痛。症状重者可有面色苍白，自汗，畏寒，四肢清冷，或厥逆。舌淡润或胖大而有齿痕，脉沉迟或结代。

　　治法：宜辛温通阳，驱寒通痹，方用瓜蒌薤白酒汤，胸痛重症宜用乌头赤石脂丸。

二、痰浊阻滞

　　胸闷胸痛，咳嗽痰多，或咯清稀痰涎，或咳痰稠黏，短气或气喘，甚则彻背而痛，气短不能平卧。舌苔白润或滑，脉滑。

　　治法：通阳泄浊，化痰降逆，方用瓜蒌薤白半夏汤合枳实薤白桂枝汤加减。

三、气阴两虚

胸膺隐痛，绵绵不休，时轻时重，心悸不宁，失眠多梦，自汗、短气或气喘，活动后尤为明显。自觉发热，小便黄赤。舌干少津，舌红少苔，脉细或数而无力，或结代。

治法：益气养阴，温经通络。方用炙甘草汤加减。

四、血脉瘀阻

胸痛剧烈，多为刺痛，固定不移，甚者突然发作，痛如刀刺。冷汗自出，心悸怔忡，慌恐不宁，缓解后体倦神疲，精神萎靡。舌青紫晦暗或有瘀斑，脉沉细或涩，或结代。

治法：活血化瘀，通络止痛，方用血府逐瘀汤合丹参饮加减。

医案精解

【案一】

马某，男，70岁，主因间断性胸痛数年，长期在矿井工作，每年体检查胸部 CT 示：双肺纹理增粗。近感胸闷胸痛，咳嗽多痰，口干口苦，心烦口渴，腹胀纳呆，大便秘结，小便短赤。舌淡，苔黄腻，脉弦滑。

中医诊断：胸痛。

辨证：痰热壅阻，络脉不畅。

治法：清化痰热，宽胸止痛。

方药：瓜蒌 20g，黄芩 10g，黄连 6g，大黄 6g，半夏 10g，茯苓 20g，陈皮 10g，杏仁 10g，薏苡仁 30g，草蔻仁 10g，丹参 20g，片姜黄 6g，砂仁 5g，郁金 15g，茵陈 30g，甘草 6g。水煎，分早、晚 2 次温服，一日 1 剂，共 14 剂。药后诸症均减，痰少气平，胸痛减轻，便通腹胀减退，上方去大黄，继服 14 剂以巩固疗效。

按：患者老年男性，脾胃虚弱，脾虚生痰，上犯心胸，使胸阳不展，气机不畅而致胸痹。病起于中焦，结于胸部，仍以治中焦入手调治胸部。用小陷胸汤合三仁汤加减，方中小陷胸汤具有清热化痰、宽胸散结之功效。杏仁、薏苡仁、草蔻仁豁痰除湿，与病相宜，再添丹参活血化瘀、姜黄、砂仁行气止痛，全方清化痰热，共奏宽胸止痛之功。

【案二】

柴某某，女，56岁，主诉因间断性胸闷、胸痛半月，行胸部正位片示：未见异常。患者自感胸闷胸痛，遇寒加剧，畏寒怕冷，面色苍白，手足厥逆。舌淡，苔薄白，脉沉缓。

中医诊断：胸痛。

辨证：胸阳不振，寒凝血瘀。

治法：温经散寒，通脉止痛。

方药：桃仁10g，红花10g，枳实6g，赤芍15g，川芎10g，柴胡10g，桂枝10g，牛膝20g，当归20g，附片6g，吴茱萸6g，薤白10g，丹参20g，炒莱菔子20g，降香6g，甘草6g。12剂，水煎服，每日一剂，分两次温服。药后畏寒肢冷好转，胸闷胸痛缓解，上方有效，效不更方，继服14剂，以巩固疗效。

　　按：患者中老年女性，久病体寒气虚，津血运行无力，津聚成痰，血滞成瘀，痰瘀内停，脉络壅滞，痰瘀交阻，形成痰阻血瘀，阴乘阳位，胸阳不振。方用血府逐瘀汤合枳实薤白桂枝汤加减。桃仁、红花、当归、川芎、赤芍、丹参以活血化瘀；莱菔子祛痰化浊，枳实、降香、薤白通阳行气，附片、吴茱萸、桂枝温经驱寒。全方共奏温经驱寒、化瘀泻浊、通脉止痛之功。

【案三】

赵某，男，70岁，主因间断性胸痛、腹痛数年，伴怕冷、乏力，曾在北京某医院行核磁诊断为：腹主动脉瘤，血常规示：中度贫血。刻下患者胸闷胸痛，气短畏寒，腹胀隐痛，纳呆便溏，腰膝酸软，活动受限，遇冷诸症加剧。舌淡，苔白，脉沉弦。

中医诊断：胸痛。

辨证：寒凝心脉，络脉瘀阻。

治法：辛温散寒，宣通心阳。

方药：附片 30g，白术 20g，杜仲 20g，牛膝 30g，没药 6g，川续断 20g，炙黄芪 120g，熟地 30g，山药 30g，当归 20g，桂枝 15g，肉苁蓉 30g，干姜 20g，桑寄生 30g，三七粉 10g，甘草 20g。6 剂，水煎服，每日一剂，分两次温服。药后诸症减轻，方药对证，继守方调治一月余，诸症均缓解。

> 按：本案患者老年男性，肾阳虚衰，阳气不固，寒邪入侵，凝滞心脉，为本虚标实之证。治当温阳散寒，附片回阳救逆，补火助阳；干姜温中止痛；杜仲、牛膝、续断、肉苁蓉、桑寄生补肾壮阳；桂枝、当归温通血脉；三七粉行气活血化瘀；白术健脾除湿，以恢复脾之运化功能。全方使得阳气渐复，诸症向愈，共奏辛温散寒、宣通心阳之功。

【案四】

张某，男，70 岁，既往患者胸痛日久，伴胁肋胀满，便干，痰多。于 2020 年 5 月在某医院行全面体检示：未见明显异常。患者每因情绪不畅引发胸闷胸痛，两胁肋胀满。痰多腹胀，大便不畅。舌淡，苔黄腻，脉弦滑。

中医诊断：胸痛。

辨证：肝郁气滞，痰湿壅阻。

治法：行气解郁，化痰和中。

方药：柴胡 15g，瓜蒌 20g，半夏 10g，茯苓 20g，陈皮 10g，枳壳 20g，丹参 20g，郁金 20g，莪术 10g，杏仁 15g，郁李仁 20g，炒莱菔子 20g，五味子 10g，甘草 6g。10 剂，水煎服，每日一剂，分两次温服。药后效佳，胸闷胸痛基本缓解，咳痰减少，之后复诊三次。遵上方加减调整而收功。

> 按：患者老年男性，情志不疏，肝失条达，气机不畅而致气滞，痹阻心络，郁滞日久，形成肝郁气滞之证。选用柴胡、陈皮、枳壳疏肝理气；瓜蒌宽胸散结；丹参、郁金、莪术活血化瘀、理气止痛；茯苓、半夏、杏仁、郁李仁、炒莱菔子燥湿化痰；甘草调和诸药。全方共奏行气解郁、燥湿化痰、行滞止痛之功效。

【案五】

吴某某，男，62 岁，既往间歇性胸痛数年，伴胸闷，于 2023 年 6 月行 X 光片示：间质性肺炎，左侧少量胸腔积液。诊后住院治疗，输抗菌药控制感染，出院后，症状虽减轻，但仍反复发作，故求中药治疗。刻下症见胸闷胸痛，咳嗽咳痰不利，气短纳呆，平卧后胸憋、闷，气短加重。舌淡，苔白，脉浮滑。

中医诊断：胸痛。

辨证：痰湿蕴肺，肺失宣降。

治法：祛痰除湿，宽胸理气。

方药：杏仁 15g，苏叶 15g，半夏 18g，茯苓 20g，陈皮 15g，瓜蒌 20g，片姜黄 10g，白芥子 6g，五味子 10g，炒莱菔 20g，葶苈子 15g，防己 10g，甘草 6g。6 剂，水煎服，每日一剂，分两次温服。药后有效，胸闷胸痛缓解，咳痰减少，尚能平卧，仍感气短。以上方为主加减，调治一月余，咳痰基本缓解，胸水吸收，改用生脉二陈汤加减，补肺健脾，宣肺化痰，从本调治，可望收功。

按：患者为老年男性，脾胃虚弱，则脾胃气机升降失职，气机不畅，脾运不良，湿积生痰，脾为生痰之源，肺为贮痰之器，痰湿蕴结，不通则痛，而发胸痛。胸闷、痰多、气短选用杏仁、苏叶、陈皮、半夏理气化痰；茯苓健脾助运兼利水渗湿；瓜蒌宽胸散结；姜黄、川芎活血行气，通经止痛；白芥子、炒莱菔子燥湿化痰；葶苈子、防己祛湿止痛，利水消肿；甘草调和诸药。全方共奏祛痰除湿、宽胸理气之功效。

【临证心得】胸痛是临床常见病证，多出现在心、肺病期间，与肝、脾胃病变关系密切。大抵胸痛治法，多先从标病入手，阴寒、痰湿、瘀血等痹阻不除，则胸阳无从恢复。胸痛久发不愈，痛时如刺，定处不移，属久病入络，气滞血瘀，治应活血化瘀兼通络道，才能提高疗效。

第十二章　胁　痛

胁痛是由肝络失和所致以一侧或两侧胁肋部疼痛为主要表现的病证。胁痛病最早见于《黄帝内经》(也称《内经》)。《素问举痛论》言："寒气客于厥阴之脉，厥阴之脉者，络阴器，系于肝。寒气客于脉中，则血泣脉急，故胁肋与少腹相引痛矣。"《灵枢·五邪篇》："邪在肝，则两胁中痛。"胁痛常见于西医学的急慢性肝炎、急慢性胆囊炎、胆结石、胆道蛔虫、脂肪肝、肝脓肿、肝硬化、肝癌、肋间神经痛等。中医认为胁痛的病因主要有情志失和、饮食不节、跌扑损伤、久病体虚等因素。病位在肝胆，病性有虚有实，也有虚实夹杂。实证以气滞、血瘀、湿热为主，虚证多属阴虚、血虚。实证日久，邪尚未退，阴血已伤，可出现虚实夹杂之证。根据病因病机和临床特点进行辨证论治，可以分为如下几种证型。

一、肝郁气滞

情志抑郁，善太息，嗳气后觉舒，两侧胁肋或少腹胀痛，走窜不定，甚则连及胸肩部，或有乳房胀痛，且情绪激动则痛剧；常伴有纳呆，脘腹胀痛。舌苔薄白，脉弦。

治法：宜疏肝理气。方用柴胡疏肝散加减。

二、瘀血阻络

胁肋刺痛，痛处固定而拒按，入夜更甚，面色晦暗。舌质紫暗或有瘀斑，脉弦涩。

治法：活血化瘀，通络止痛。方用膈下逐瘀汤加减。

三、湿热蕴结

胁肋胀痛，触痛明显而拒按，或牵及肩背，伴有身热不扬，纳呆恶心，厌食油腻，口苦口干，腹胀尿少，或有黄疸。舌红，舌苔黄腻，脉滑数。

治法：清热利湿，理气通络。方用龙胆泻肝汤加减。

四、肝络失养

肝阴不足，血不养肝，胁肋隐痛，绵绵不已，遇劳加重；伴有口干咽燥，五心烦热，两目干涩，头晕目眩。舌红少苔，脉弦细数。

治法：滋阴柔肝，养血通络。方用一贯煎加减。

医案精解

【案一】

孟某某，男，41岁，2019年9月10号初诊。患者20年前体检时于某医院确诊为乙型肝炎，间断口服中药、西医治疗（具体不详），期间无明显不适症状。一月前无明显诱因出现右胁肋部胀闷不适，乏力，偶有腹胀，伴有腰酸困、头晕，自行于诊所购买中药（具体不详）治疗，症状未见缓解。症见：右胁肋部疼痛，乏力，偶有腹胀，口苦，口干，纳差，大便干，小便调。舌淡红，苔白腻。脉弦滑。

中医诊断：胁痛。

辨证：肝胃不和，寒湿困脾。

治法：疏肝和胃，温中散寒。

方药：柴胡10g，黄芩10g，半夏10g，白术20g，茯苓20g，干姜10g，五味子 20g，枳壳 15g，炒莱菔 20g，莪术 10g，猪苓 15g，甘草 5g，水煎服，分早、晚 2 次服用。服上药 7 剂，胁肋部及腹胀较前明显缓解，仍有腰部酸困，食纳欠佳。

二诊（2019 年 9 月 19 日），患者寐少梦多，乏力，口苦，原方去茯苓、五味子，加夜交藤 30g、藿香 15g，服 7 剂，口苦缓解，食纳可，夜寐可，大便正常。偶有口干，继续服药 1 个月，以巩固疗效。

> 按：患者中年男性，胁肋部胀闷不适，乏力，属祖国医学"胁痛"范畴。感染邪毒，脾胃受损，收纳无力，脾失健运，则见乏力、纳差，舌淡红，苔白腻，脉弦滑，均为脾虚湿盛。方中柴胡、黄芩、半夏舒肝和胃，白术健脾燥湿，固护脾土，猪苓、茯苓利湿，莪术消积化瘀，对肝脾肿大效果显著。药理研究证实莪术配猪苓能够较好地保护已经损伤之肝功能。干姜温中，甘草护中而调和诸药。

【案二】

吴某，女，52 岁，2019 年 5 月 14 日初诊。患者 4 年前无明显诱因出现间断发作性右胁肋部隐痛，甚时闷胀疼痛，且疼痛向右侧背部放射，经常有恶心、口苦。于外院就诊查彩超示：慢性胆囊炎；胃镜示：慢性萎缩性胃炎。给予对症治疗后症状可以缓解。2 月前患者上述症状再次出现，自行口服消炎利胆片症状未见明显缓解，遂来门诊就诊。刻下症见：右胁肋部隐痛，甚时闷胀疼痛，且疼痛向右侧背部放射，心烦易怒，可因情绪变化致胁肋部胀痛加剧，时有恶心、口苦，嗳气频作，食纳欠佳，厌食油腻，二便如常。舌红，苔薄黄，脉弦。

中医诊断：胁痛。

辨证：肝郁气滞，胆失通降。

治法：疏肝理气，柔肝止痛。

方药：柴胡 15g，黄芩 10g，半夏 10g，党参 15g，郁金 15g，茵陈 30g，白芍 20g，枳壳 15g，炒莱菔 20g，川楝子 5g，元胡 15g，甘草 5g。水煎，分早、晚 2 次温服，一日 1 剂，共 12 剂。

二诊（2019 年 5 月 26 日）：患者诉胁肋部胀痛较前减轻，后背部胀痛仍有，心烦易怒及恶心较前缓解，嗳气减少，仍有口苦，食欲一般。原方的基础上调治 1 月余，上述症状基本消失。半年后回访，病情无反复。

按：中医虽无慢性胆囊炎的病名，但早在《内经》便有相关论述。《灵枢·五邪》曰："邪在肝，则两胁中痛。"《素问·缪刺论》曰："邪客于足少阳之络，人胁痛不得息。"《灵枢·本藏》谓："胆胀者，胁下满而痛引小腹。"故根据临床表现，慢性胆囊炎归属于"胁痛""胆胀"范畴。本病的基本病机是胆失通降，不通则痛和胆络失养，不荣则痛。主因情志不遂、饮食失节、感受外邪、虫石阻滞，均致胆腑不通，发病多为实证。若久病体虚，劳欲过度，精血亏损，肝阴不足，胆络失养，病性多为虚证或虚实夹杂。本病病位在胆腑，与肝失疏泄，脾失健运，胃失和降密切相关。慢性胆囊炎常用疏肝利胆、理气解郁、清热利湿、利胆通腑、活血止痛、健脾益气、养阴柔肝等法治疗。中医治疗目标：控制症状，消除炎症，缩短病程，减少复发，降低并发症的发生率。本患者怒气伤肝，导致肝失条达，疏泄不利，络脉受阻，而发为肝郁胁痛。故证属肝郁气滞。方中用以柴胡、川楝子、元胡、郁金疏肝理气，解郁止痛；白芍、甘草以养血柔肝，缓急止痛；黄芩、茵陈以清少阳胆郁湿热，半夏以降逆止呕；枳壳、莱菔子以理气消痞；党参以益气健脾，如此使气机调畅，正气得复，故邪气得除。

【案三】

陈某，男，48岁，2019年8月8日初诊。患者5年前无明显诱因出现右侧胁肋部胀满疼痛，伴有右侧后背胀痛，进食油腻食物后加重，伴有明显的口苦、咽干、恶心等症状。就诊于当地医院，行彩超示：胆囊结石并胆囊炎。住院行胆囊切除术，后症状缓解出院。2年前上述症状再次出现，超声提示为：胆总管结石。故在当地医院行ERCP术治疗后好转出院。两月前上述症状再次出现，患者为求中医治疗，遂来门诊就诊。刻下症见：右侧胁肋部胀满疼痛，偶有右侧后背胀痛，厌食油腻，恶心、口苦，纳差，寐可，大便不爽，小便黄。舌红，苔黄腻，脉弦滑。

查体：巩膜及皮肤未见黄染，全腹平软，无明显压痛及反跳痛，Murphy's征阴性，麦氏点无压痛。

中医诊断：胁痛。

辨证：肝胆湿热，胆失通降。

治法：清热利湿，疏肝利胆。

方药：柴胡15g，黄芩10g，茵陈30g，半夏10g，白芍20g，金钱草30g，枳壳15g，鸡内金15g，海金沙15g，栀子10g，郁金15g，元胡10g，川楝子5g，大黄5g，甘草5g。水煎，分早、晚2次温服，一日1剂，共12剂。

二诊（2019年8月22日）：嘱患者服药期间清淡饮食。患者自诉服药1周后胁肋部胀痛不适较前明显缓解，后背胀痛明显缓解，恶心、口苦症状消失，食纳尚可。原方调治3月，症状基本消失。

按：中医学认为，本病以情志不调、饮食不节、感受外邪、感染虫积等为主要致病因素，此外，地理水土因素对发病亦有一定影响。病位主要在肝、胆，涉及脾、胃、大肠。病机要点为肝胆失疏，胆汁排泄不畅，结石阻塞，胆腑不通。主要病理产物为胆石。究其病性，本病早期为气机郁滞、湿热内阻、结石阻塞、胆腑不通，属实；久病正气耗伤，血行瘀滞，而见气虚、阴虚及血瘀之象，为本虚标实。临证治疗早期以祛邪为主，病久宜标本兼治、祛邪扶正并用。急性发作期以疏肝利胆、行气止痛、清热利湿、泻火解毒、通腑排石为法。病久则以化瘀排石、益气养阴并治为要。本案患者胆石形成后，停滞于胆道，不但阻遏气机，影响肝胆之疏泄条达，而且能助湿生热，而湿热又促进结石的生长，二者互为病理因素。故辨病为"胁痛病"，证属"肝胆湿热"，选用大柴胡汤为主加减。方中柴胡配黄芩、栀子和解清热，可祛少阳之邪；金钱草、鸡内金、海金沙、茵陈，清热利湿、利胆排石；郁金、元胡、川楝子、枳实、白芍以疏肝理气止痛；半夏以和胃降逆，大黄配枳实以理气和血，通腹除满。全方共奏疏肝理气、清热利湿、利胆排石之功。

【案四】

胡某，女，50岁，初诊时间2019年10月10日。患者无明显诱因出现胸胁部胀痛不适，引及右肩背疼痛，偶反酸、口苦，胸闷，嗳气，无腹痛，大便干，两日一行，月经量少。患者既往有"胆囊结石"病史。舌淡，苔薄白，脉弦。

中医诊断：胁痛。

辨证：肝失条达，气机阻滞。

治法：疏肝理气，通络止痛。

方药：柴胡 15g，连翘 15g，白芍 20g，黄芩 10g，半夏 10g，茵陈 30g，郁金 15g，川芎 15g，香附 15g，炒莱菔 20g，延胡索 10g，川楝子 5g，甘草 5g。

二诊：服药 14 剂后，胸胁胀痛症状较前明显缓解，仍感胸闷、嗳气，舌淡，苔薄白，脉沉细。当加强理气之功，原方去茵陈、郁金、川芎、香附，加党参 15g，木香 5g，竹茹 15g，厚朴 10g，苏梗 20g。服药半月后，回访诸症基本消失，嘱患者调畅情志。

> 按：本证属肝失条达，经络气机阻滞。治宜疏肝理气，通络止痛。处方以《景岳全书》中柴胡疏肝散加减。《谦斋医学讲稿》："本方即四逆散加川芎、香附和血理气，治疗胁痛，寒热往来，专以疏肝为目的。用柴胡、枳壳、香附理气为主，白芍、川芎和血为佐，再用甘草以缓之。系疏肝的正法，可谓善于运用古方。"肝主疏泄，具有疏土助运化的作用，若忧思恼怒，气郁伤肝，肝气横逆，势必克脾犯胃，致气机郁滞，胃失和降而痛。肝气久郁，可致瘀血内结。《内经》"木郁达之"，故治宜疏肝理气之法。方中柴胡功善疏肝解郁，枳壳理气行滞，白芍、甘草养血柔肝，缓急止痛，厚朴下气除满，郁金、苏梗理气解郁，延胡索、川楝子、香附、木香行气止痛，竹茹清热止呕，甘草调和诸药。诸药合用，共奏疏肝理气、通络止痛之功。

【案五】

王某，男，42 岁。初诊时间 2020 年 6 月 1 日，自诉右胁疼痛反复 2 年余。2 年前自觉胁肋部不适，经化验检查，西医诊断为慢性乙型肝炎。曾在当地医院治疗一月余，症状未见明显缓解而来诊。刻下症见：右胁胀痛，自觉痛处走窜不定，痛连及胸背，情绪易激动，生气时痛甚，喜叹气，纳差，脘腹胀满不适。舌红，苔薄白，脉弦。

中医诊断：胁痛。

辨证：肝郁气滞。

治法：疏肝理气，柔肝止痛。

方药：柴胡 15g，枳壳 10g，香附 15g，川楝子 6g，白芍 20g，川芎 10g，延胡索 10g，陈皮 15g，茯苓 15g，白术 20g，黄芩 10g，甘草 6g。7 剂，水煎服，每日 1 剂，分早晚 2 次服。服药后上述症状稍见缓解，嘱其平素注意情绪调控，继续服药 1 周，以巩固疗效。

按：患者以胁肋部胀痛不适为主诉，属祖国医学"胁痛"范畴。患者或因不慎感染邪毒，而致肝失条达，气机郁滞则发为胁痛。方中柴胡、枳壳、香附、川楝子疏肝理气、解郁止痛；白芍、甘草养血柔肝、缓急止痛；川芎活血行气、通络止痛；陈皮、延胡索增强理气止痛之力；诸药合用，以达到疏肝理气、柔肝止痛之效。

【案六】

肖某某，男，41 岁，初诊 2020 年 5 月 30 日。自述上腹部间歇性胀痛，伴口苦、口干 3 年余，加重 10 日。患者 3 年前因体检发现小三阳，平素上腹部间歇性胀痛，纳差，厌食油腻，疲乏无力，常感口苦、口干，时有右胁肋部胀痛不适，期间先后就诊于医院诊室，予以中药疏肝理气、活血通络等治疗，前后服用 30 余剂，症状缓解。10 日前因饮酒后上症再发并伴脘腹疼痛不适，查电子胃镜示：糜烂性胃炎，未予处理。今为求中医治疗，遂来就诊。刻下症见：上腹部间歇性胀痛，纳差，厌食油腻，疲乏无力，常感口苦、口干，时有右胁肋部胀痛不适，偶有头昏沉，脘腹胀痛。大便不成形，尿频、尿急。自发病以来无恶心、呕吐，无黑便。舌淡，苔白腻，脉弦涩。

中医诊断：胁痛。

辨证：肝气郁滞，肝木克土。

治法：疏肝和胃，理气通络。

方药：柴胡 15g，黄芩 10g，半夏 10g，厚朴 10g，白术 20g，枳壳 15g，莪术 10g，茵陈 30g，茯苓 20g，紫苏梗 20g，丹参 20g，檀香 5g，砂仁 5g，甘草 5g。7 剂，水煎服，每日 1 剂，分 2 次服。

二诊（2020 年 6 月 15 日），自觉上腹部间歇性胀痛减轻，食欲较前稍有增加，疲乏无力仍存，口苦、口干减轻，右胁肋部胀痛不适稍见缓解，偶有头昏沉，大便可，尿频、尿急。舌淡，苔白腻，脉弦涩。原方去茵陈、檀香，加白芍 20g，高良姜 5g。7 剂，水煎服，每日 1 剂，分 2 次服。

按：此案患者以胁肋部疼痛不适为主诉，当属中医学之"胁痛病"

之范畴，感染邪毒，致使肝气失和，失于条达而致气机不畅，病程日久而又见瘀滞。此次发病，饮酒诱发，并伴见脘腹部不适，肝气横逆犯脾，而致肝胃不和而发为疾病。方中柴胡、枳壳、厚朴、莪术走气分，疏肝理气、解郁止痛，白芍、甘草养血柔肝、缓急止痛，茵陈、茯苓通利湿浊，苏梗、白术理气健脾，丹参、檀香、砂仁缓中止痛。疏肝理脾并行，治肝而不忘理脾。

【临证心得】胁痛是常见病证，可见于西医的多种疾病，如急性肝炎、慢性肝炎、肝硬化、肝脓肿、肝癌、急性胆囊炎、慢性胆囊炎、胆道蛔虫症、肋间神经痛等。临证时要四诊合参，根据发病的病因，病情的性质，分清病情的虚实，邪在气分、血分的不同，确定治疗原则。如肝胆湿热所致的胁痛，以清利湿热为主，方选龙胆泻肝汤为主。用苦寒之龙胆草应中病即止，不可久服，勿伤脾胃。由乙肝引发的胁痛一般病程较长，后期多见肝阴血不足之证，治疗以养血滋阴，一贯煎加味为妥。

第十三章　腹　痛

腹痛是以胃脘以下，耻骨毛际以上发生疼痛的症状而言，在临床上极为常见，可出现于多种疾患中。腹痛病名最早见于《素问·气交变大论》，"岁土太过，雨湿流行，肾水受邪，民病腹痛"。西医学中的肠易激综合征、消化不良、胃肠痉挛、不完全性肠梗阻、肠粘连、肠系膜和腹膜病变、腹型过敏性紫癜、泌尿系统结石、急慢性胰腺炎、肠道寄生虫、急慢性阑尾炎等，以腹痛为表现者，均可参照本节内容辨证施治。中医认为腹痛主要与感受邪气、饮食不节、情志失畅和素体阳虚有关。腹痛发病涉及脏腑与经脉较多，其基本病机主要为寒凝、火郁、食积、气滞、血瘀等病理因素阻滞气机，气血运行不畅，经脉痹阻，不通则痛，或脏腑经脉失养，不荣而痛。根据病因病机和临床特点进行辨证论治，可以分为如下几种证型。

一、寒邪内阻

腹痛拘急，遇寒痛甚，得温痛减，口淡不渴，形寒肢冷，小便清长，大便清稀或秘结。舌质淡，苔白腻，脉沉紧。

治法：温经散寒，理气止痛。方用良附丸合正气天香散加减。

二、湿热蕴滞

腹痛拒按，烦渴引饮，大便秘结，或溏滞不爽，潮热汗出，小便短黄。舌质红，苔黄燥或黄腻，脉滑数。

治法：泄热通腑，行气导滞。方用大承气汤加减。

三、饮食积滞

脘腹胀满，疼痛拒按，嗳腐吞酸，厌食呕恶，痛而欲泻，泻后痛减，或大便秘结。舌苔厚腻，脉滑。

治法：消食导滞，理气止痛。方用枳实导滞丸加减。

四、肝郁气滞

腹痛胀闷，或痛引两胁，时作时至，痛无定处，遇忧思恼怒则剧。舌质红，苔薄白，脉弦。

治法：疏肝解郁，理气止痛。方用柴胡疏肝散加减。

五、瘀血内停

腹痛有定处，痛如针刺，经久不愈。舌质紫黯，脉细弦。

治法：活血化瘀，通络止痛。方用少腹逐瘀汤加减。

六、中虚脏寒

腹痛绵绵，喜温喜按，时作时至，形寒肢冷，神疲乏力，气短懒言，胃纳不佳，面色无华，大便溏薄。舌质淡，苔薄白，脉沉细。

治法：温中补虚，缓急止痛。方用小建中汤加减。

医案精解

【案一】

王某，女，29 岁，2019 年 9 月 24 日初诊。患者 9 月前无诱因出现中上腹部胀痛，于某医院行电子胃镜示：慢性萎缩性胃炎（C2），给予奥美拉唑 1 粒／日，服药后腹部胀痛好转。2 月前无诱因出现间断性上腹部胀痛，餐前餐后均可出现，发作时伴纳差，偶有恶心，无呕吐，未予诊治。患者就诊时见：全腹部胀痛再发，纳差，偶有恶心，咽痒，口干，大便干，小便可。舌淡，苔腻，脉弦滑。

中医诊断：腹痛。

辨证：痰湿中阻，胃失和降。

治法：行气散结，降逆化痰，健脾和胃。

方药：桔梗 10g，葛根 15g，砂仁 5g，半夏 10g，莱菔子 20g，杏仁 15g，茯苓 20g，陈皮 15g，厚朴 10g，黄芩 10g，紫苏梗 20g，甘草 5g。水煎服，分早、晚 2 次服用。服上药 7 剂，腹痛缓解，再无恶心。

二诊（2019 年 10 月 8 日），患者无口干，咽痒好转，偶有反酸，进食后易消化不良，继续予以原方 7 剂，药后患者纳可，无反酸，嘱其饮食有节，继续服药 1 周，以巩固疗效。

> 按：慢性萎缩性胃炎多由寒邪客胃、饮食伤胃、肝气犯胃及脾胃虚弱引起，案例中患者痰湿中阻，胃气失和，不通则痛，故出现腹痛，恶心，舌脉皆属于痰湿之相。用《金匮要略》之半夏厚朴汤行气散结、降逆化痰。方中半夏辛温入肺胃，化痰散结，降逆和胃；厚朴、莱菔子苦辛性温，下气除满，助半夏降逆；茯苓甘淡，渗湿健脾以助半夏化痰，以绝生痰之源；紫苏梗理气宽中止痛；佐以桔梗、杏仁理气、润肠通便。全方辛苦合用，辛以行气散结，苦以燥湿降逆，使郁气得舒，痰涎得化，则痰气郁结自除。

【案二】

李某思，女，6 岁，2019 年 7 月 2 日初诊。患儿家属诉 3d 前饱食复加冷饮后，出现大便数次，清稀如水样，予以口服蒙脱石散，后未再解大便。1d 前患儿诉觉腹痛，以脐周及下腹为主。家属为求中医治疗，遂来门诊就诊。刻下症见：脐周及下腹部疼痛，食少纳差，精神尚可。全身皮肤无黄染及出血点，无恶心呕吐，无发热寒战，呼吸节律齐，双肺呼吸音正常，心音有力，率齐，未闻及杂音；脐周及下腹部压痛（＋），大便干结，一日 1 次，小便如常，腹部 B 超提示：肠系膜淋巴结肿大。舌淡红，苔白，脉滑。

中医诊断：腹痛。

辨证：饮食积滞。

治法：益气健脾，行气消滞。

方药：半夏 5g，厚朴 10g，白术 10g，陈皮 10g，白芍 15g，炒莱菔 20g，焦山楂 15g，建曲 15g，枳实 5g，茯苓 15g，甘草 5g。水煎，分早、晚 2 次温服，一日 1 剂，共 5 剂。

二诊（2019 年 7 月 9 日）：服药后诉腹胀满明显减轻，食欲大增，大便质可，一日一次。舌淡红，苔白，脉滑。原方调整，再进 7 剂，予以巩固。

> 按：一般引起小儿腹痛的原因很多，几乎涉及各科疾病。既可以是腹内脏器病变，也可以是腹外病变；可以是器质性的，也可以是功能性的；可以是内科疾患，也可以是外科疾患；甚至最初为内科疾患，以后病情发展而以外科情况为主。廖老认为小儿腹痛的基本病机为外感风寒或寒湿之邪侵入腹中，饮食不节，或情志失调等多种原因导致气机阻滞，脉络受阻或经脉失养所致。本案患儿脐周及下腹部疼痛，食少纳差，大便干结，一日 1 次，舌淡红，苔白，脉滑。临床诊断为功能性腹痛，属于祖国医学"腹痛"范畴。证属饮食积滞，暴饮暴食，恣食生冷，饮食停滞，纳运无力，损伤脾胃，腑气通降不利而发生腹痛。故选用保和丸为主加减。方中山楂、神曲、炒莱菔子以消饮食积滞，下气除胀；由于食积阻碍气机，易生痰湿，故以半夏、陈皮、理气化痰，茯苓、白术以健脾利湿；枳实配合厚朴以行气导滞，白芍配甘草以缓解止痛。诸药合理配合，患儿共服药 8 剂，症状很快消失。

【案三】

黄某民，男，40 岁，2019 年 2 月 15 日初诊。患者诉腹部胀痛 1d，大便 3d 未行，于医院门诊查立位腹部平片示：肠管明显扩张，可见多个气液平。血常规：白细胞 13×10^9/L，中性粒细胞 86%。诊断为不完全性肠梗阻。患者及家属为求保守治疗，遂来门诊就诊。

刻下症见：下腹部阵发性绞痛，腹部胀满不适，时有恶心，口腔异味臭秽，潮热汗出，精神欠佳，大便不解，近几日偶有矢气，小便黄。舌红，苔黄腻，脉滑数。

查体：腹部膨隆，下腹部压痛（＋），可触及肠形，叩之如鼓，肠鸣音亢进，偶可闻及气过水声。

中医诊断：腹痛。

辨证：湿热阻滞，腑气不通。

治法：泄热通腑，行气导滞。

方药：大黄 10g，枳实 10g，厚朴 10g，白芍 20g，芒硝 5g，川楝子 5g，元胡 10g，炒莱菔 20g，半夏 10g，瓜蒌 20g，郁李仁 30g，杏仁 15g，桃仁 10，甘草 6g。水煎，分早、晚 2 次温服，一日 1 剂，共 3 剂。

二诊（2019 年 2 月 19 日）：患者自诉服药第二剂后诉腹中声如雷鸣，即刻泻下大量臭秽黑便，腹部胀痛顿时减轻，后每日稀便 3 次，恶心、潮热汗出等症状基本消失，食欲增加。后原方去芒硝、大黄，加木香、槟榔、茯苓。经原方调治半月余，诸证基本消失。

按：不完全性肠梗阻临床中病情比较危重，若治疗不及时，往往后果不堪设想。当保守治疗未能收效时必须予以外科手术治疗，以免耽误病情。本案患者下腹部阵发性绞痛，腹部胀满不适，时有恶心，口腔异味臭秽，潮热汗出，精神欠佳。查体腹部膨隆，压痛（＋），肠鸣音亢进。大便不解，小便黄。舌红，苔黄腻，脉滑数。属于祖国医学的"腹痛"范畴。本案患者证属湿热阻滞，腑气不通。此证型常因暴饮暴食，饮食停滞，纳运无力，或过食肥甘厚腻或辛辣，酿生湿热，蕴蓄胃肠，而影响肠腑传导，腑气不通则痛。故此患者选用大承气为主加减。方中大黄、芒硝、枳实、厚朴以通腹泻热，荡涤肠胃；瓜蒌、郁李仁、杏仁、桃仁以润肠通便；川楝子、元胡、白芍以疏肝柔肝，缓解止痛；半夏以消痞散结，降逆止呕。首诊收效后，腑气已通，故苦寒之药不可再用，易伤胃气，后以行气理脾为主，故可祛邪亦不伤正。

【案四】

贾某，男，65 岁，初诊时间 2019 年 12 月 5 日。患者确诊肝硬化病史 3 年余，长期服用药物治疗。近日无明显诱因出现腹部胀满疼痛不适，伴乏力，纳差、口干、口苦、口臭，双下肢散在瘀斑瘀点，偶有胸闷气短，小便正常，大便稀。化验血常规提示：血小板 $48 \times 10^9/L$。舌淡，苔白厚，略黄，脉弦细。

中医诊断：腹痛。

辨证：肝郁脾虚，湿滞中阻。

治法：疏肝理气，健脾利湿。

方药：柴胡15g，黄芩10g，半夏10g，茵陈30g，白术30g，茯苓20g，大腹皮30g，仙鹤草20g，木瓜20g，白芍20g，茜草15g，甘草5g。

二诊：服药14剂后，腹胀痛较前缓解，口干口臭症状明显消失，双下肢无肿胀及出血点，仍感乏力，纳差，二便正常，舌淡，苔白，脉沉细。久病气虚，当健脾益气，行气消胀。原方去大腹皮、茜草，加苏梗20g，枳壳15g，炙黄芪60g，厚朴10g。

三诊：服药14剂后，上述症状明显缓解，偶有腰部酸困不适，食量较前增加，睡眠尚可，二便调。病久及肾，损伤肾阴，当滋阴潜阳。前方去苏梗，加鳖甲10g，茯苓加至30g，山药30g。服药14剂后，症状明显改善。

按：患者既往有肝硬化病史，肝木克土，久病致中焦脾胃虚弱，运化不利，水液停聚，湿困脾土，"诸湿肿满皆属于脾"。治宜疏肝理气，健脾利湿。"见肝之病，知肝传脾，当先实脾"。故方中白术用至30g以健脾利湿。脾虚失运，肝郁气滞，日久可致血瘀，病久及肾，损伤肾阴。故治宜益气健脾利湿，行气消胀，佐以滋阴。组方引用《伤寒论》中大柴胡汤加减。方中柴胡、黄芩和解清热，半夏和胃降逆，加用茵陈清热利湿，茯苓、白术健脾利湿，白芍柔肝止痛，仙鹤草、茜草止血，大腹皮利水消肿，木瓜通络止痛，甘草调和诸药。

【案五】

马某，女，45岁，初诊2019年9月2日，自述间断上腹部疼痛不适伴反酸、呃逆10年余，加重20d。患者10年前无明显诱因出现上腹部疼痛不适伴反酸、嗳气，未予重视，未做其他特殊治疗。症状仍存，时常反复。20d前或因饮食不节，上述症状加重，未见缓解，伴进食有阻塞感，于医院查胃镜示：1.慢性萎缩性胃炎（C1）伴糜烂。2.霉菌性食管炎。口服雷贝拉唑及中药（具体不详）后症状缓解不明显，为求中医治疗，遂来门诊就诊。刻下症见：间断上腹部疼痛不适，反酸烧心，嗳气频作，口干口苦，易汗出，稍见不欲饮食，夜寐欠佳，大便黏，小便调。舌红，苔黄腻，脉弦滑。

中医诊断：腹痛。

辨证：湿热中阻，胃失和降。

治法：清热利湿，和中止痛。

方药：藿香 15g，厚朴 10g，半夏 10g，茯苓 20g，陈皮 10g，苏梗 20g，竹茹 15g，枳实 10g，莱菔子 20g，薏苡仁 30g，杏仁 15g，蒲公英 30g，甘草 6g。12 剂，水煎服，每日 1 剂，分早晚 2 次服。

二诊（2019 年 9 月 20 日），自述上腹部疼痛较前略缓解，反酸烧心，嗳气减轻，口干口苦，易汗出，食纳尚可，夜寐欠佳，大便黏，小便调。舌淡红，苔薄黄腻，脉滑。原方去莱菔子加元胡活血止痛，予 10 剂，水煎服，每日 1 剂，分早晚 2 次服。

按：此案患者病程日久，湿邪困遏中焦，郁久化热，中焦不运，枢纽不利，发为此证。治以清热利湿、和中止痛，方选藿朴夏苓汤加减。廖老在临证中，多用藿朴夏苓汤加减来清利湿浊之气，随证加减，多取良效。此案方中藿香芳香理气化湿浊，厚朴、半夏、陈皮理气燥湿，莱菔子、苏梗调畅胃气、助饮食。杏仁开宣肺气以调水道，助茯苓、薏苡仁淡渗利湿，竹茹、枳实、蒲公英取温胆汤之意以清利湿热。湿热一利，中焦得和，则疾自去。

【案六】

胡某，男，21 岁，初诊 2020 年 5 月 11 日。自述上腹部间断性隐隐作痛半年余。患者半年前无明显诱因出现上腹部绵绵作痛，呈间断性，无恶心、无呕吐、无体重减轻，未予诊疗，症状反反复复。近日，为求中医治疗，遂来门诊就诊。刻下症见：精神一般，上腹部间断性隐痛，痛时喜温喜按，饥饿后疼痛较易出现，乏力，稍怕冷，纳差，嗜睡，大便不成形，小便调。舌淡，苔薄白，脉沉弱。

中医诊断：腹痛。

辨证：中焦虚寒，寒凝气滞。

治法：温中补虚，缓急止痛。

方药：桂枝 10g，炒白芍 20g，甘草 10g，白术 20g，生姜 10g，大枣 10g，饴糖 10g。10 剂，水煎服，每日 1 剂，分 2 次服，药液化入饴糖。

二诊（2020 年 6 月 10 日），自述上腹部隐痛明显缓解，近一月仅偶有轻微不适，乏力，怕冷缓解，纳食好转，大便稍不成形，小便调，舌淡红，苔薄白，脉沉。原方去饴糖，加当归 10g，党参 15g，吴茱萸 6g。10 剂，水煎服，每日 1 剂，分 2 次服。

按：此案患者因中焦虚寒，津血亏虚，发为腹部疼痛，治以小建中汤加减。方中桂枝温中散寒，白芍缓急止痛，白术健运脾胃，使气血生化有力，生姜、大枣、甘草、饴糖健补中焦津血，复诊时加当归、党参、吴茱萸以补气血，增加温中散寒之效而善后。

【临证心得】腹痛病的治疗应先做系统检查，排除外科疾患，以免延误病情。对于其他内科疾患引起的腹痛，则应辨明病性，随证选方加减，以达到通则痛止的目的。通之法，各有不同，理气、活血、降逆、散结、化痰、导滞、除湿、清热、补虚均可达通，若必以下泄为通则妄矣！

第十四章　腰　　痛

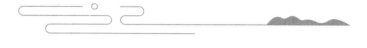

　　腰痛是指腰部一侧或两侧疼痛而言，是患者的一种自觉症状。《黄帝内经》（也称《内经》）对腰痛论述较早。"感于寒，则病人关节禁固，腰椎痛""虚，故腰背痛而胫酸"，提出肾和腰部疾病有密切的关系。西医学的腰椎间盘突出症、腰椎间盘突膨出、腰肌劳损、腰椎骨质增生、强直性脊柱炎等，以腰痛为主要表现者，可参考本节辨证论治。中医认为腰痛的发病主要与劳倦内伤、感受外邪、跌扑损伤等有关。其病因病机内伤多因先天禀赋不足，久病体虚，或房事不节，致肾气亏虚，腰腑失养；外感可因风寒湿热等邪痹阻经脉，气血不畅而引发腰痛；或者外力扭伤，举重抬物，跌打损伤，用力不当，导致腰部气滞血瘀，瘀阻经络而致。根据病因病机和临床特点进行辨证论治，可以分为如下几种证型。

一、寒湿腰痛

腰部重着冷痛，转侧不利，逐渐加重，静卧后疼痛不减轻，遇寒冷或阴天症状加重。舌质淡白或淡红，苔白，脉沉或沉迟。

治法：温经通络，祛湿散寒。方用甘姜苓术汤加减。

二、湿热腰痛

腰部重着，疼痛处伴有热感，遇寒暑或者阴雨天气之时，症状加重，活动后可减轻，肢体腰部困重，小便短赤。舌质红，苔黄腻，脉濡数或者滑数。

治法：舒经止痛，利湿清热。方用四妙丸加减。

三、瘀血腰痛

腰部刺痛，痛有定处，腰痛拒按，白天轻夜间重，轻者活动不利，重者不能转侧。一些患者可有外伤跌扑闪挫病史。舌质暗紫，或舌上有瘀斑，脉涩。

治法：通络止疼，活血化瘀。方用身痛逐瘀汤加减。

四、肾虚腰痛

腰痛以痿软为主，绵绵不绝，腰膝无力，遇劳更甚，偏于阳虚则少腹拘急，手足不温，脉沉细。偏于阴虚则心烦失眠，五心烦热，咽干口燥，脉细数。

治法：阳虚治以温补肾阳，以右归饮为主；阴虚者滋阴降火为宜，以左归饮为主。

医案精解

【案一】

武某，男，48岁，2020年10月18日初诊。患者诉3月前出现腰腿疼，反复发作，时轻时重，推拿按摩后症状无缓解。查腰椎CT示：腰椎间盘突出，L4~5膨出，L5~S1突出。诊见：腰部疼痛伴右下肢疼，怕冷，无口渴，小便多，大便正常，纳差。舌淡，苔白腻，脉沉细。

中医诊断：腰痛。

辨证：寒湿内阻，络脉不通。

治法：除湿散寒，温阳通络。

方药：干姜20g，白术30g，茯苓30g，牛膝20g，桑寄生30g，川断15g，杜仲15g，土鳖虫5g，陈皮10g，千年健30g，鸡血藤20g，金毛狗脊15g，甘草5g。水煎，分早、中、晚3次服用。服上药7剂，腰部疼痛减轻，下肢疼痛缓解，腰部仍酸困。原方继服10剂，诸证均明显缓解。

按：患者腰部疼痛伴右下肢疼，怕冷，无口渴，小便多，大便正常，纳差，舌淡，苔白腻，脉沉细为寒湿之象。寒湿内盛，阳气不行，用甘姜苓术汤加减。干姜、甘草温中散寒，白术、陈皮、茯苓健脾除湿；腰为肾之腑，杜仲、川断、桑寄生、牛膝补肝肾止腰痛，加强补肾壮骨作用；千年健、鸡血藤、金毛狗脊祛风除湿、活血通络；土鳖虫破瘀血，续筋骨；甘草调和诸药。

【案二】

郑某，女，64岁，2021年9月13日初诊。患者诉患腰椎间盘突出症5年余，平素时有腰痛史，休息后可缓解。近一月久坐后腰痛、腰困，乏力，服药、针灸未见效果，遂来诊。症见：腰部疼痛、腰困乏力，双下肢无力，不能如常行走，纳差，怕冷，便溏。舌淡黯，苔白，脉细。

中医诊断：腰痛。

辨证：气虚血瘀，络脉瘀阻。

治法：益气活血，舒经通络。

方药：黄芪60g，当归20g，赤芍20g，川芎10g，桃仁10g，红花10g，地龙15g，牛膝20g，桑寄生30g，天麻5g，千年健30g，白术15g，泽泻20g，甘草5g，全蝎3g，桂枝10g，防风10g。水煎，分早、中、晚3次服用。服上药7剂，腰部疼痛减轻，下肢力量较前好，可拄拐杖行走，腰部仍有酸困。原方加仙灵脾15g，川断10g，天麻5g，何首乌20g，白芍20g，继服10剂，腰痛、腰困症状缓解，可自行行走，再服10剂以巩固疗效。

按：患者腰部疼痛、腰困乏力，双下肢无力，不能如常行走，纳差，怕冷，便溏，舌淡黯，苔白，脉细为气虚血瘀之象。年老体虚，肾精亏损，气虚无力推动血行则瘀血。方中黄芪益气补血，现代研究认为黄芪可以增强抗氧化能力，且对周围神经有一定的疗效；桃仁、红花、当归、赤芍活血化瘀，地龙熄风通络，牛膝、桑寄生补肾健腰，千年健、防风、桂枝、天麻祛风除湿，白术、泽泻健脾利湿，全蝎祛风解痉、攻毒散结、通络止痛；甘草调和诸药，共奏益气活血、祛风除湿、活血通络之效。

【案三】

刘某，女，50岁，2021年6月10日初诊。患者诉腰痛，只能短距离行走，自觉腰部和手脚冰凉，既往有腰椎间盘突出症病史、糖尿病病史数年，平素时有腰痛，热敷后可缓解。症见：腰部疼痛，腰部和手脚冰凉，面色欠佳，二便可，睡眠差。舌质淡，苔薄白，脉细沉。

中医诊断：腰痛。

辨证：寒凝经脉，络脉瘀阻。

治法：温经散寒，舒经通络。

方药：当归30g，桂枝10g，白芍15g，细辛10g，通草5g，桃仁10g，红花5g，陈皮10g，远志15g，香附15g，怀牛膝20g，桑寄生30g，丹参20g，山药20g，甘草5g。水煎，分早、中、晚3次服用。服上药7剂，腰部冷痛减轻，可行走距离变远，手脚冰凉较前减轻。效不更方，原方继服10剂，诸证均缓解。

> 按：患者腰部疼痛，腰部和手脚冰凉，面色欠佳，二便可，睡眠差，舌质淡，苔薄白，脉细沉为寒凝经脉之象。患者腰痛时间长，气血虚，正虚邪恋，筋脉失养，行走不能，治疗当温经散寒，舒经通络。方中当归既可养血，又活血养血为君；桂枝温通经脉，使血运流畅，芍药养阴和营，桂枝芍药相配，外调和营卫为臣；细辛散内外表里之寒邪，通草入经通脉为佐；桃仁、红花、丹参活血化瘀；远志安神助眠；桑寄生、怀牛膝补肾壮骨；山药、陈皮健脾益气；甘草为使。诸药合用，有温养经脉、通畅血运之功。本案也取《伤寒论》"手足厥寒，脉细欲绝者，当归四逆汤主之"之意。

【案四】

郭某，女，35岁，2023年2月23日初诊。患者诉腰部疼痛、双下肢无力3年余，近2周症状加重。患者3年前久坐劳累后出现腰部疼痛，腰部酸困，长距离行走时觉下肢乏力，腰痛亦加重。此后每于劳累后腰部隐痛，休息后可缓解，近日出现双下肢轻度水肿。症见：腰部疼痛，腰部酸困，双下肢乏力，手足心热，心烦失眠，白带多。舌质红，苔白，脉细数。

中医诊断：腰痛。

辨证：肾阴虚兼湿热下注。

治法：滋阴降火，补肾壮腰，清热利湿。

方药：生地黄 15g，丹皮 15g，山药 20g，茯苓 20g，泽泻 10g，山萸肉 10g，蒲公英 30g，防己 15g，黄柏 10g，苍术 10g，牛膝 20g，桑寄生 20g，薏苡仁 20g，甘草 5g。水煎，分早、中、晚 3 次服用。服上药 7 剂，患者觉腰部疼痛、双下肢无力好转，效不更方，原方继服 10 剂，患者诉腰部无明显疼痛，手足心热缓解，行走基本正常，再予 10 剂以巩固疗效。

按：患者腰部疼痛，腰部酸困，双下肢乏力，手足心热，心烦失眠，白带多，舌质红，苔白，脉细数，属肾阴虚所致腰痛，兼湿热下注。腰为肾之府，腰痛时间日久，肾虚不能濡养肾之经脉，不荣则痛，故腰部隐痛，双下肢无力。治当滋阴降火，补肾壮腰，清热利湿。六味地黄丸合四妙散加减；方中生地黄滋阴补肾，为君药；山萸肉补养肝肾，并能涩精；山药补益脾阴，亦能固肾精，共为臣药；三药配合，肾肝脾三阴并补，是为"三补"；泽泻泄肾浊且利湿，茯苓淡渗脾湿，并助山药之健运，与泽泻共泄肾浊；丹皮清泄肝火，并制山萸肉之温涩。三药称为"三泄"，均为佐药。患者有湿热下注之象，故用黄柏，取其寒以胜热，苦以燥湿，且善除下焦之湿热；苍术苦温，健脾燥湿除痹；牛膝活血通经络，补肝肾，强筋骨，且引药直达下焦，薏仁独入阳明，祛湿热而利筋络；防己利湿利水，桑寄生加强补肾作用，蒲公英清热除湿。

【案五】

赵某，男，30 岁，2021 年 2 月 20 日初诊。患者诉三天前下雪受凉后腰部及臀部疼痛，伴下肢不适，平时工作以重体力居多。一年前被诊断为腰椎间盘突出症、腰椎管狭窄，骨科建议行手术治疗，患者拒绝手术治疗，行保守治疗，效果不佳，常有腰痛发作。症见：腰部疼痛，畏寒，活动不利，间歇性跛行，左下肢放射痛，左臀部疼痛。舌质淡红，苔薄白，脉沉缓。

中医诊断：腰痛。

辨证：风湿侵袭，络脉受阻。

治法：祛风除湿，健腰止痛。

方药：独活 15g，牛膝 20g，桑寄生 30g，川断 15g，秦艽 15g，防风 10g，骨碎补 15g，杜仲 15g，当归 20g，桂枝 10g，桃仁 10g，乳香 5g，没药 5g，千

年健 30g，鸡血藤 20g，金毛狗脊 15g，刘寄奴 15g，甘草 5g。水煎，分早、中、晚 3 次服用。服上药 10 剂，患者觉腰部冷疼痛、臀部、下肢疼痛减轻，效不更方，原方继服 10 剂，患者诸证缓解。

按：患者腰部疼痛，畏寒，活动不利，间歇性跛行，左下肢放射痛，左臀部疼痛，舌质淡红，苔薄白，脉沉缓为风湿腰痛之象，病久必致血瘀，治当祛风除湿，活血化瘀，健腰止痛。独活寄生汤加减，治宜扶正与祛邪兼顾，既应祛散风寒湿邪，又当补益肝肾，行气化瘀。方中重用独活为君，辛苦微温，善除久痹，治伏风，且性善下行，可祛下焦与筋骨间的风寒湿邪；臣以细辛、防风、秦艽、桂枝，细辛入少阴肾经，长于搜剔阴经之风寒湿邪，又除经络留湿；秦艽祛风湿，舒筋络而利关节；桂枝温经散寒，通利血脉；防风祛一身之风而胜湿，君臣相伍，共祛风寒湿邪。本证因痹证日久，见肝肾两虚，气血不足，而兼有血瘀，故佐入桑寄生、杜仲、骨碎补、牛膝以补益肝肾而强壮筋骨，且桑寄生兼可祛风湿，牛膝尚能活血以通利肢节筋脉；当归养血和血，桃仁、乳香、没药活血化瘀；千年健、鸡血藤祛湿通络；甘草健脾益气，以上诸药合用，具有补肝肾、益气血、祛风湿、化瘀血之功。

【临证心得】腰痛病治疗应先明确诊断，内、外、骨、妇科等均可出现腰痛。如脊柱疾患、脊髓受压，应由专科处理，以免耽误治疗。对风湿病、妇科炎症、腰肌劳损、肾脏病引起的腰痛，按中医腰痛论治。对寒湿、湿热、痰湿、风寒、风热、风湿所致的腰痛，以祛邪为主；瘀血腰痛应活血化瘀、理气止痛；肾虚腰痛属于阳虚者应温补肾阳；属于阴虚者应滋补肾阴。腰痛一般病程较长，治疗有效应守方缓调，不可急于求成，善变方药。

第十五章 痹 证

痹证指人体感受风、寒、湿、邪引起的以肢体关节疼痛、酸楚、麻木、重着，以及活动障碍为主要症状的病证。痹证在历代文献中有许多名称，或以病因、或以症状、或病因与症状相结合命名，例如风痹、风湿、寒痹、行痹、着痹、历节、痛风、白虎历节等。《黄帝内经》（也称《内经》）最早提出痹病之名。《素问·痹论》指出："风寒湿三气杂至，合而为痹；其风气胜者为行痹，寒气胜者为痛痹，湿气胜者为着痹。"西医学中的风湿性关节炎、类风湿性关节炎、骨性关节炎、强直性脊柱炎、坐骨神经痛等相关疾病以肢体痹病为临床特征者，可以参照本节辨证论治。

中医认为正气不足是痹证的内在因素和病变发生的基础。风寒风湿之邪乘虚而入，侵袭人体所致。风、寒、湿、邪留注于肌肉、筋骨、关节，造成经络的壅塞，气血的运行不畅。肢体筋脉拘急、失养为痹病的基本病机。风邪甚者，病邪性流窜，故病变游走不定；寒邪甚者，肃杀阳气，则疼痛剧烈；湿邪甚者，黏着凝固不利，病变沉着不易移动；邪郁化热，局部红肿热痛；久则经络痹阻，邪留筋骨，出现皮肤瘀斑，关节畸形，痹病经久不愈。

根据病因病机和临床特点进行辨证论治，可以分为如下几种证型。

一、行痹

肢体的肌肉关节酸楚疼痛，疼痛呈现出游走性，不固定在一处，关节屈伸不利，上臂较多见，也可见于上肢、肩、后背等多处，初发可有发热、畏寒、畏风等表证。舌苔薄白，脉浮缓。

治法：宜祛风通络，散寒除湿。方用防风汤加减。

二、痛痹

肢体和关节疼痛较为剧烈，严重者关节屈伸不利，遇冷痛更甚，得热则疼痛减轻，痛处大部分固定，少部分也可见游走痛；皮肤无明显红、肿、热的表现。舌苔薄白，脉弦紧。

治法：祛风除湿，散寒温经。方用乌头汤加减。

三、着痹

肢体及关节酸楚、疼痛、重着，或者可见关节肿胀，痛处固定，肌肤麻木，手足乏力困重，活动不利。舌苔白腻，脉濡缓。

治法：除湿通络，祛风散寒。方用薏苡仁汤加减。

四、热痹

关节及肢体疼痛难忍，痛处红肿热痛，肿胀疼痛较剧烈，得凉则舒服，筋脉拘挛疼痛，白天轻，夜间较重，部分患者有发热、口干口渴等表现。舌质红，苔黄腻或者黄燥，脉滑数。

治法：祛风除湿，通络清热。方用白虎加桂枝汤加减。

五、顽痹

痹证日久，反复发作，关节僵硬变形，骨节附近呈现出黯黑色，疼痛剧烈，关节不能屈伸，或者关节麻木。关节或红肿热痛，或关节冰冷，天气变化则疼痛加剧。舌色紫暗，可见瘀斑，脉细涩。

治法：活血化瘀、通络化痰，兼养肝补肾。方用身痛逐瘀汤加减。

六、气血虚痹

关节绵绵而痛，骨节酸沉，四肢疲乏无力，汗出怕冷，面色少华，可见心慌心悸，纳呆，便溏，面色白或青，形体虚弱。舌质淡，苔白或薄白甚至无苔，脉象细数或濡弱。

治法：宜调养荣卫，益气温经，祛风散邪，养血除痹。方用黄芪桂枝五物汤加减。

医案精解

【案一】

火某，女，42岁，2020年5月25日初诊。患者诉半年多来常有全身肢体麻木感，有时皮肤有蚁行感。全身肌肉疼痛酸困，怕冷，伴四肢厥冷，手脚冰凉。近日加重，来医院就诊。症见：全身关节疼痛，脊背、四肢冰凉，全身麻木感、蚁行感，乏力，易疲劳，纳差，便溏，小便可。舌质淡白，苔薄白，脉沉细。

中医诊断：痹证。

辨证：血虚寒凝，筋脉失养。

治法：温经散寒，益气养血。

方药：黄芪30g，白术15g，防风10g，桂枝10g，白芍15g，当归15g，细辛10g，通草5g，吴茱萸5g，干姜15g，葛根15g，陈皮10g，甘草5g。水煎，分早、中、晚3次服用。服上药7剂，自觉脊背变暖，手脚凉较前略好转，食纳增加，原方加黑附片10g，继服7剂，脊背及四肢变温，全身麻木感、蚁行感明显缓解，再服14剂以巩固疗效。

按：患者全身关节疼痛，脊背、四肢冰凉，全身麻木感、蚁行感，乏力，易疲劳，纳差，舌质淡白，苔薄白，脉沉细，为气虚血痹之象，正合调养荣卫、益气温经、祛风散邪、补气通阳、养血除痹之法。以黄芪桂枝五物汤合当归四逆汤加减，方中用黄芪为君，甘温益气，补在表的卫气；桂枝散风寒而温经通痹，和黄芪相配伍，温阳益气，通经和血；桂枝得黄芪益气而振奋卫阳，黄芪得桂枝，固表而不致留邪；桂枝、细辛温经通阳且散外寒，吴茱萸温其脏腑，干姜辛热，守而不走，温中祛寒，当归、芍药养血和营而通血痹，与桂枝合用，调营卫而和表里，两药为臣；陈皮健脾化痰；附子，大辛大热，走而不守，回阳救逆，尤善温阳。全方配伍精当，共奏益气和血、温经散寒通痹之效。

【案二】

张某，女，46岁，2021年9月22日初诊。患者于10年前关节疼痛，到医院就诊，确诊为类风湿性关节炎，半年前症状加重，间断服药，症状改善不佳。症见：双手肿胀疼痛，皮温高，腋下痛，出汗少，下肢困重，无下肢水肿。舌淡红，脉弦细。

中医诊断：痹证。

辨证：风寒湿入侵，经络不畅。

治法：祛风除湿，散寒止痛。

方药：黄芪40g，赤芍15g，当归15g，羌活10g，防风10g，片姜黄5g，桂枝10g，千年健30g，鸡血藤20g，独活20g，白术15g，海风藤20g，甘草5g。水煎，分早、中、晚3次服用。服上药7剂，双手疼痛减轻，饮食可，原方羌活量加至15g。继服药一月以巩固疗效。随访患者病情好转，疼痛等症状明显缓解。

> 按：患者双手肿胀疼痛，皮温高，腋下痛，出汗少，腿困重，舌淡红，脉弦细，为痛痹之象，正合祛风除湿、散寒止痛之法。予蠲痹汤加减，方中黄芪、白术、甘草益气；桂枝温经通脉祛风寒，防风、羌活疏风除湿；当归、赤芍调营活血；姜黄理血中之气滞，祛除寒湿；千年健、海风藤、鸡血藤祛风胜湿、舒筋活络；独活祛风除湿，甘草调和诸药。共成调和营卫、祛风除湿、散寒止痛之功。

【案三】

冯某，女，53岁，患者诉，于2周前受凉后出现脊背疼痛不适，怕冷，怕风，肩关节、手关节、膝关节疼痛，自行服药症状无改善，呈加重趋势，故来就诊。症见：脊背疼痛，手脚腕关节肿胀、针刺样疼痛，手脚关节，动则有响声，双肩关节疼痛，颈部疼痛，怕风，怕冷，汗多，大便正常。舌质红，苔白腻，脉紧。

中医诊断：痹证。

辨证：风寒湿痹。

治法：散寒止痛，祛风除湿。

方药：白术 20g，甘草 5g，葛根 15g，赤芍 15g，薏苡仁 30g，干姜 15g，地龙 15g，炙黄芪 40g，鸡血藤 30g，络石藤 20g，海风藤 20g，威灵仙 20g，青风藤 20g，乌蛇 15g，川乌 5g（先下），草乌 5g（先下），羌活 10g，桂枝 10g，川芎 20g。分早、中、晚 3 次服用，服上药 7 剂。

二诊：患者怕风、怕冷减轻，双肩关节、脊背已不疼，膝关节偶有疼痛，其余关节疼痛较前减轻。加大药量，川乌 10g，草乌 10g（先下），桂枝 15g；另外加浮小麦 30g 以止汗。后又随症加减 2 周余，诸证皆除。

按：患者脊背疼痛，手脚腕关节肿胀、针刺样疼痛，手脚关节，动则有响声，双肩关节疼痛，颈部疼痛，怕风，怕冷，汗多，大便正常。舌质红，苔白腻，脉紧。宜用祛风除湿、散寒止痛之法。方中黄芪、白术、赤芍、甘草益气和营；葛根祛风寒解肌，薏苡仁祛湿，干姜温经散寒，地龙通络止痛，鸡血藤、络石藤、海风藤、威灵仙、青风藤、乌蛇，祛风除湿散寒止痛；川乌、草乌散寒止痛；羌活、桂枝通经散寒。甘草调和诸药。

【案四】

徐某，女，44 岁，2021 年 1 月 12 日初诊。患者半年前有关节疼痛病史，在当地社区医院治疗，用药后症状缓解。一周前外出吹风后，自觉肢体和关节疼痛酸困，关节屈伸不利，疼痛呈游走性，自行服药后症状未见缓解，遂来医院求治。症见：肢体和关节疼痛酸困，关节屈伸不利，疼痛呈游走性，畏风怕冷。舌质白，苔白，脉浮。

中医诊断：痹证。

辨证：行痹。

治法：祛风通络，散寒除湿。

方药：防风 20g，独活 15g，当归 20g，赤芍 15g，秦艽 15g，茯苓 20g，葛根 15g，桂枝 10g，细辛 5g，吴茱萸 5g，鸡血藤 20g，千年健 30g，海风藤 20g，威灵仙 15g，羌活 10g，甘草 5g。水煎，分早、中、晚 3 次服用。服上药 7 剂，畏风怕冷较前减轻，关节疼痛略缓解，继服 14 剂，全身关节游走痛明显减轻。再服 14 剂以巩固疗效。

按：患者肢体和关节疼痛酸困，关节屈伸不利，疼痛呈游走性，畏风怕冷，舌质白，苔白，脉浮为行痹之象，正合祛风散邪、除湿除痹之法。以防风汤加减，方中防风、独活、羌活、桂枝祛风散寒为君药；葛根、当归、赤芍等活血通络、解肌止痛为臣药；细辛、吴茱萸温经散寒；鸡血藤、千年健、海风藤、威灵仙健脾利湿，通经活络为佐；甘草调和诸药为使。

【案五】

海某，男，55岁，2021年6月15日初诊。患者既往有2型糖尿病病史半年余，后出现头痛，后背疼，时有腹痛，服用止疼药后疼痛无明显缓解，疼痛反复发作，故求中医治疗。症见：头痛，剑突下痛，双下肢疼痛麻木，手脚凉。舌淡有瘀点，苔白，脉沉。

中医诊断：痹证。

辨证：痛痹。

治法：活血化瘀，散寒止痛。

方药：黑附片5g（先煎），干姜10g，桃仁10g，红花10g，当归15g，羌活、地龙15g，川牛膝20g，乳香5g，没药5g，川芎10g，秦艽15g，香附15g，甘草5g。水煎，分早、中、晚3次服用。服上药7剂，脊背疼痛、剑突下疼痛减轻，手觉温，继服14剂，以巩固疗效。

按：患者头痛，剑突下痛，双下肢疼痛麻木，手脚凉，舌淡有瘀点，苔白，脉沉。证属痛痹，治宜活血化瘀、散寒止痛。患者病程久，痛症不减，怪病从瘀血论治，故以身痛逐瘀汤为主方加减，身痛逐瘀汤是清代名医王清任著名的五逐瘀汤之一。方中附子大辛大热，温壮肾阳，祛寒救逆；川芎、当归、桃仁、红花活血祛瘀；干姜辛热，温里祛寒，以加强附子回阳之效；地龙行血舒络，通痹止痛；秦艽、羌活祛风除湿；香附行气活血；炙甘草甘温，益气和中，并缓解附、姜燥烈之性。

【临证心得】痹证在门诊多见，中医论治有一定优势，应积累经验，推出有效方药，显示中医特色。《素问·痹论》云："风寒湿三气杂至，合而为痹也。其风气胜者为行痹，寒气胜者为痛痹，湿气胜者为着痹也。"在临床上常见病程日久、邪滞蕴蒸发热而形成热痹之证者，应按热痹论治。顽痹难愈，久病必瘀，久病多虚，久必及肝肾，致虚实夹杂，应必分辨。对病程较长的痹证，尤其顽痹，应在各型方药基础上加用虫类药物搜剔祛邪，可提高疗效。

第十六章　胃　脘　痛

胃脘痛是由于胃气阻滞，胃络瘀阻，胃失和降，不通则痛导致的以上腹胃脘部发生疼痛为主症的一种脾胃病证。胃脘痛最早记载见于《素问·六元正纪大论》，"木郁之发，民病胃脘当心而痛"。本病以胃脘部疼痛为主症，西医学中的急性胃炎、慢性胃炎、消化性溃疡、胃痉挛、胃下垂、胃黏膜脱垂症、胃神经官能症等疾病，当其以上腹部胃脘疼痛为主要临床表现时，均可参照本病论治。中医认为胃脘痛主要与感受邪气、饮食不当、情志失调和脾胃虚弱有关。其病因病机较为复杂，初起多以实邪为主，外感六淫，情志郁结，或因食积、气滞、痰凝、湿阻、热郁所致；久病则以虚为主，或虚实相兼，寒热错杂。最终导致为胃气郁滞，胃失和降，中焦气机不利，脾胃升降失常。本病病位在胃，与肝、脾关系密切。根据病因病机和临床特点进行辨证论治，可以分为如下几种证型。

一、肝胃不和

胃脘胀痛或痛窜两胁，嗳气频繁，嘈杂泛酸，每因情志郁结时引发，一般胃镜提示胃黏膜急性活动性炎症，胆汁返流。舌质淡红，苔薄白或白厚，脉弦。

治法：舒肝理气，和胃降逆。方用柴胡疏肝散合沉香降气散加减。

二、脾胃虚弱

胃脘隐痛，喜按喜暖，食后胀闷痞满，纳呆少食，便溏腹泻，气短，乏力，四肢酸软。胃镜示：胃黏膜红白相间，以白为主，黏液稀薄而多，胃酸偏低。舌质淡红，苔薄白或白，舌边有齿痕，脉沉细。

治法：温中健脾。方用香砂六君子汤合黄芪建中汤加减。

三、肝郁胃热

胃脘灼痛，嘈杂、泛酸，恶心呕逆，口臭口渴，口苦心烦，胃脘灼热胀痛，口苦，尿黄，脘腹痞闷，渴不欲饮。胃镜提示：胃黏膜急性、活动性炎症、充血糜烂明显。苔黄腻，脉弦、滑数。

治法：清泄郁热，和胃抑酸止痛。方用温胆汤合左金丸加减。

四、胃阴不足

胃脘灼热疼痛，口干舌燥，大便干燥。胃镜提示：胃黏膜片状红白相间，黏膜变薄。胃黏膜干燥，黏液少，胃酸偏低。舌红少津或有裂纹。脉细或弦细。

治法：养阴益胃。方用叶氏养胃汤合芍药甘草汤加减。

五、胃络瘀血

胃脘痛有定处，不喜按。胃疼日久不愈，大便潜血阳性或黑血便。胃镜提示：胃黏膜充血肿胀，伴瘀斑或出血点。舌质暗红，或紫暗，或有瘀斑。脉弦涩。

治法：活血化瘀止痛。方用失笑散合丹参饮加减。

医案精解

【案一】

周某，男，48岁，2005年5月31日初诊。患者诉半年来经常胃脘疼痛，生气或进食生冷食物后易发，一般在进餐后1h左右疼痛较重。2005年初在某医院胃镜检查为胃窦部溃疡,遂在该院治疗;服奥美拉唑、果胶铋、阿莫西林等药后症状有所缓解,但一直未能治愈,有时疼痛还较为严重。症见:胃脘胀痛,喜温喜按,吞酸泛恶,纳差疲乏。唇暗舌淡苔白,脉虚弱。

中医诊断:胃脘痛。

辨证:脾胃虚寒,胃失和降,胃络瘀阻,虚实夹杂。

治法:健脾益气,温中制酸,活血祛瘀,理气消滞。

方药:党参20g,炒白术9g,黄芪20g,炒白芍20g,丹参20g,元胡20g,三七粉4g(分冲),白芨15g,海螵蛸30g,砂仁9g,鸡内金15g,干姜6g,制附片9g,香附9g,郁金9g,陈皮9g,甘草6g。水煎,分早、中、晚3次服用。服上药7剂,疼痛减轻,不泛恶,饭量增加,仍吞酸、乏力。原方继服7剂,诸证消失,大便颜色正常。嘱其饮食有节,继续服药1个月,以巩固疗效。

> 按:患者之证喜温喜按、恶凉、疲乏,舌暗淡、苔白,脉虚弱等,是一派虚寒之象,正合健脾益气温中、活血祛瘀之法。故用党参、白术、黄芪益气健脾;砂仁、干姜、附片温中补虚;丹参、内金健胃消滞化瘀;芍药、甘草、元胡缓急止痛;加白芨、三七以止血敛疮生肌,促进溃疡面愈合;因吞酸泛恶,加海螵蛸制酸和胃;其病因生气后加重,用香附、郁金、陈皮以理气解郁和胃。诸药合用,标本兼顾,通补兼施,故能药到病除。

【案二】

崔某,男,42岁。2019年7月4日初诊。胃脘胀痛半年余,牵引两胁肋部胀痛,频频嗳气,大便时干时稀,排出不畅。于2019年3月曾在某医院查电子胃镜示:慢性萎缩性胃炎(C1型),予以奥美拉唑肠溶胶囊、香砂六君丸(具体剂量不详),疗效不佳。现症:胃胀,痛引两胁,嗳气,大便排出不畅。舌暗,苔薄白,脉弦。

中医诊断:胃脘痛。

辨证:肝气犯胃,胃失和降。

治法:疏肝理气,和胃止痛。

方药:柴胡15g,黄芩10g,半夏10g,白芍20g,白术20g,枳壳15g,乌贼骨20g,浙贝母15g,砂仁5g,丹参20g,竹茹15g,甘草5g。7剂,水煎服。

二诊（7月13日），饮食不慎易胃胀，胁肋部胀痛好转，无嗳气，大便好转，舌脉同前，效不更方，原方七剂，水煎服。7月24日复诊，诸症减轻。

> 按：案例中患者多因肝气疏泄太过，横逆犯胃，致使脾胃升降失常，气机不行，壅阻胃络而胀痛，治以疏肝理气，通畅中焦之气机，则胀痛除。用柴胡疏肝解郁，白芍缓急止痛，枳壳理气消胀，乌贼骨、浙贝母制酸止痛以降逆；丹参、砂仁活血理气，半夏、竹茹和胃降逆。全方药证相符，且随证加减，切中病机。

【案三】

王某，男，40岁，2019年11月7日初诊。患者诉三年前无明显诱因间断出现胃脘疼痛伴口干口苦，自行口服西药（具体不详），症状未见明显缓解，后未予重视并未做其他治疗。就诊一月前因与家人争吵，再次出现胃脘痛并进行性加重，于当地医院查电子胃镜示：①慢性萎缩性胃炎（C1型）伴糜烂、增生。②十二指肠球部溃疡（H1型）。为求中医治疗遂来医院门诊就诊。刻下症见：胃脘部胀痛伴有烧灼感，反酸嗳气，口干口苦，食纳尚可，夜寐欠佳，大小便如常。舌红苔白腻，脉弦滑。

中医诊断：胃脘痛。

辨证：肝郁胃热，气机不畅。

治法：疏肝清热，和胃止痛。

方药：柴胡15g，枳壳15g，炒白芍20g，郁金15g，半夏10g，厚朴10g，丹参20g，檀香5g，砂仁5g，炒莱菔子20g，栀子10g，蒲公英30g，甘草6g。水煎，分早、晚2次温服，一日1剂，共7剂。

二诊（2019年11月15日）：药后患者自诉胃脘部胀痛伴烧灼感明显减轻，反酸较前缓解，睡眠较前改善，口苦好转，仍嗳气，口干。原方调治1月，诸症基本消失。嘱其清淡饮食，忌生冷、辛辣、甜食。继续服药2周，以巩固疗效。

> 按：患者胃脘部疼痛伴灼热感，腹部胀满不适，因情志因素加重，反酸嗳气，口干口苦，舌红、苔白腻，脉弦滑。为肝郁胃热，中焦气机不畅之表现，正合疏肝理脾、和胃止痛、清泄郁热之法。故选用柴胡四逆散为主，和丹参饮加减。方中柴胡疏肝解郁为君药；白芍敛阴养

血、柔肝止痛为臣，与柴胡配合使用，一散一敛，调气的同时调血；佐以枳壳以理气解郁，与柴胡为伍，一升一降，有舒畅气机之效；配以丹参饮、半夏、厚朴、炒莱菔子、莪术以行气化瘀、和胃消胀止痛；蒲公英、栀子以清泄胃中之热。其病因生气后加重，配合用郁金以增强行气解郁止痛之效；甘草调和诸药，缓急止痛。诸药合用疏肝清热，和胃止痛，故能使邪去病解，气血调畅。

【案四】

武某某，男，62岁，2019年11月19日初诊。患者自诉30年前无明显诱因出现胃脘部隐痛，间断口服西药、中药（具体药物不详）后症状缓解。有时间断发作，自行口服药物控制。2015年上述症状加重，于某医院查电子胃镜示：慢性萎缩性胃炎（轻度）。后门诊予口服药物（具体不详），症状缓解。2018年复查胃镜示：①慢性萎缩性胃炎。②反流性食管炎。一月前上述症状再次出现，较前明显加重，为求中医治疗，遂来医院门诊就诊。刻下症见：胃脘部隐痛、腹胀，进食后胀闷痞满，反酸、嗳气，乏力明显，食少纳呆，睡眠欠佳，入睡困难，大便质可，日3~4次，小便频数。舌淡少苔，裂纹舌，脉沉细弱。

中医诊断：胃脘痛。

辨证：脾胃虚弱，升降失常。

治法：补中益气，健脾和胃。

方药：炙黄芪30g，太子参15g，炒白术20g，陈皮10g，柴胡6g，升麻6g，丹参20g，檀香5g，砂仁5g，浙贝15g，乌贼骨20g，百合30g，台乌10g，甘草6g。水煎，分早、晚2次温服，一日1剂，共7剂。

二诊：患者自诉胃脘部隐痛及食后腹胀明显减轻，乏力较前缓解，仍有反酸、嗳气、食少纳呆、睡眠欠佳。原方加浙贝15g，乌贼骨20g，枳壳15g。水煎，分早、晚2次温服，一日1剂，共7剂。服药后上述症状基本消失。嘱其清淡饮食，忌生冷、辛辣、甜食。继续原方调治2周，以巩固疗效。

按：慢性萎缩性胃炎由于其病程较长，可因工作、情绪、饮食等因素影响脾胃运化、受纳功能，从而胃气阻滞、胃络瘀阻、胃失和降，病久损伤正气，出现中气下陷的现象。李东垣说："内伤脾胃，乃伤其气……伤其内为不足，不足者补之。"因此，治宜补气健脾，升提下陷阳气，以求浊降清升，脾胃调和，使水谷精气生化有源，这是治疗慢性萎缩性胃炎的关键所在。补中益气汤为李东垣所创，其宗旨是补中益气，升阳举陷。主治脾胃虚弱、气虚发热、中气下陷所致之证。其主要病理机制为脾气虚弱、中气下陷。通过实验可以证明，该方剂能够有效改善人体微循环，促进黏膜腺体的迅速恢复，达到脏器功能恢复的目的。健康的脾胃能够促进人体对食物和水谷精微的吸收。如果脾胃功能失常，则会并发很多疾病，因此，李东垣创建的补中益气汤，为后世治疗慢性萎缩性胃炎提供了较好的治疗方法，该方在调理脾胃中气不足方面有着显著的疗效。本案患者处方以补中益气汤为主方加减，补中气；伍以丹参饮行气活血、调胃气、通胃络；伍以乌贝散以抑酸和胃；伍以百合乌药汤，甘润养阴，行气止痛；甘草以调和诸药、健脾益气、缓急止痛。全方共奏健脾益气、和胃止痛之功效。

【案五】

张某，男，55岁，初诊时间2020年4月23日。患者诉中上腹疼痛一年余，2019年行电子胃镜示：胃溃疡。服用药物（具体不详）治疗症状缓解。两月前再次出现中上腹疼痛，伴双下肢无力，酸困，无反酸、烧心，无恶心、呕吐。自服洁白丸治疗，无明显缓解，今为系统治疗，特来就诊。症见：中上腹疼痛，无反酸、烧心，无恶心、呕吐，乏力，胸闷、气短，双下肢酸困无力，饮食可，睡眠差，大便不成形。舌淡，苔白色暗，脉沉细。

中医诊断：胃脘痛。

辨证：脾胃虚弱，运化失常。

治法：益气健脾，和胃止痛。

方药：炙黄芪30g，当归20g，桂枝10g，白芍20g，党参15g，白术20g，茯苓20g，半夏10g，陈皮15g，山药20g，砂仁25g，甘草5g。水煎服，早晚分服，服上药14剂后，症状明显缓解，继以原方服用7剂，以巩固疗效。

按：本证属脾胃虚弱。治宜益气健脾，行气和胃止痛。处方以黄芪建中汤合六君子汤加减。黄芪建中汤源于《金匮要略》，方中黄芪、甘草补脾益气，桂枝温阳散寒，白芍缓急止痛。患者素体脾胃虚弱，运化失职，气机不畅，胃络失和致胃痛。故方中合用六君子汤以益气健脾，和胃止痛。六君子汤出自《医学正传》，党参益气健脾，白术燥湿健脾，加强益气助运之力，茯苓、山药健脾渗湿，陈皮理气健脾和胃，半夏降逆止呕，当归活血止痛，砂仁行气止痛。诸药合用，共奏益气健脾、和胃止痛之功。

【案六】

高某，女，53 岁，初诊 2019 年 9 月 10 日，自述胃脘部隐痛伴反酸、烧心一年余。患者一年前无明显诱因出现反酸、烧心，查胃镜示：慢性萎缩性胃炎，间断口服西药、中药（具体不详）治疗，病情仍反复发作，为求进一步治疗，来医院门诊就诊。胃脘部时有疼痛，受凉后加重，反酸，烧心，食纳可，睡眠欠佳，入睡困难，多梦易醒，大便可，小便黄。舌红，苔薄、黄腻。脉弦滑。

中医诊断：胃脘痛。

辨证：湿热中阻，胃失和降。

治法：祛湿清热，和胃止痛。

方药：半夏 10g，黄芩 10g，黄连 5g，吴茱萸 5g，竹茹 15g，枳实 5g，蒲公英 30g，百合 30g，台乌 10g，浙贝母 15g，乌贼骨 20g，甘草 6g。7 剂，水煎服，一日 1 剂，分早晚 2 次服。

二诊（2019 年 9 月 17 日），自述胃脘部疼痛较前缓解，反酸烧心较前缓解，食纳可，睡眠欠佳，多梦易醒，大小便如常。原方去半夏、蒲公英加瓜蒌 20g，党参 15g，茯苓 20g，栀子 10g，7 剂。水煎服，一日 1 剂，分早晚 2 次服。

> 按：患者主因胃脘疼痛、反酸、睡眠不佳就诊，四诊合参，症结在于湿热困遏，肝胆之气郁而疏发受限，脾胃的正常生理功能也随之失常，故以清热祛湿、制酸止痛为基本原则，加减治疗。方用温胆汤加减，方中竹茹和胃降逆，枳实、茯苓行滞祛湿，黄连、吴茱萸、台乌、浙贝母、乌贼骨共奏制酸止痛之功，百合之运用则考虑其 53 岁，更年期前后，以百合安神清心。复诊失眠仍存，余症状缓解，故加栀子以清热除烦、清心安神。

【案七】

秦某，女，65 岁，初诊 2020 年 6 月 27 日，自述胃脘部疼痛四月余。患者四月前无明显诱因出现胃脘部隐痛，于某医院行胃镜检查示：慢性萎缩性胃炎。

腹部超声示：胆囊结石（报告单未见）。患者当时拒绝相关治疗，症状一直存在。现为求中医药治疗，遂来门诊就诊。刻下症见：胃脘部疼痛，无腹胀，无反酸，偶有嗳气，右侧胁肋部胀痛不适，墨菲氏征（+），口干喜饮，偶见口苦，情绪波动较大，食纳一般，睡眠欠佳，大便不成形，次数多，2~3次/日，小便如常。舌红，苔薄、黄腻，脉弦数。

中医诊断：胃脘痛。

辨证：肝郁克土，胃失和降。

治法：疏肝解郁，理气止痛。

方药：柴胡15g，枳壳15g，白芍20g，陈皮15g，半夏10g，茯苓20g，白术20g，茵陈30g，厚朴10g，紫苏梗20g，香附15g，高良姜5g，甘草5g。7剂，水煎服，一日1剂，分2次服。

二诊（2020年7月12日），胃脘部疼痛较前明显缓解，偶有嗳气，右侧胁肋部胀痛不适稍见缓解，口干仍存，食纳可，睡眠欠佳，大便较成形，1~2次/日，小便如常。舌红，苔薄、黄腻，脉弦。原方去陈皮，加黄芩10g，金钱草30g，天花粉30g。10剂，水煎服，一日1剂，分2次服。

按：患者以胃脘部疼痛为主诉就诊，并伴随胁肋部疼痛不适，四诊合参，证属肝郁克土证。患者肝气不疏，横逆脾胃，脾失健运，胃气结滞，导致胃失和降，发为胃脘、胁肋疼痛不适，《杂病源流犀烛·胃病源流》曰："胃痛，邪干胃脘病也，惟肝气相乘为尤甚，以木性暴，且正克也。"故选用柴胡疏肝散加减治之。方中柴胡、香附、陈皮解郁和中，白芍、甘草、高良姜缓急止痛，枳壳、白术理气健脾，茵陈、厚朴、苏梗配合理气宽中、清利肝胆。

【临证心得】《内经》云"胃不和则卧不安"。胃肠病日久，多诱发心悸、失眠症。脾胃为运化生血之源，《灵枢》云"中焦受气取汁，变化为赤子之血"。脾胃虚损，生化之源不足，心血亏损，血不养神，心神不安，安能入睡？心脾双补，标本兼治，故胃和则卧安矣。胃脘痛治疗，素有"通则不痛"的治则，临证决不能只限于"通"的一法。应祛除不同的致病因素，调畅中焦气机，使肝气调达，脾升胃降，则胃痛自然缓解。

第十七章　痞　　满

痞满是指心下痞塞，胸膈满闷，触之不痛的证候，多由饮食失调、七情内伤、反复外邪侵袭（特别是幽门螺杆菌感染）、脾胃虚弱等导致脾胃气机郁滞，胃失和降，升降失常而成。痞满病名最早见于《黄帝内经》（也称《内经》），《素问·至真要大论》说："太阳之复，厥气上行，心胃生寒，胸膈不利，心痛痞满。"痞满的临床表现与西医学的慢性胃炎（慢性浅表性胃炎、慢性萎缩性胃炎）、功能性消化不良、胃下垂等疾病多相符，这些疾病若以脘腹胀闷不舒为主症时，可参照本章内容辨证论治。中医认为其病机多与饮食不节、情志失调、药物不当、先天禀赋不足等有关。病理性质属本虚标实，虚证有气虚、阴虚、气阴两虚；实证有气滞、湿热、瘀血、食滞。痞满病位在胃，与肝、脾关系密切。中焦气机失调，胃失和降、虚实夹杂是主要病机及重要环节，血瘀是疾病发生发展甚至恶变的关键环节。根据病因病机和临床特点进行辨证论治，可以分为如下几种证型。

一、脾胃虚弱

脘腹满闷，时轻时重，喜温喜按，食欲不振，疲乏无力，恶心欲吐，大便稀溏。舌质淡，苔薄白，脉细弱。

治法：健脾益气、温胃和中。方用黄芪建中汤加减。

二、肝胃不和

胃脘胀满，胸闷，善太息，常因情志因素而加重，攻窜作痛，痛连两胁，恶心嗳气，大便不爽。舌质淡红，苔薄白，脉弦。

治法：疏肝解郁，和胃消痞。方用越鞠丸合枳术丸加减。

三、胃阴不足

脘腹痞闷，嘈杂不舒，饥不欲食，恶心嗳气，口燥咽干，大便秘结。舌红少苔，脉细数。

治法：养阴益胃，调中消痞。方用益胃汤加减。

四、脾虚湿阻

脘腹痞塞不舒，食少纳呆，身重困倦，嗳气呕恶，口淡不渴。舌苔白、厚腻，脉沉滑。

治法：温中化饮，和胃降浊。方用苓桂术甘汤加减。

五、饮食内停

脘腹满闷而胀，进食尤甚，嗳腐吞酸，厌食呕吐，大便不调，矢气频作，味臭如败卵。舌苔厚腻，脉滑。

治法：消食和胃，行气消痞。方用保和丸加减。

医案精解

【案一】

徐某，男，68岁，2019年7月4日初诊。患者诉半年前无明显诱因出现间断胃脘部胀满，频频打嗝，偶有反酸，纳物一般，就诊于医院门诊，行电子胃镜示：慢性萎缩性胃炎，给予口服药奥美拉唑肠溶胶囊、果胶铋治疗，服药后患者上症好转，此后饮食稍不慎则加重。症见：胃脘胀满，食后益甚，嗳气频频，反酸，纳差，大便干，两天行一次。舌质淡，苔白，脉细弱。

中医诊断：痞满。

辨证：脾虚湿阻，兼气滞血瘀。

治法：健脾益气，除湿化痰，活血化瘀。

方药：瓜蒌20g，白术20g，枳实10g，半夏10g，黄连5g，莪术10g，厚朴10g，丹参20g，郁金15g，薏苡仁20g，川芎15g，柏子仁15g，甘草5g。水煎，分早、晚2次服用。服上药7剂。

二诊（2019年7月18日），诉胃脘部胀满、嗳气好转。舌如前，再予健脾、行气、安神，以前方变通，上方去郁金、川芎，加木香5g、槟榔10g、远志15g。

三诊（2019年8月13日），药又进12剂后，诸症皆平。

按：慢性萎缩性胃炎是消化系统的常见病、难治病，与胃癌的发生发展关系密切。本病发病缓慢，病程较长，西医治疗从抗Hp、促进胃动力、保护胃黏膜入手，取得了一定疗效。而中医能有效改善患者临床症状，减少向胃癌发展的风险。此案例中患者由饮食、劳倦等因素所致脾胃内伤、运化无权、升降失常、气机不利而形成痞满。方中半夏辛温性燥，善能燥湿化痰，又能和胃降逆；白术苦温，健脾燥湿；脾胃病病久入络，而有瘀，故用川芎、丹参、郁金活血化瘀；莪术行气消积止痛；厚朴苦温，下气除满；薏苡仁渗湿健脾。综合本方，痞满之病因实致虚，或多虚实夹杂，因此要随证加减，切中病机，方能取得疗效。

【案二】

康某成，男，45岁，2019年3月7日初诊。患者自述3年前无明显诱因出现胃脘部胀满不适，于当地口服中药及西药（具体药物不详）后症状缓解。2年前上述症状再次出现，于医院复查胃镜示：慢性萎缩性胃炎伴糜烂、胆汁反流；于当地住院对症治疗后症状缓解，但上述症状仍反复发作。三天前上述症状再次出现并较前明显加重，遂来门诊就诊。刻下症见：胃脘部胀满不适，时有隐痛，嘈杂不舒，嗳气，口燥咽干，饥不欲食，夜寐尚可，大便质干，2日一次，小便可。舌红，少苔，有裂纹，脉细数。

中医诊断：痞满。

辨证：胃阴亏虚，中焦气滞。

治法：益胃生津，理气消痞。

方药：北沙参 20g，麦冬 20g，玉竹 20g，天花粉 20g，炒莱菔 20g，丹参 20g，砂仁 5g，檀香 5g，百合 30g，台乌 10g，紫苏梗 20g，枳壳 15g，甘草 5g。水煎，分早、晚 2 次温服，一日 1 剂，共 12 剂。

二诊（2019 年 3 月 21 日）：患者诉胃脘部胀满较前减轻，胃脘部隐痛基本消失，空腹时偶有嘈杂感，嗳气减少，口燥咽干较前缓解，食欲一般，大便质可，一日一次。原方基础上加陈皮、厚朴理气消痞。

三诊（2019 年 4 月 4 日）：服药后诉胃脘部胀满症状消失，无胃脘部隐痛及嘈杂感，偶有嗳气，无口干，食纳尚可，二便如常。原方基础上调整两月，以巩固疗效。

按：患者西医临床诊断为慢性萎缩性胃炎，属于祖国医学"痞满"范畴。本病病位在胃，与肝、脾关系密切。中焦气机不利，脾胃升降失职为本病的病机关键。病理性质不外虚实两端，实即实邪（食积、痰湿、气滞等）内阻，虚则脾胃虚弱（气虚或阴虚），虚实夹杂则两者兼而有之。本患者病史较长，胃病迁延不愈，病久则耗伤胃阴，损伤脾胃，导致中焦运化无力而成阴虚之痞。证属胃阴亏虚，中焦气滞。方中北沙参、麦冬、玉竹、天花粉以养阴清热，生津润燥；丹参饮（丹参、檀香、砂仁）配合百合汤（百合、乌药）以活血祛瘀，养阴清心，行气止痛；莱菔子、枳壳、紫苏梗以行气降逆导滞。诸药配合，共奏益胃生津、理气消痞之功。

【案三】

毛某霞，女，32 岁，2020 年 3 月 31 日初诊。患者 5 年前无明显诱因出现胃脘部胀痛不适伴反酸，就诊于医院行胃镜检查示：慢性萎缩性胃炎伴胆汁反流；经西药治疗（具体不详）后上述症状缓解。一月前上述症状再次出现，自行口服奥美拉唑及中药，上述症状未见明显改善。为求进一步治疗，遂来门诊。刻下症见：胃脘部胀满不适，反酸，烧心，后背胀痛难以忍受，食纳欠佳，夜寐欠佳，大便干，1~2 日一次，小便如常。舌红，苔黄腻，脉弦滑。近一个月体重下降 2kg。

中医诊断：痞满。

辨证：胆郁痰扰，肝胃不和。

治法：理气化痰，和胃利胆。

方药：柴胡 15g，黄芩 10g，半夏 10g，郁金 15g，枳实 5g，茯苓 20g，厚朴 10g，竹茹 15g，陈皮 15g，茵陈 30g，炒莱菔 20g，浙贝 15g，乌贼骨 20g，白芍 20g，甘草 5g。水煎，分早、晚 2 次温服，一日 1 剂，共 7 剂。

二诊（2019 年 4 月 7 日）：患者自诉服药后胃脘部胀满不适较前明显缓解，反酸症状基本消失，烧心仍有，后背胀痛较前缓解，食纳可，夜寐可，二便如常。原方加葛根以升阳解肌。

三诊（2019 年 4 月 14 日）：患者自诉偶有胃脘部胀满不适，无反酸烧心，后背胀痛较前明显缓解，食纳可，夜寐可，二便如常。原方调治 1 月，以巩固疗效。

按：慢性萎缩性胃炎伴胆汁反流属于祖国医学的"胃脘痛""痞满病"等范畴。中医认为本病病位在肝、胆、脾、胃，病理特点为本虚标实，发病重要因素为肝胆失疏，胃失和降。现代医学对本病治疗予促进胃动力、保护胃黏膜等药物，虽有一定疗效，但易反复发作，远期效果不理想。脾胃居于中焦，主司受纳消化功能。脾以升清为健，胃以降浊为和，清升浊降则能维持人的消化、吸收与排泄功能，而这一过程有赖于肝之正常疏泄。借肝气之疏泄，胆汁随胃气下行顺降入肠，以利消化。情志失调、思虑过度、饮食不节等损伤中焦脾胃，致肝气郁结，横逆犯胃，肝失疏泄，胆汁不循常道，随胃气上逆，发为本病。本案患者中医辨病为胃痞病，证属胆郁痰扰，肝胃不和，故选用温胆汤为主加减。方中半夏、竹茹燥湿化痰，和胃降逆；陈皮、厚朴、枳实、莱菔子以理气行滞，燥湿化痰；柴胡、黄芩、郁金、茵陈、白芍以疏肝利胆，和胃利湿；茯苓、甘草以健脾渗湿，以杜生痰之源，浙贝、乌贼骨以抑酸护胃。

【案四】

王某，男，65 岁，初诊时间：2019 年 11 月 21 日。患者诉脘腹满闷而胀，进食尤甚，伴反酸，偶有咳嗽，咳痰，呈白色，量少，不易咳出，饮食尚可，大便正常。舌红，苔白腻，脉沉滑。

中医诊断：痞满。

辨证：痰湿阻滞，脾失健运，气机不利。

治法：除湿化痰，理气和中。

方药：厚朴 10g，半夏 10g，茯苓 20g，苍术 15g，木香 10g，浙贝母 15g，海螵蛸 20g，前胡 10g，莪术 10g，枳壳 10g，杏仁 10g，甘草 5g，芥子 5g，莱菔子 20g。水煎，分早、晚温服，一日 1 剂，共 14 剂。

二诊：服药 14 剂后，脘腹胀满症状较前明显缓解，晨起咳嗽，咳痰，量多，舌淡，苔白腻，脉沉。证属脾气虚弱，运化不利，痰湿阻滞。治宜化痰利湿。原方去前胡、浙贝、芥子，加瓜蒌 20g，干姜 20g。

按：本证属痰湿阻滞，脾失健运，气机不利。治当除湿化痰，理气和中。方用平胃散合二陈汤加减。平胃散出自《和剂局方》，原方主治胃气不和。脾为太阴湿土，居中州而主运化，湿邪滞于中焦，则脾运不健，气机受阻，酿生痰湿。治宜燥湿健脾，兼以行气和胃，使气行则湿化。方中苍术燥湿健脾，厚朴行气除满化湿；半夏燥湿化痰，茯苓、木香健脾渗湿，以助化痰之力；浙贝、海螵蛸制酸止痛，枳壳、莱菔子健胃消胀除积；芥子、瓜蒌化痰散结，杏仁降气止咳；干姜温肺化饮，莪术行气止痛，甘草调和诸药。

【案五】

张某，女，62 岁，初诊 2019 年 12 月 12 日。自诉间断胃脘部胀闷不舒伴反酸，嗳气 10 年余，加重一月。10 年前无明显诱因出现胃脘部胀闷不舒，饮食稍有不慎易引起，呈阵发性发作，伴反酸、烧心，夜间及平卧时尤甚，嗳气，自行服用健胃消食药物，症状时轻时重。1 月前无诱因上症加重，经某医院查胃镜示：贲门、胃底多发息肉，萎缩性胃炎 C1（活动性），予以口服雷贝拉唑钠肠溶片、复方铝酸铋片及中药（具体不详）后症状缓解，但反复发作。现为求中医治疗，遂来门诊就诊。刻下症见：间断胃脘部胀闷不舒，饮食稍有不慎易引起，呈阵发性发作，伴反酸、烧心，夜间及平卧时尤甚，嗳气，食纳欠佳，夜寐欠佳，大便可，小便如常。舌淡红，苔白腻，脉滑。

中医诊断：痞满。

辨证：湿浊中阻，气机不畅。

治法：祛湿和中，理气消胀。

方药：藿香 15g，厚朴 10g，半夏 10g，茯苓 20g，陈皮 10g，海螵蛸 20g，浙贝母 15g，砂仁 6g，炒莱菔子 20g，黄连 6g，吴茱萸 6g，天花粉 30g，甘草 6g。7 剂，水煎服，一日 1 剂，分早、晚 2 次服。

二诊（2019 年 12 月 20 日），间断胃脘部胀闷不舒伴反酸稍有缓解，嗳气基本减轻。舌淡红，苔薄、白腻，脉滑。继续予原方 7 剂，水煎服，一日 1 剂，分早、晚 2 次服。后复诊症状明显缓解，原方加减善后。

按：患者系中焦湿浊阻滞之象，中焦脾胃乃气机之枢纽，湿浊阻滞，则气机不畅，升降失常，则发为胃脘胀闷不适、反酸、烧心、嗳气。处方以藿朴夏苓汤合左金丸加减。方中藿香、厚朴、半夏、茯苓、陈皮共奏行气化湿之功，黄连、吴茱萸、海螵蛸、浙贝母制酸降逆和中，炒莱菔子行气消胀。全方共行清中焦湿浊、宣畅气机、和中降逆之力。

【案六】

刘某，女，48 岁，初诊 2020 年 7 月 10 日。自诉间断性胃脘部胀满不适一月余，患者间断性胃脘部胀满不适一月余，口苦，自行服用健胃消食片、铝酸铋颗粒，服药后症状稍见缓解，但反复发作。一周前诸症加重，在当地医院行胃镜检查示：慢性萎缩性胃炎，未予处理。现为求中医治疗，遂来就诊。刻下症见：胃脘部胀满不适，偶反酸，口苦，夜寐差，纳差，大便干，小便调。舌淡红，苔薄黄腻，脉沉。

中医诊断：痞满。

辨证：寒热错杂证，中焦气滞。

治法：寒热平调，理气健脾。

方药：半夏 10g，党参 15g，黄连 5g，黄芩 10g，干姜 10g，浙贝母 15g，乌贼骨 20g，炒莱菔 20g，白术 20g，枳壳 15g，砂仁 5g，甘草 6g。7 剂，水煎服，一日 1 剂，分 2 次服。

二诊（2020 年 7 月 20 日），自述胃脘部胀满不适稍见缓解，纳食稍见好转，大便稍见软，口苦、寐差仍存。舌淡红，苔薄、黄腻，脉沉。原方去黄连予 10 剂，水煎服，一日 1 剂，分 2 次服。

按：患者以胃脘部胀满不适为主，四诊合参，证属寒热错杂，选方为半夏泻心汤，其中干姜、黄芩、黄连以调和寒热，半夏、乌贼骨、浙贝母降逆制酸，党参、白术、甘草健补和运中焦，枳壳、炒莱菔、砂仁理气开胃，全方共行寒热平调、理气健脾之功。半夏泻心汤出自《伤寒杂病论》，仲景有云："但满而不痛者，此为痞，柴胡不中与之，宜半夏泻心汤。"脾胃乃中焦枢纽，寒热错杂致使气机升降失衡则发为不适，选半夏泻心汤加减治之而收功。

【临证心得】痞满之发病因素有表证治疗不当、误下引发或饮食不节、痰气阻滞、情志失和、脾胃虚弱等，其病位在心下，即脾胃。病机多由脾胃素虚、外邪或痰、湿、积食等邪侵停中焦，致脾之清阳不升，胃之浊阴不降而成。治疗应根据虚实寒热之不同，选用调和寒热、理气化痰、疏肝解郁、消食导滞、健脾和胃等辛开苦降之法施治为妥。

第十八章　呃　逆

呃逆是由胃气上逆动膈，以气逆上冲，喉间呃呃连声，声短而频，令人不能自制为主要表现的病证。呃逆古名为哕，《素问·宣明五气》曰："胃为气逆，为哕。"《三因极一病证方论》中说："大率胃实即噫，胃虚则哕，此由胃中虚，膈上热，故哕。"西医学中的单纯性膈肌痉挛、胃肠神经官能症、胸腹腔肿瘤、肝硬化晚期、脑血管瘤、尿毒症、胸腹手术后等病出现膈肌痉挛均可参照本节论治。呃逆多由饮食不节、情志郁结、正气亏虚等所致。呃逆病位在膈，与胃相关。主要病机为胃失和降，膈间气机不利，气逆动膈。病理性质有虚有实，实证为寒凝、火郁、气滞、痰阻等；虚证多由正虚气逆所致，但亦有虚实夹杂之证。根据病因病机和临床特点进行辨证论治，可以分为如下几种证型。

一、胃火上逆

呃声洪亮有力，冲逆而出，口臭烦渴，多喜冷饮，脘腹满闷，大便秘结，小便短赤。苔黄燥，脉滑数。

治法：清胃泄热，降逆止呃。方用竹叶石膏汤加减。

二、气机郁滞

呃逆连声，常因情志不畅而诱发或加重，胸胁满闷，脘腹胀满，嗳气纳减，肠鸣矢气。苔薄白，脉弦。

治法：顺气解郁，和胃降逆。方用五磨饮子加减。

三、脾胃阳虚

呃声低长无力，气不得续，泛吐清水，脘腹不舒，喜温喜按，面色㿠白，手足不温，食少乏力，大便溏薄。舌质淡，苔薄白，脉细弱。

治法：温补脾胃，止呃。方用理中丸加吴茱萸、丁香。

四、胃中寒冷

呃声沉缓有力，胸膈及胃脘不舒，得热则减，遇寒更甚，进食减少，喜食自饮，口淡不渴。舌苔白润，脉迟缓。

治法：温中散寒，降逆止呃。方用丁香散加减。

五、胃阴不足

呃声短促而不得续，口干咽燥，烦躁不安，不思饮食，或食后饱胀，大便干结。舌质红，苔少而干，脉细数。

治法：养胃生津，降逆止呃。方用益胃汤合橘皮竹茹汤加减。

医案精解

【案一】

张某，女，64岁，2018年10月25日初诊。患者一周前因进食后暴怒而致呃逆，声短频响，一分钟二十余次，不能自制，胸闷脘痞，口干，自行服用丁香柿蒂丸未见缓解。症见：频频呃逆，胸闷，上腹部时有胀痛，纳差，大便干，两日一行，夜寐可，小便调，平素性情急躁，有高血压病史。舌质淡紫，苔腻，脉弦数。

中医诊断：呃逆。

辨证：胆郁痰扰，胃失和降。

治法：理气化痰，和胃利胆。

方药：竹茹15g，枳实10g，半夏10g，茯苓20g，瓜蒌20g，厚朴10g，紫苏梗 20g，代赭石 20g，莱菔子 20g，莪术 10g，麦冬 15g，百合 30g，台乌 10g，甘草 5g。水煎，分早、晚 2 次服用。

二诊（11 月 4 日），患者称服上药 3 剂呃逆次数减少，精神紧张时容易再发，继续服用剩余 4 剂，腹部胀痛好转，大便可，上方去瓜蒌加陈皮 10g，牛膝 30g，嘱患者继续服 7 剂。

三诊（11 月 21 日），患者诸症缓解，诉血压控制尚可。

> 按：此案例中患者平素性情急躁，暴怒之后而作呃逆，实属肝胆气机郁结，肝郁非肝气之虚，郁则气实，气郁一定程度必然横逆，进而致使脾胃运化失司，脾无法升清，胃无法降浊，胃气携浊上逆而发为本病。方中竹茹除烦止呃，枳实降气导滞，消痰除痞；茯苓健脾补中，淡渗利湿，苏梗降一身之气；半夏、陈皮理气和中，莱菔子化湿浊通降逆；厚朴行气燥湿，瓜蒌行气宽中，赭石、牛膝质重而沉降，善于镇冲逆，控制血压；百合养阴润燥，台乌疏肝理气、和胃止痛；诸药相配平调气机，气机条畅则脾运胃纳。

【案二】

俞某，女，63 岁，初诊时间，2019 年 11 月 7 日。患者诉中上腹满闷，呃逆频作，脘腹疼痛，进食生冷刺激食物后疼痛明显，伴后背胀痛、口干、口苦，偶有胸闷、心悸，易出汗，饮食尚可，大便正常。舌淡，苔白，脉弦细。

中医诊断：呃逆。

辨证：肝气犯胃，肝胃不和。

治法：疏肝理气，和胃降逆。

方药：厚朴 10g，牡蛎 30g（先煎），郁金 15g，竹茹 15g，柴胡 15g，砂仁 5g，枳实 10g，丹参 20g，白芍 20g，栀子 10g，甘草 5g，莪术 10g，檀香 5g。14 剂，水煎服，早晚两次分服。

二诊（2019 年 11 月 21 日），诉中上腹满闷呃逆减轻，脘腹疼痛症状减轻，偶感后背胀痛，口干、口苦、心悸，易出汗。舌淡，苔白腻，脉弦细。证属气郁化热，治宜理气清热。原方去檀香、栀子，加茵陈 30g，黄芩 10g，半夏 20g。服上药 14 剂。

三诊（2019 年 12 月 5 日），诉呃逆缓解，中上腹疼痛明显减轻，口干口苦、出汗多症状较前缓解，无反酸，大便干。调整中药处方：厚朴10g，牡蛎30g，白芍20g，柴胡15g，郁金15g，枳实10g，莪术10g，茵陈30g，半夏20g，莱菔子20g，栀子10g，甘草5g。14剂，水煎，早晚分服。服上药14剂，患者诸证基本消失，大便正常。嘱其禁食生冷刺激食物，饮食有节。

　　按：本证属肝气犯胃，肝胃不和。治宜疏肝理气，和胃降逆。处方以柴胡疏肝散加减。肝主疏泄，具有疏土助运化的作用。若忧思恼怒，气郁伤肝，肝气横逆，势必克脾犯胃，致气机郁滞，胃失和降而痛。肝气久郁，可致瘀血内结。《内经》："木郁达之。"故治宜疏肝理气之法。方中柴胡功善疏肝解郁，枳实理气行滞，芍药、甘草养血柔肝，缓急止痛，厚朴下气除满，郁金理气解郁，莪术、檀香、砂仁行气止痛，竹茹清热止呕，丹参活血化瘀，牡蛎收敛固涩，栀子清热泻火，甘草调和诸药。诸药合用，共奏疏肝行气、和胃降逆之功。

【案三】

王某，男，30岁，2019年10月29日初诊。主诉：呃逆，口干、口臭，胸闷，气短，偶有中上腹胀痛，伴反酸，烧心，纳呆，矢气多，小便黄，大便干。舌红，苔黄腻，脉滑数。

中医诊断：呃逆。

辨证：湿热中阻，胃失和降。

治法：清热化湿，理气和胃。

方药：藿香15g，厚朴10g，半夏10g，茯苓20g，陈皮15g，浙贝15g，海螵蛸20g，丹参20g，檀香5g，砂仁5g，蒲公英30g，甘草5g。水煎服，早晚2次。

二诊（2019年11月5日），诉口干，口臭，呃逆较前缓解，偶有中上腹胀痛、反酸，纳食一般，舌红，苔黄腻，脉滑。原方加杏仁15g，莱菔子20g，水煎服，早晚分服，服药10剂。

三诊（2019年11月14日），上述症状明显缓解，前方去檀香，加苏梗20g，薏苡仁30g。14剂，水煎服以巩固疗效。

　　按：本证属湿热中阻证，治宜清热化湿，理气和胃。方以霍朴夏苓汤合丹参饮加减。前方来源于《感证辑要》,方中藿香、半夏、厚朴化湿行气;茯苓、苡仁健脾利水;藿香解表化湿,陈皮理气健脾;浙贝、海螵蛸制酸止痛;合丹参饮(丹参、檀香、砂仁)活血,行气止痛。诸药合用,共奏清热化湿、理气和胃、降逆止痛之功。

【案四】

潘某聚,男,56岁,2018年10月23日初诊。患者诉2天前因与家人争吵后出现呃逆不已,不能自制,胸胁及脘腹部胀满不适,自行使用多种方法仍未见缓。为求进一步治疗,遂来门诊就诊。刻下症见:呃逆连声,胸胁及脘腹胀满不适,食纳可,睡眠欠佳,大便如常。舌红,苔薄白,脉弦。

中医诊断:呃逆。

辨证:肝气犯胃,胃失和降。

治法:顺气解郁,和胃降逆。

方药:柴胡15g,白芍20g,枳实10g,半夏10g,厚朴 g,茯苓20g,莪术10g,紫苏梗20g,郁金15g,莱菔子20g,菖蒲10g,甘草5g。水煎,分早、晚2次服用。服上药7剂。

二诊(2018年10月30日),患者诉服药后呃逆明显减少,胸胁及脘腹胀满不适较前缓解。原方继续调治1月余,症状基本消失。

> 按:本病患者以呃逆连声,不能自制为主症,属于中医呃逆范畴,其因怒气伤肝,气机失调,横逆犯胃,逆气动膈而发呃逆,故辨证属肝气犯胃。以四逆散合半夏厚朴汤为主方加减。方中柴胡升发阳气,疏肝解郁,枳实下气导滞,两药一升一降以舒畅气机;半夏、厚朴化痰散结,以降胃气;紫苏梗以行气宽中,以宣通郁结之气;白芍养血柔肝,茯苓、菖蒲渗湿化湿,以助半夏化痰;郁金以助柴胡行气解郁,莪术、莱菔子以行气除满。诸药配伍,舒畅气机,化痰散结,药到病除。

【案五】

黄某,男,72岁,2018年5月16日初诊。患者2年前有呃逆发作病史,于当地医院住院治疗半个月,查电子胃镜提示为慢性胃炎,经治疗后痊愈出院。出院后,仍时有呃逆发作,伴有胃脘部隐痛,不规律服用兰索拉唑肠溶片,呃逆可自行缓解。10d 前或因过食寒凉食物后出现呃逆不止伴胃脘部隐痛，遂至当地医院门诊查电子胃镜示：慢性胃炎。自述其余检查未见异常（报告单均未见），药物治疗未见缓解。现为求中医治疗，遂来门诊就诊，刻下症见：患者呃逆频发伴胃脘部隐痛，四肢乏力，精神一般，喜热饮，纳寐差，大便溏稀，小便正常。舌淡嫩、苔白，脉细弱。

中医诊断：呃逆。

辨证：脾胃虚寒，胃气上逆。

治法：温中散寒，降逆止呃。

方药：党参 20g，白术 20g，茯苓 20g，干姜 10g，桂枝 10g，吴茱萸 6g，柿蒂 10g，紫石英 10g，补骨脂 20g，山茱萸 20g，甘草 6g。14 剂，水煎服，一日 1 剂，分早晚两次，服 14 剂后上述症状较前明显缓解。

> 按：本病多因饮食不当、情志不遂、正气亏虚引起。主要病机为胃失和降，膈间气机升降不利，气逆动膈。方中党参、白术健脾补益中气，干姜、桂枝温中散寒，吴茱萸、柿蒂温胃平呃，紫石英、补骨脂、山茱萸从下焦入手，协助吴茱萸、柿蒂纳气降逆，诸药合用，共行温中降逆止呃之功。

【案六】

魏某某，男，54 岁，初诊 2020 年 6 月 20 日。自述间断呃逆伴胃脘部疼痛、嗳气 3 年余，加重 1 月。患者自诉 3 年前无明显诱因出现呃逆伴胃脘部疼痛、嗳气，当时自行口服奥美拉唑、复方铝酸铋后症状稍见缓解。此后间断发作，未行系统诊疗。2 月前上述症状加重，于医院查胃镜示：① 食管乳头状瘤。② 慢性萎缩性胃炎。遂住院系统治疗好转后出院。一月前上述症状再次反复，为求中医治疗，遂来门诊就诊。刻下症见：呃逆频作伴间断胃脘部疼痛、嗳气，口干口苦，无反酸烧心，食纳欠佳，夜寐欠佳，大便稀，一日一次，小便如常。舌淡，苔黄腻，边齿痕。脉弦滑。

辨病：呃逆。辨证：湿热中阻，胃气上逆。

治法：清热除湿，和中降逆。

方药：藿香 15g，厚朴 10g，半夏 10g，茯苓 20g，陈皮 10g，杏仁 15g，薏仁 30g，丹参 20g，檀香 6g，砂仁 6g，苍术 15g，苏梗 15g，甘草 6g。7 剂，水煎，

一日1剂，分2次服。服后呃逆明显缓解，效不更方，继续原方加减善后。

　　按：此案患者以频发呃逆为主诉，伴见胃脘部疼痛及嗳气，四诊合参当责之中焦湿热为症结所在。气机不畅，反上逆动膈，遂见呃逆、嗳气，湿热一除，中焦气机得畅则诸症可消。方用藿朴夏苓汤合三仁汤加减，行理气化湿浊、和脾胃降逆止痛之效，湿浊蕴结一去，则获效。

　　【临证心得】呃逆是消化系统常见的病证，其可单独发生，亦可见于其他疾病的伴随症状出现。呃逆虽为小病，可给患者带来诸多不畅，有时连续不断发作，不能自控，影响工作和生活。其因有寒邪内侵，有胃气上逆，有气滞痰阻，有宿食积滞等，亦有中焦虚寒，有胃阴亏虚者，辨证应掌握虚实，分辨寒热，治疗以和胃降逆为主，因于寒则温之、热则清之、实则攻之、虚则补之，临证应分辨。

第十九章　噎　膈

噎膈是指饮食吞咽受阻，或食入即吐的病证。膈之名首见于《黄帝内经》（也称《内经》）。《素问·通评虚实论》云："膈塞闭绝，上下不通，则暴忧之病也。"《景岳全书·噎膈论》云："噎膈一证，必以忧愁思虑，积劳积郁，或酒色过度，损伤而成。"西医学中的食管癌、贲门癌、贲门痉挛、食管–贲门失弛缓症、食管憩室、胃神经官能症等出现吞咽困难者均可参照本节论治。噎膈的病因主要与七情内伤、酒食不洁、久病年老等有关。噎膈的基本病机为气、痰、瘀交结，阻隔于食道、胃脘而致。病位在食道，与胃关系最为密切。本病初期以痰气交阻于食道和胃，病情较轻，多属实证，继则瘀血内结，进而化火伤阴，或痰瘀生热、伤阴耗液。晚期阴津日益枯槁，胃腑失其濡养，饮食吞咽困难，甚则喝水难下。根据病因病机和临床特点进行辨证论治，可以分为如下几种证型。

一、痰气交阻

吞咽梗阻，胸膈痞满，或疼痛。情志抑郁时加重，嗳气呃逆，呕吐痰涎，口干咽燥，大便秘结。舌质红，苔薄腻，脉弦滑。

治法：开郁化痰，润燥降气。方用启膈散加减。

二、津亏热结

吞咽梗涩而痛，食入而复出，甚则水饮难进，心烦口干，胃脘灼热，五心烦热，形体消瘦，皮肤干燥，小便短赤，大便干结如羊粪。舌质光红，干裂少津，脉细数。

治法：滋阴清热，润燥生津。方用沙参麦冬汤加减。

三、瘀血内结

饮食梗阻难下，甚或呕出物如赤豆汁，或便血，胸膈疼痛，固定不移，面色晦暗，肌肤甲错，形体羸瘦。舌质紫暗，脉细涩。

治法：破结行瘀，滋阴养血。方用通幽汤加减。

四、气虚阳微

吞咽受阻，饮食难下，泛吐涎沫，面浮足肿，面色㿠白，形寒气短，精神疲惫，腹胀便溏。舌质淡，苔白，脉细弱。

治法：温补脾肾。方用补气运脾汤加减。

医案精解

【案一】

患者孙某某，男，51岁，因吞咽困难、呃逆于2021年5月在某医院行胃镜检查提示：贲门癌。腹部彩超提示：未见异常。患者拒绝手术治疗，为求中医治疗来医院就诊，目下症见：吞咽困难，呃逆，口干，渐近消瘦。舌质红，苔黄，脉弦细。

中医诊断：噎膈。

辨证：痰气交阻，胃失和降。

治法：开郁润燥，和胃降逆。

方药：沙参15g，丹参20g，川贝15g，茯苓20g，砂仁6g，郁金15g，瓜蒌20g，陈皮15g，麦冬10g，玄参20g，天花粉20g，代赭石15g，甘草6g。水服，分早、晚 2 次服用，连服 9 剂。服药后，吞咽稍畅，呃逆减轻，进食增加，方药对证，效不更方。以此方为主，加白花蛇舌草、半枝莲增强清热解毒，凋亡癌细胞功效。三月后诸症明显减轻，体重增加 3kg。患者自觉此病能救，故在亲友劝说之下同意手术而住院治疗。

按：本病属于祖国医学噎膈范畴。患者痰气交阻，闭塞胸膈，则吞咽困难，胃气上逆则呃逆。郁热伤阴故口干，纳差，无以化生精微，肌肉经脉失于充养则消瘦。此病以启膈散为主方，方中丹参、郁金、砂仁化痰解郁，理气和胃；沙参、川贝、茯苓养阴生津，化痰散结；瓜蒌、陈皮以增行气化痰之力；麦冬、玄参、天花粉以增生津润燥之力。

【案二】

陈某，女，36 岁，初诊时间 2021 年 8 月 10 日。患者确诊贲门失迟缓症半年余，先后多次治疗（具体不详），疗效欠佳，遂来门诊就诊。刻下症见：反酸，呕呃，纳差，进食稍快则引发哽噎、呕吐，伴胸闷不舒，二便调。舌淡红，苔薄白，脉弦。

中医诊断：噎膈。

辨证：气滞痰阻，胃失和降。

治法：理气和中，化痰降逆。

方药：半夏 15g，厚朴 10g，茯苓 20g，苏梗 15g，瓜蒌 20g，郁金 15g，枇杷叶 10g，黄连 6g，吴茱萸 3g，砂仁 6g，丹皮 10g，浙贝 15g，枳壳 20g，甘草 6g。7 剂，水煎服，一日 1 剂，分 2 次服。

二诊：服药后有效，吞咽受阻减轻，上方加瓜蒌 20g，继服 12 剂。

三诊：吞咽受阻基本缓解，但进食仍不能过快，原方减丹皮，加代赭石 15g，以增降逆之功。带药 14 剂，回家继服，以巩固疗效。

按：此案患者证属气机不利，痰湿阻膈。治宜化痰降逆，理气和中。处方以半夏厚朴汤加减。方中半夏散结降逆和胃，厚朴下气除满，茯苓健脾渗湿，苏梗芳香行气，助厚朴、瓜蒌、郁金、枳壳以宽胸理气、宣通郁结；砂仁和中，枇杷叶、浙贝母化痰降逆止呕；浙贝母制酸，黄连、吴茱萸取左金丸之意，降逆止呕；甘草建中兼以调和诸药。全方共行理气化痰、和胃降逆之功。

【案三】

患者刘某，女，71岁，因纳差消瘦，于2022年3月在某医院住院治疗，诊断为胃癌，因多脏器受累，未进行手术治疗，为求中医治疗，来医院就诊。目下症见：吞咽受阻，吐清白痰涎，纳差，乏力，面浮肢肿，腹胀。舌胖，苔白，脉沉细。

中医诊断：噎膈。

辨证：气虚阳微，痰湿中阻。

治法：温补脾肾，益气温阳，化痰祛湿。

方药：党参15g，黄芪60g，白术20g，茯苓20g，陈皮10g，半夏10g，砂仁6g，炒莱菔子20g，旋覆花15g，代赭石10g，枳壳20g，槟榔10g，丹参20g，甘草6g。7剂，水煎服，一日1剂，分2次服。

复诊：服药后精神好转，吞咽有改善，咳吐清白痰涎减少，食纳略有增加。药虽见效，但因病入膏肓，难以回天，故以此方为主，随证调服，以提高生活质量。

按：此病属于祖国医学噎膈范畴，患者病程长，年龄大，阴损及阳，精微无以收纳和运化，浊气上逆，则纳差，气化减弱，则面浮肢肿。舌胖，苔白，脉沉细为虚衰之象。方中党参、黄芪、白术、茯苓补气益脾；陈皮、半夏、砂仁和胃降逆，化痰祛湿；旋覆花、代赭石降逆止呕；肉桂温补肾阳；厚朴行气消胀。全方共奏温补脾肾、化痰祛湿、和胃畅中之效。

【案四】

马某，男，68岁。2018年12月27日初诊。患者上腹部胀满半年余，常反酸，呃逆，胸骨后烧灼感，吞咽受阻，有时食入即吐，平卧及进食后加重。到当地医院住院治疗，行电子胃镜提示：食道癌。活检提示：低分化型腺癌。肿瘤系列及腹部彩超未见异常，家属拒绝手术治疗，给予抑酸、抗癌、保护食管黏膜等治疗，症状有所缓解。1周前反酸及胸骨后烧灼感加重，吞咽受阻，食入即吐，夜间明显，口苦咽干，后背偶有憋胀感，大便可，纳差。舌质淡，苔白腻，脉沉弦。

中医诊断：噎膈。

辨证：肝胃郁热兼痰气交阻。

治法：开郁化痰，和胃降逆。

方药：竹茹15g，枳实5g，半夏10g，茯苓20g，陈皮15g，浙贝母15g，乌贼骨20g，紫苏梗20g，代赭石15g，瓜蒌20g，莱菔子20g，甘草5g。水服，分早、晚2次服用，连服9剂。

二诊（2019年1月6日），服上药4剂后患者进食稍好转，偶有呕吐，药服用完后呕吐好转，仍有反酸，胸骨后烧灼感减轻。原方去瓜蒌、苏梗加焦山楂15g、神曲15g，9剂，服法同前。

三诊（2019年1月25日），患者反酸好转，胸骨后无烧灼感，诸症较前明显好转，上方加白花蛇舌草30g、半枝莲20g，以增强清热解毒、凋亡癌细胞的作用；加党参20g扶正祛邪。再服7剂，嘱其清淡饮食，巩固疗效。

按：此病目前西医治疗以手术为主，而中医治疗本病能缓解症状，提高生活质量。本病属于祖国医学噎膈的范畴。对于食管癌的治疗目前西药主要采用抑酸、促胃动力、保护食管、胃黏膜的药物及化疗、手术等治疗。而中医药治疗本病根据不同的临床表现，采用灵活的辨证施治方法。此案例中患者气滞痰阻，胃失和降而上逆，用赭石重镇降逆；浙贝母、乌贼骨制酸止痛；竹茹、半夏一温一凉化痰和胃；枳实消痰除痞，用茯苓健脾渗湿；瓜蒌甘寒，清热涤痰、宽胸散结；全方寒热并用、虚实兼顾，此病初期治疗既体现了中医祛邪扶正，又体现了个体化治疗原则。

【案五】

张某，女，47岁，初诊时间，2019年9月23日。患者诉吞咽受阻，饮食不下，呃逆，进食后明显，乏力，口干，纳差，大便稀溏。胃镜提示：贲门失弛缓症，舌淡，苔白，脉细弱。

中医诊断：噎膈。

辨证：脾胃虚弱，运化不利，气机上逆。

治法：温补脾胃，降逆止呕。

方药：半夏 10g，厚朴 10g，茯苓 20g，苏梗 20g，瓜蒌 20g，白术 20g，郁金 15g，丹参 20g，干姜 15g，代赭石 30g，旋覆花 15g，党参 15g，枇杷叶 15g，莱菔子 20g，甘草 5g。水煎，一日 1 剂，分早、晚服 7 剂。

二诊：服药 7 剂后，患者诉进食后仍呃逆，乏力，口干，纳差。舌淡红，苔薄白，脉沉细。证属脾胃虚寒，胃气上逆。治宜温胃散寒，降逆止呕。原方去瓜蒌、干姜、旋覆花、枇杷叶。加白术 20g，丁香 5g，柿蒂 15g，芥子 5g。

三诊：服药后，噎膈症状基本缓解，诸症均减轻，效不更方，原方 14 剂，继服巩固疗效。

按：本证属脾胃虚弱，运化不利，气机上逆。治宜温胃散寒，降逆止呕。处方以半夏厚朴汤合旋覆代赭汤加减。本症因素体脾胃虚弱，中焦气机不利，肺胃失于宣降，湿浊内阻而致吞咽受阻、呃逆频作。治宜温补脾胃，降逆止呕。方中半夏、厚朴散结降逆，茯苓、白术健脾利湿以化痰，苏梗宽胸理气，郁金行气止痛，干姜温肺化饮，旋覆花、代赭石降逆和胃，党参益气健脾，丹参活血祛瘀，枇杷叶降逆止呕，甘草调和诸药。

【案六】

王某某，男，58 岁。2019 年 3 月 6 日初诊。自述咽喉部梗阻感伴烧灼感两月余。患者自述两月前或因饮食不当出现咽喉部梗阻不适伴见烧灼感，予当地医院就诊检查，电子胃镜示：① 贲门失弛缓症；② 反流性食管炎。自述其余检验检查结果未见明显异常（报告单未见）。予药物治疗后症状稍见缓解，但仍反复发作且偶有胃脘部隐痛。现为求中医治疗，遂来门诊就诊。刻下症见：咽喉部梗阻不适伴见烧灼感，偶见进食干涩梗阻感、胃脘部隐痛、反酸烧心，进食辛辣刺激后症状加重，口干，无口苦，纳食一般，夜寐一般，大便干，2~3 日 1 次，小便稍黄。舌红，苔薄黄干，脉数。

中医诊断：噎膈。

辨证：胃阴不足，津液亏虚。

治法：滋阴清热，润燥生津。

方药：北沙参 20g，麦冬 20g，生地 20g，浙贝母 15g，乌贼骨 20g，天花粉 20g，竹茹 20g，生甘草 6g。7 剂，水煎服，一日 1 剂，分早晚 2 次服。

二诊：2019 年 3 月 20 日，自述大便干仍存，余症较前次缓解，原方加全瓜蒌 20g，7 剂，水煎服，一日 1 剂，分早晚 2 次服。后随诊诸症均明显缓解，嘱其注意饮食调控。

按：本病属于祖国医学"噎膈"范畴，中医在治疗此病时多认为其与饮食所伤、七情内伤等有关，多责之津气耗伤、胃失通降。此案患者四诊合参症结在于津液亏虚，胃阴不足而阴虚有热，上不能滋润口咽则见口干、进食干涩梗阻感，下无法滋润肠腑，则见大便干结，治疗宜清热养阴。方中北沙参、麦冬、生地滋阴清热、润燥生津，浙贝母、乌贼骨护胃制酸，天花粉、竹茹清热生津；甘草顾护脾胃之气，助以生津之力兼以调和诸药。

【临证心得】噎膈病是中医四大痼疾之一，其病机复杂多变，临证应权衡标本缓急，轻重虚实，随证论治。此病初期以实证多见，病机表现痰气交阻，热结，瘀血壅阻食道而致，治宜解郁化痰，泄热祛痰为主；后期往往由实转虚，呈现亏津，血虚，气虚阳微等证，或见虚实夹杂之候，治宜滋阴养血，补气回阳，或补泻兼施，方能切中病机。对已确诊为食道癌、贲门癌患者，早期手术治疗为佳。

第二十章　泄　泻

　　泄泻是指排便次数增多，粪便稀溏或完谷不化，甚至泻出如水样便为主的病症。泄泻论述始于《黄帝内经》(也称《内经》)，称为"濡泄、洞泄、飧泄、注泄"。《素问·阴阳应象大论》曰："春伤于风，夏生飧泄。""清气在下，则生飧泄。""湿盛则濡泄。"西医学中急性肠炎、慢性肠炎、胃肠功能紊乱、腹泻型肠易激综合征、肠结核等肠道疾病，以腹泻为主要表现者，均可参考本章。感受外邪、饮食所伤、情志失调、病后体虚、禀赋不足等是泄泻的主要病因。六淫皆可致病，但以湿邪为主，常夹寒、夹暑热之邪，影响脾胃升降功能；饮食过量、嗜食肥甘生冷或误食不洁而伤于脾胃；郁怒伤肝，忧思伤脾；病后体虚，劳倦年老，脾胃虚弱，肾阳不足；或先天禀赋不足等皆能使脾运失职而致泄。泄泻病位在肠，与脾、肝、肾密切相关。根据病因病机和临床特点进行辨证论治，可以分为如下几种证型。

一、寒湿困脾

泻下清稀如水样，腹痛肠鸣，脘闷食少，或兼有恶寒头痛，肢体酸困。舌苔薄白或白腻，脉濡缓。

治法：芳香化湿，疏表散寒。方用藿香正气散加减。

二、肠道湿热

腹痛即泻，泻下急迫，或泻而不爽，粪色黄褐而臭，烦热口渴，小便短赤，肛门灼热。舌质红，苔黄腻，脉濡数或滑数。

治法：清热利湿。方用葛根芩连汤加减。

三、食滞胃肠

泻下大便如败卵，或伴不消化食物，嗳腐吞酸，腹胀腹痛，泻后痛减，脘痞，纳呆。舌苔垢浊或厚腻，脉滑数。

治法：消食导滞，和中止泻。方用保和丸加减。

四、脾气虚弱

大便时溏时泻，稍进油腻则便次增加，食后腹胀，疲乏无力，面色少华，饮食减少。舌质淡，苔白，脉细弱。

治法：健脾益气、渗湿止泻。方用参苓白术散加减。

五、肾阳亏虚

晨起易腹泻，大便清稀，完谷不化，脐腹冷痛，喜温喜按，泻后缓解，形寒肢冷，腰膝酸软。舌质淡，苔白，脉沉细。

治法：健脾温肾，固涩止泻。方用四神丸加减。

六、肝气乘脾

每因情志不畅则泄泻，发作时伴肠鸣，腹痛，胁肋部胀痛，食欲不振，神疲乏力。苔薄白，脉弦。

治法：抑肝扶脾。方用痛泻要方加减。

医案精解

【案一】

闫某，男性，45 岁。2019 年 3 月 1 日初诊。2 个月前患者出现腹泻，每日 4~5 次，腹泻时伴腹部胀痛，泻后可稍缓解，无黏液及脓血，经服西药诺氟沙星胶囊，便数虽减，但停药即复发。症见：腹痛腹泻，便质稀薄，食纳减少，进食生冷油腻之品即加重，睡眠可，小便正常。舌质暗，苔厚腻。脉沉弦。

中医诊断：泄泻。

辨证：肝脾不和，脾虚湿困。

治法：疏肝健脾，渗湿止泻。

方药：藿香 15g，厚朴 10g，半夏 10g，茯苓 20g，陈皮 15g，白术 20g，白芍 20g，防风 5g，木香 10g，葛根 15g，山药 20g，甘草 5g。水煎服，分早、晚 2 次服用，连服 7 剂。

二诊：3 月 10 日，服上药后，患者大便次数每日 2~3 次，质地较前好转，食量稍有好转，原方基础上加炒麦芽 20g 消食导滞，继服 7 剂。

三诊：3 月 21 日，患者大便成形，每日 1 次，无腹痛，疲乏无力，舌质淡，苔薄白，上方去木香加党参 20g，9 剂。再次复诊，患者精气神可，诸症缓解。

按：《金匮要略》言"夫治未病者，见肝知病，知肝传脾，当先实脾"，故肝病必然引起脾胃失常。泄泻多由脾湿引起，而脾湿归因于脾虚，肝木克土，必致脾虚。脾虚生湿者多见于久泄，久泄之人脾胃素虚，脾司运化功能减弱，以致水湿不能及时传输，水湿留中，下注肠道。案例中患者脾胃虚弱用白术健脾燥湿；茯苓、藿香利水渗湿；白芍酸寒，白术苦甘而温，两药相配补脾燥湿，柔肝缓急止痛，于土中泻木；陈皮理气燥湿；防风辛能散肝郁，香能疏脾气；葛根味辛升发，发散清阳，鼓舞脾胃清阳之气上升而奏止泻之效；木香苦降，善行大肠之滞气。老师常说补脾不过甘，清热不过苦泄，泻多为脾伤积湿，甘味虽利于脾胃，但不利于祛湿，故应少用纯甘，多用苦温燥湿、苦寒化湿治法。

【案二】

廖某玉，女，52 岁，2018 年 10 月 25 日初诊。患者诉半月每日晨起 4~5 点小腹部疼痛，继而肠鸣泄泻，便如水样，泄后则安。未予特殊处理，进食生冷后明显加重。为求进一步治疗，遂来门诊就诊。刻下症见：晨起腹泻，泻后则安，小腹时有作痛，继则肠鸣而泻。平素形寒肢冷，腹部喜温喜按，食欲可，不敢进食，舌淡苔白，脉沉细。

中医诊断：泄泻。

辨证：脾虚气陷，肾阳虚衰。

治法：温肾健脾，涩肠止泻。

方药：党参 15g，炒白术 20g，干姜 20g，黑附子 10g，吴茱萸 5g，莲子肉 15g，防风 5g，桂枝 10g，陈皮 10g，白芍 15g，仙鹤草 20g，补骨脂 15g，甘草 6g。水煎，分早、晚 2 次服用。服上药 7 剂。

复诊（2018 年 11 月 1 日）：患者诉服药后现腹泻症状较前明显减轻，畏寒肢冷较前好转。原方继续调治 2 周，症状基本消失，大便正常，无明显畏寒肢冷。嘱其饮食有节，继续服药半个月，以巩固疗效。

> 按：本患者之证晨起腹泻，喜温喜按、形寒肢冷、舌淡、苔白、脉沉细等一派脾肾阳虚之象，治疗以温肾健脾、涩肠止泻之法。故用附子理中丸为主方加减。方中以党参、白术、莲子肉、甘草益气健脾止泻；干姜、黑附子、补骨脂以温肾助阳；吴茱萸以辛温散寒止泻，配合痛泻要方（陈皮、防风、白术、白芍）以调和肝脾，补脾柔肝，祛湿止泻；仙鹤草以补虚止痢，桂枝配干姜、附子以温通经脉，助阳化气。诸药合用，既温肾阳又补脾阳，既调肝脾又补虚止泻，故能药到病除。

【案三】

王某，男，55 岁，初诊时间：2019 年 11 月 21 日。患者既往有结肠炎病史，近日无明显诱因出现腹痛、腹泻，泻后痛减，2~3 次 / 日，大便稀，黏滞。舌红，苔黄腻，脉滑数。

中医诊断：泄泻。

辨证：湿热蕴滞。

治法：清热利湿。

方药：葛根 15g，黄芩 10g，黄连 5g，木香 5g，马齿苋 30g，椿皮 15g，乌梅 10g，白芍 20g，白术 20g，陈皮 15g，防风 5g，甘草 5g。水煎，一日 1 剂，分早、晚服。

二诊：服药 14 剂后，大便时溏时稀，反复发作，饮食不慎后，大便次数增多，舌淡，苔白，脉细。久泻致脾气亏虚，运化不利。原方去椿皮、乌梅、陈皮、防风，加木香 10g、莱菔子 20g、升麻 10g、枳壳 15g、黄芪 30g、党参 15g。二诊后大便基本成形，一日 1~2 次，腹痛缓解。

按：本证属感受湿热之邪，肠腑传化失常所致。治宜清热利湿，方用葛根芩连汤合痛泻要方加减。方中葛根清热利湿，黄芩、黄连清热燥湿止痢，甘草和中，调和诸药。《医方考》说："泻责之脾，痛责之肝，肝则之实，脾则之虚，脾虚肝实，故令'痛泻'。"方中白术补脾燥湿，白芍柔肝缓急止痛，陈皮理气燥湿、醒脾和胃，木香理气止泻，马齿苋清热止痢，防风、乌梅、椿皮燥湿止泻。

【案四】

常某，男，39 岁，初诊时间 2019 年 11 月 28 日。患者诉无明显诱因出现腹痛，腹泻，晨起尤甚，3~4 次／日。舌边尖红，苔白厚腻，脉沉细。听诊肠鸣音活跃。

中医诊断：泄泻。

辨证：寒湿内盛，脾失健运。

治法：芳香化湿，疏表散寒。

方药：藿香 15g，陈皮 15g，防风 5g，甘草 5g，葛根 15g，半夏 10g，木香 5g，白术 20g，干姜 15g，补骨脂 15g，茯苓 20g，白芍 20g，吴茱萸 5g。水煎，一日 1 剂、分早、晚服。

二诊：服药 14 剂，腹泻次数减少，饮食不慎时病情易反复，偶有腹胀，无腹痛。舌淡，苔白，脉沉细。证属脾胃虚弱，运化无权。原方去木香，加党参 15g、莲子 15g、干姜 30g。半月后随诊，诸症基本消失，嘱患者调节饮食。

按：本证属寒湿内盛，脾失健运，清浊不分。治宜芳香化湿，疏表散寒。方以《太平惠民和剂局方》中藿香正气散加减。方中藿香疏表散寒、芳香化湿，半夏、陈皮理气燥湿、和胃降逆止呕；茯苓、白术健脾运湿止泻，木香行气止痛；干姜温中化饮，补骨脂温脾止泻，甘草调和诸药。

【案五】

董某，男，52岁。2019年12月2日初诊，患者自诉间断腹泻2年余，屡治不效，无脓血便，便中无黏液。现为求进一步治疗，遂来就诊。刻下症见：面色晦黯，大便溏薄、夹有不消化食物，每天5~6次，伴有腹胀隐痛，时热时冷感，乏力，纳食尚可，易饿，夜寐一般，小便尚可。舌淡红，苔薄白腻，脉弦细。

中医诊断：泄泻。

辨证：脾气虚弱，运化失权，兼寒热夹杂。

治法：温中补虚，清热燥湿，涩肠止泻。

方药：乌梅15g，干姜10g，黄柏10g，炮附子3g，黄连6g，细辛6g，桂枝10g，党参20g，神曲30g，甘草6g。15剂，水煎服，一日1剂，分早、晚2次服。7剂后大便次数明显减少，稍成形；15剂后大便基本正常。

> 按：患者以间断腹泻2年余为主诉，期间求医，各项检验检查未见明确诊断指征。患者病程较久，久泄伤及脾土，中阳不温，而又见寒热夹杂之象。方中干姜温中散寒；附子、细辛、桂枝辛温之品，增强温脏祛寒之力；黄柏、黄连苦寒燥湿，又能缓和方中诸药之温燥；党参、神曲补气健脾，和胃止泻，乌梅酸收止泻，本方寒热并用，土木两调，邪正兼顾，诸药对证，故获效较佳。

【案六】

刘某某，男，45岁，2020年6月14日初诊，自述间断腹泻3年余。3年前无明显诱因下出现间断腹泻，多在午饭后出现，未见脓血便、黏液便。期间当地医院检验检查未见明显异常，服药（具体不详）后症状稍见缓解，但后又反复。现为求中医诊疗，遂来就诊。刻下症见：午饭后易腹泻，稀溏便，每日2~3次，时有夹杂未消化食物，味臭，无黏液、脓血，无里急后重感，无腹痛，口不渴，自觉头部昏蒙感，纳食可，偶有失眠多梦，小便调。舌胖大，苔腻，舌根尤厚腻，脉滑实有力。

中医诊断：泄泻。

辨证：湿浊阻滞，水湿潴留。

治法：利水祛湿，健脾止泻。

方药：茯苓 20g，泽泻 30g，猪苓 15g，桂枝 12g，白术 20g，柴胡 15g，清半夏 10g，党参 15g，甘草 15g。7 剂，水煎服，一日 1 剂，分 2 次服。

二诊：2020 年 6 月 25 日，自述腹泻次数减少，稀溏便，余症皆见缓解。效不更方，继续原方加减。原方加藿香 15g 以芳香化浊，7 剂，水煎服，一日 1 剂，分 2 次服。

按：本病属慢性腹泻，归于中医"泄泻"范畴，中医治疗此病优势明显，疗效确切。此案患者四诊合参当责之于湿浊阻滞之病，湿浊内生，中焦不运，治以通利湿浊，方选五苓散加减。五苓散出自《伤寒杂病论》，茯苓、泽泻、猪苓通利水湿，桂枝温阳化气以助行气利水，白术、茯苓、党参益气、健脾化湿，柴胡增强中焦运化之力，全方共奏通利湿浊之功，湿浊一去，症结所在一解，则泄泻可愈。

【临证心得】泄泻是临床常见病、多发病，中医治疗有一定优势。临证首先要分辨起病之缓急。一般发病急之暴泻多属实证，有湿热泄泻、寒湿泄泻、伤食泄泻等。起病较缓，泄泻一般病程长，多见脾虚泄泻、肾虚泄泻。治疗实证泄泻应以驱邪外出为先；治疗虚证之泄泻应健脾或补肾分别施治。虚实夹杂者以攻补兼施，如《伤寒论》之乌梅丸等。

第二十一章 痢 疾

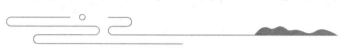

　　痢疾是指大便次数增多、腹部疼痛、里急后重，下痢赤白脓血为主的病症。本病《黄帝内经》（也称《内经》）称"肠澼"，《金匮要略》名为"下利"。《济生方·痢疾论治》首先提出"痢疾"病名，"今之所谓痢疾者，古方所谓滞下是也"。本病常见于夏秋季节流行的一类传染病。西医学的细菌性痢疾、阿米巴痢疾、溃疡性结肠炎可参考本章论治。痢疾病因多为外感湿热、疫毒之邪，内伤饮食，损及脾胃与肠而致。病位在大肠，与肝、脾、胃、肾等功能失调有关。湿热、疫毒、寒湿、食积等内蕴肠腑，与肠中气血相搏结，大肠传导功能失司，通降不利，气血瘀滞，肠络受损，腐败化为脓血而痢下赤白。气机阻滞，腑气不通，故见腹痛，里急后重。根据病因病机和临床特点进行辨证论治，可以分为如下几种证型。

一、湿热痢

腹痛，里急后重，下痢赤白脓血，肛门灼热，小便短赤，口苦。舌质红，黄腻，脉滑数或濡数。
治法：清热化湿，调气行血。方用芍药汤加减。

二、寒湿痢

腹痛拘急，痢下赤白黏冻，白多赤少，或为纯白冻，里急后重，中脘痞闷，头重身困，小便清长。舌质淡，苔白腻，脉濡缓。

治法：温化寒湿，行气活血。方用胃苓汤加减。

三、疫毒痢

发病骤急，痢下鲜紫脓血，壮热口渴，头痛烦躁，腹痛剧烈，里急后重较湿热痢为甚。舌质红绛，脉滑数。此为痢疾的急重症。

治法：清热解毒。方用白头翁汤加减。

四、虚寒痢

腹泻便溏，有黏液或少量脓血，甚则滑脱不禁，腹胀食少，肢体倦怠，神疲乏力，少气懒言，面色萎黄。舌质淡或体胖有齿痕，苔白或腻，脉缓弱。

治法：温补下元，收涩固脱。方用桃花汤合真人养脏汤加减。

五、休息痢

下痢时发时止，日久难愈，临厕腹痛里急，大便夹有黏滞，或见赤色，倦怠怯冷。舌淡苔白，脉濡缓。

治法：补气健脾，佐以化滞。方用资生丸加减。

六、阴虚痢

下痢赤白黏冻，或带少量脓血，日久不愈，脐腹灼痛，心烦易怒，午后低热，形瘦乏力，咽干。舌质红，舌苔燥，少津，脉细数。

治法：养阴补血，清肠止痢。方用驻车丸加减。

医案精解

【案一】

王某，男，54岁。2019年11月21日初诊。患者于4年前无诱因出现黏液脓血便，伴里急后重感，腹泻每日3~5次，结肠镜检查示：溃疡性结肠炎，病检示：慢性炎症。予以美沙拉嗪、中药汤剂治疗，症状时有反复。一月前患者再次出现腹泻，便中夹有血液，每日 4~5 次，左下腹疼痛，里急后重，肛门重坠感。继续服用上药稍见缓解。现症见：腹泻，偶有黏液，发作时左下腹疼痛，肛门灼热感。舌质红，苔白厚，脉数。

中医诊断：痢疾。

辨证：湿热下注。

治法：清热祛湿，疏肝健脾。

方药：葛根 15g，黄芩 10g，黄连 5g，木香 5g，马齿苋 30g，椿根皮 10g，乌梅 10g，白芍 20g，白术 20g，陈皮 15g，防风 5g，甘草 5g。水煎服，分早、晚 2 次服用，连服 12 剂。

二诊（12 月 17 日），诉肛门便后仍感重坠，便后尤甚，但较前有所减轻，再无腹泻。原方去乌梅、椿根皮、防风加升麻 5g、枳壳 15g，继服 7 剂。

三诊（12 月 31 日），诉无腹泻，大便成形，偶有乏力，饮食稍不甚易胃胀。舌脉紫暗，苔白腻。上方基础上加黄芪 30g、党参 20g、莱菔子 20g 以益气健脾、理气消胀，服用 9 剂后乏力缓解，精神可。

按：溃疡性结肠炎是一种以直肠、结肠黏膜及黏膜下层炎症和溃疡形成为病变特点的慢性非特异性肠道疾病。此案例中患者平素易食肥甘油腻之品，湿热内生，蕴结肠腑而致腹泻反复发作。方中葛根气轻质重，升发脾胃清阳之气而治下痢；黄芩、黄连味苦性寒，既清胃肠之热，又燥胃肠之湿；木香行气导滞，体现调气，后重自除，白芍养血和营、缓急止痛；马齿苋酸寒入大肠经，清热、凉血、止痢，乌梅酸涩既涩肠又止泻；防风辛散可疏肝理脾。纵观全方着重清热、凉血、涩肠、止痢，体现了治疗腹泻一类疾病，不能关门留寇，切忌单一涩肠止泻。

【案二】

蔡某，女，49 岁，初诊时间 2019 年 11 月 8 日。患者诉腹痛、腹泻，泻后痛减，大便黏滞，偶夹有脓血，2~3 次 / 日，伴腹胀，胸胁胀满，烦躁易怒，嗳气，泛酸，纳差。舌红，苔白腻，脉弦滑。患者既往有"溃疡性结肠炎"病史多年。

中医诊断：痢疾。

辨证：肝气犯脾，脾失健运。

治法：疏肝健脾，理气止痛。

方药：藿香15g，白术15g，白芍20g，陈皮15g，防风5g，葛根15g，山药20g，莲子15g，浙贝15g，海螵蛸20g，柴胡15g，黄芩10g，半夏10g，甘草5g。

二诊：服药10剂，腹泻次数较前减少，偶感腹胀、腹痛，腰膝酸软。舌红，苔白腻，脉沉缓。证属脾肾阳虚，肾阳不升而中气下陷，温运无力，而胃关不固。治宜益气健脾，温阳补肾。原方去浙贝、海螵蛸，加党参、干姜、山药。继服14剂，上述症状明显好转。

按：本证因情志不畅，肝气郁结，犯及脾胃致脾失健运，致腹痛即泻，泻后痛减。肝气郁结，气滞血阻，壅而化脓，故见大便夹有脓血。肝郁气滞，则见胸胁胀满，烦躁易怒，嗳气，肠鸣，腹胀。治宜疏肝健脾，止泻止痛。方药以痛泻要方合小柴胡汤加减。前方源自《丹溪心法》。《医方考》说："泻责之脾，痛责之肝，肝责之实，脾责之虚，脾虚肝实，故令'痛泻'。"方中白术苦温，补脾燥湿，白芍、白术柔肝缓急止痛，陈皮醒脾和胃，防风燥湿止泻。柴胡疏肝解郁，黄芩清泄邪热，半夏和胃降逆，藿香疏表散寒，芳香化湿，浙贝、海螵蛸制酸止痛，莲子补脾止泻，甘草调和诸药。

【案三】

贺某，男，32岁，初诊时间2020年7月2日。患者诉两年前无明显诱因出现腹部胀满不适，偶感隐痛，未予重视及诊治。半年前上述症状进行性加重，于外院行电子胃镜检查示：慢性萎缩性胃炎伴胆汁反流。结肠镜检查示：溃疡性结肠炎。今为求系统治疗，特来就诊，症见：腹痛，伴反酸、烧心，嗳气，口干口苦，大便时干时稀，2~3次/日，纳食、睡眠可。舌红，苔黄腻，脉弦滑。

中医诊断：痢疾。

辨证：湿热壅结肠道，肠腑传化失司。

治法：清热利湿，理气化滞。

方药：藿香15g，葛根15g，黄芩10g，黄连6g，吴茱萸5g，竹茹15g，白术20g，山药20g，陈皮15g，防风6g，牡蛎30g，枳实6g，莲子15g，甘草5g。

二诊：服药 14 剂，大便次数减少，1~2 次／日，偶有胃脘部疼痛，偶反酸，烧心，无口干口苦。舌红，苔白，脉弦细。证属湿热互结，络脉瘀阻。治宜清热利湿，理气活血。原方去黄芩、枳实、莲子，加丹参 20g、砂仁 6g、檀香 6g。

按：本证属湿热互结，络脉瘀阻，肠腑传化失司。治宜清热利湿，燥湿止泻，理气化滞。方用葛根芩连汤合痛泻要方合丹参饮加减。葛根芩连汤源自《伤寒论》，方中葛根清热利湿，黄芩、黄连清热燥湿止痢，甘草和中，调和诸药。白术补脾燥湿，白芍柔肝缓急止痛，陈皮理气燥湿、醒脾和胃，防风燥湿止泻。丹参饮（丹参、砂仁、檀香）以活血祛瘀，理气止痛。吴茱萸温中止痛，理气燥湿，莲子、竹茹清热泻火，牡蛎涩肠止泻，藿香芳香化湿，枳实散痞消积，甘草调和诸药。

【案四】

陈某彤，男，46 岁，2019 年 7 月 16 日初诊。患者诉 6 天前无明显诱因出现下痢，便如赤色黏冻，里急后重，腹痛则泻，一日十余次。为求进一步治疗，遂来门诊就诊。刻下症见：腹痛，里急后重，下痢赤色黏冻，肛门灼热，小便黄，无发热，食纳可，睡眠欠佳。舌红，苔黄腻，脉滑数。

中医诊断：痢疾。

辨证：湿热下注，肠道气滞。

治法：清热解毒，调气导滞。

方药：白芍 20g，当归 20g，黄连 5g，黄芩 10g，槟榔 10g，木香 10g，葛根 15g，白术 20g，陈皮 15g，防风 5g，马齿苋 20g，败酱草 20g，甘草 5g。水煎，分早、晚 2 次服用。服上药 7 剂。

复诊（2019 年 7 月 25 日）：患者诉服药后下痢次数明显减少，脓血便较前好转，腹痛缓解。原方继续调治 1 周余，症状基本消失。

按：本病患者以腹痛、下痢脓血便，里急后重为主症，属于中医痢疾范畴。其感受湿热，熏灼肠道，则出现腹痛、下痢脓血便。湿热内蕴肠腑，气机阻滞，腑气不通，则见腹痛、里急后重，故辨证属湿热痢。以芍药汤为主方加减，方中黄连、黄芩以清肠道湿邪热毒；当归、白芍以养血缓急止痛，木香、槟榔以行气导滞；白术、白芍、陈皮、防风以调和肝脾，补脾柔肝，祛湿止泻；葛根以升阳止泻；用马齿苋、败酱草以清热凉血止痢，且现代药理研究两药都有很好的抑制痢疾杆菌的作用。诸药配伍，湿祛热清，气血调和，则下痢可愈。

【案五】

刘某，男，24 岁，2019 年 9 月 16 日初诊。自述间断腹痛腹泻 2 年余。三年前因饮食不洁及受凉引起腹痛腹泻，时有下痢脓血，当时未予系统诊疗，后间断发作。此后曾多次以中西药物治疗（具体不详），症状可见缓解，每因着凉或饮食不慎即发作，易反复。经当地医院电子结肠镜检查示：溃疡性结肠炎。平素口服美沙拉嗪肠溶片，未规律服用，具体不详。现为求中医治疗，遂来门诊就诊。刻下症见：面色白，精神一般，腹痛腹泻，泻多则日 10 余次，少则 5~6 次，脓血便，里急后重，腹胀甚、肠鸣，食欲尚可，夜寐欠安。舌红苔白，脉缓无力。

中医诊断：痢疾。

辨证：脾胃虚弱，气滞血瘀。

治法：益气健脾，收敛止痢。

方药：党参 15g，白术 20g，茯苓 15g，白芍 20g，黄连 6g，木香 6g，马齿苋 30g，炒山药 20g，地榆炭 10g，槐花炭 20g，甘草 6g。7 剂，水煎服，一日 1 剂，分早晚 2 次服。

二诊：2019 年 10 月 11 日，自述症状明显减轻，大便日 3~4 次、稀溏，伴少量脓血。原方加党参为 20g。10 剂，水煎服，一日 1 剂，分早晚 2 次服。

按：此病当属中医"痢疾"之范畴，中医治疗此病优势明显，疗效确切。此案患者病程日久，累及脾胃，中焦虚弱，下利不禁，泄泻难止，治时当以健运中焦脾胃为主，兼以清热利湿，收敛固涩。顾护培补中焦脾胃之气，乃治疗此案要中之要。处方以四君子汤加减，方中党参、白术、茯苓、山药、甘草益气健脾，黄连、马齿苋清热通利肠腑，木香理气化滞通肠腑之气，白芍、地榆炭、槐花炭收敛固涩。诸药共行益气健脾、厚肠收敛止痢之功。

【案六】

马某某，男，51 岁，2020 年 6 月 20 日初诊，腹泻伴黏液血便一年余。患者自述一年前无诱因出现腹泻，质稀，夹杂黏液，偶有便中带血，1~2 次 / 日，时有腹痛，腹泻发作时腹痛加重，泻后腹痛可见缓解。于某医院查电子肠镜示：溃疡性结肠炎，内痔。予以美沙拉嗪肠溶片口服，服药后腹痛缓解，余症状未见明显好转。现为求中医治疗，遂来门诊就诊。刻下症见：腹泻，质稀，夹杂黏液，便中带血，1~2 次 / 日，泻前多见腹痛，泻后可缓解，纳一般，寐一般，小便黄。舌淡，苔薄、黄腻，脉滑数。

中医诊断：痢疾。

辨证：湿热下注，肠道气滞。

治法：清热利湿，理气除滞。

方药：葛根 15g，黄芩 10g，黄连 6g，藿香 15g，马齿苋 30g，木香 6g，白术 20g，白芍 20g，陈皮 15g，防风 6g，莲子肉 15g，甘草 6g。7 剂，水煎服，一日 1 剂，分 2 次服。

二诊：2020 年 6 月 30 日，自述服药后诉腹泻次数增多，3~4 次 / 日，无黏液脓血便，泻前未见明显腹痛，纳可，寐一般，小便黄。舌淡，苔薄、黄腻，脉滑。继续原方治疗，予 7 剂，水煎服，一日 1 剂，分 2 次服。

按：溃疡性结肠炎属中医病"泄泻""肠风""脏毒"等范畴。此病发病机制尚未明确，目前现代医学研究多认为与遗传易感性、免疫异常及外界环境刺激有关。廖老师在治疗此病时重视气血同调，调气以解除里急后重，调血以缓解出血及促进溃疡的愈合和黏膜的修复。案例中患者湿热下注，结于下焦，方选用葛根芩连汤合痛泻要方加减，以获祛湿止泻之效。

【临证心得】痢疾是夏秋季多发病种，应与泄泻加以鉴别。痢疾与泄泻症状多似相近，其病因也难以分辨，故有"无积不成痢之论"。痢以脂血伤致，病在下焦；泻由水谷不分，出于中焦。痢有脓血后重，泄则便溏爽利，以此为辨。中医所言之痢疾则包括西医诊断溃疡性结肠炎在内。故治疗溃疡性结肠炎可按痢疾论治。

第二十二章　便　秘

便秘是指粪便在肠道滞留过久，秘结不通，排便周期延长；或周期不长，但粪质干结，排出困难；或粪质不硬，虽有便意，但便而不畅的病症。《金匮要略·五脏风寒积聚病脉证并治》："趺阳脉浮而涩，浮则胃气强，涩则小便数，浮涩相博，大便则坚，其脾为约，麻子仁丸主之。"其阐明了胃热过盛，脾阴不足而致大便干结。西医学的功能性便秘，肠道瘀积综合征、肠炎恢复期肠蠕动减弱引起的便秘、直肠及肛门疾患引起的便秘、药物性便秘、内分泌及代谢性疾病的便秘以及肌力减退所致的排便困难等均可参考本章论治。便秘病因有饮食不节、情志失调、年老体虚、感受外邪。基本病机为大肠传导功能失职，其病位在大肠，与脾、胃、肝、肾、肺关系密切。便秘的病性有虚实之分。热秘、气秘、冷秘属实；气血阴阳亏虚所致者为虚；虚实之间常相互兼夹或相互转化。根据病因病机和临床特点进行辨证论治，可以分为如下几种证型。

一、热秘

大便干结不通，腹胀或腹痛，口干口臭，面红心烦，小便短赤。舌红，苔黄燥，脉滑数。

治法：泻热导致，润肠通便。方用麻子仁丸加减。

二、气秘

排便困难，大便干结或不干，欲便不得出，或便而不爽，嗳气频作，胁腹痞闷胀痛。舌淡红，苔薄腻，脉弦。

治法：顺气导滞，攻下通便。方用六磨汤加减。

三、冷秘

大便艰涩，脘腹胀满拒按，腹痛拘急，手足不温，口淡不渴。舌淡苔白而滑润，脉弦紧有力。

治法：攻逐寒积，温通开秘。方用三物备急丸、大黄附子汤加减。

四、血虚秘

大便干结，面色淡白无华，心悸健忘，头晕目眩，失眠多梦。唇舌淡白，脉细。

治法：养血润燥，润肠通便。方用润肠丸加减。

五、阳虚秘

大便干或不干，排出困难，手足不温，常怕冷，腹中冷痛，或腰膝酸冷。舌淡苔白，脉沉而迟。

治法：补肾温阳、温润通便。方用济川煎加减。

六、阴虚秘

大便干结，形体消瘦，或见颧红，眩晕耳鸣心悸，腰膝酸软。舌质红，少苔，脉细数。

治法：滋阴补肾，增水行舟。方用增液汤合六味地黄汤加减。

医案精解

【案一】

杨某,女,36岁。2018年12月6日初诊。患者产后4月余,大便每3~4日一行,粪质干燥,排出困难,平素泌乳甚少,偶有乳房胀痛,饮食如常,无腹胀腹痛,自行服用乳果糖,药后便通,停药后大便仍干结不通。症见:大便干燥,排出困难,泌乳减少。舌淡,苔白。脉弦。

中医诊断:便秘。

辨证:气滞血瘀,肠燥津枯。

治法:行气活血,润肠,通便。

方药:当归20g,赤芍15g,川芎15g,柴胡15g,王不留行20g,路路通5g,瓜蒌20g,生麦芽20g,香附15g,白术20g,枳壳15g,郁李仁15g,桃仁15g,甘草5g。水服,分早、晚2次服用,连服7剂。

复诊(12月24日),服上方7剂,患者大便日渐好转,便通畅,一日一行,乳量逐渐增加,舌脉如前。继续服用5剂以巩固疗效。

> 按:中医学认为产妇素体阴血不足,津液亏虚,肠道失于濡润,致大便艰涩,数日不解。乳房属阳明胃经,乳头属厥阴肝经,而乳汁由气血所化生,来源于中焦脾胃,赖肝气疏泄与调节。肝失调达,气机不畅,乳络脉涩滞,而气机郁结使大肠失通利。方中柴胡调达肝气,当归甘辛苦温,养血和血,化瘀生新;赤芍、川芎活血养血,桃仁破血行滞而润燥;白术健脾益气使营血生化有源,枳壳宽胸行气;郁李仁质润,可润肠通气;用路路通、王不留行通经下乳,治疗乳汁不通之症。故治疗此病不能单纯应用泻下药,而应针对不同的病因病机采取相应的治法。

【案二】

田某,女,40岁,2018年12月20日初诊。患者诉一个月自行煎服灵芝,一周后出现大便干结,排出不爽,时有腹部胀满不适,口干口苦,口臭。停服灵芝一周,症状未见缓解,为求进一步治疗,遂来门诊就诊。刻下症见:大便干结，排出不爽，3~4 日一次，伴有腹胀，口干口苦，口臭，食纳欠佳，情绪略有烦躁，睡眠欠佳，入睡困难。舌红，苔黄燥，脉滑数。

中医诊断：便秘。

辨证：肠燥津伤，传导失常。

治法：泻热导滞，润肠通便。

方药：黄芩 10g，黄连 5g，大黄 5g，杏仁 15g，桃仁 10g，瓜蒌 20g，柏子仁 10g，郁李仁 30g，白术 20g，当归 20g，栀子 10g，莱菔子 20g，木香 10g，槟榔 10g，甘草 6g。水煎，分早、晚 2 次服用。服上药 7 剂。

复诊（2018 年 12 月 27 日）：患者诉服药后便秘症状较前明显减轻，大便质可，1~2 日一次，腹胀明显缓解，口苦口臭缓解，仍有口干，睡眠较前改善。原方去大黄，加天花粉、知母，继续调治 2 周，症状基本消失。嘱其饮食有节，继续服药半个月，以巩固疗效。

按：本患者大便干结，排出不爽，3~4 日一次，伴有腹胀，口干口苦，口臭，食纳欠佳，情绪略有烦躁，睡眠欠佳，入睡困难。舌红，苔黄燥，脉滑数，表现为肠燥津伤之象。因饮食不当而热邪留恋，肠道燥热则耗伤津液，大肠失润而致大便秘结。故治疗以泻热导滞、润肠通便之法。用泻心汤和五仁丸为主方加减，方中以大黄、黄芩、黄连、栀子合用以泻肠道湿热；同时配合杏仁、桃仁、瓜蒌、柏子仁、郁李仁以润肠通便，为增液行舟之法；当归以养血润肠，木香、槟榔、炒莱菔以理气运脾消胀；本方清泻湿热、行气导滞、润肠通便，故能诸症自除。

【案三】

任某，女，23 岁，2019 年 11 月 5 日初诊。自诉大便干结 3 月余。3 月前无明显诱因出现大便干结，未予重视，症状时常反复，甚时大便 4~5 日一行，便干。现为求中医治疗，遂来门诊就诊。刻下症见：精神一般，大便二日未行，自觉大便干、难解，四肢发冷，食纳欠佳、食后易腹胀。舌淡苔白，脉沉迟。

中医诊断：便秘。

辨证：脾阳不足，传导失常。

治法：温健脾阳，润肠通便。

方药：麸炒白术 20g，党参 20g，茯苓 15g，干姜 15g，木香 10g，郁李仁

30g，杏仁 15g，大黄 6g，莱菔子 20g，枳壳 15g，鸡内金 20g，焦山楂 20g，炒麦芽 30g，建曲 20g，甘草 6g。7 剂，水煎服，一日 1 剂，分早晚 2 次服。

二诊（2019 年 11 月 20 日），自述服上药 5 剂时，大便日渐好转，2~3 日解一次，5 剂服毕，大便 1~2 日一解，质软，食欲稍可，食后腹胀减轻，舌淡苔白，脉缓。原方去大黄，予 7 剂，水煎服，一日 1 剂，分早晚 2 次服。

> 按：此案患者，便秘责之于脾阳不足，中焦虚弱，无力运化。脾胃乃津血之源，运化不足则津液乏源，则肠腑失润、传导无力，故见大便干结难下。运化不足则可见饮食停滞，食后腹胀明显。治以健脾消食导滞，方中白术、党参补脾运脾，焦三仙健脾消食，木香、莱菔子、枳壳理气开胃，郁李仁、杏仁润肠通便，大黄稍助导滞之力，获效后去之，中病即止，干姜助温阳之力。

【案四】

刘某某，女，42 岁，2020 年 6 月 11 日初诊，大便难解半月余。自述半月前无明显诱因下出现大便难解，伴见下腹部胀满不适感，无便血、腹痛。自行口服乳果糖、番泻叶等（具体不详），当时可稍见缓解，过后反复大便难解。现为求中医治疗，遂来门诊就诊。刻下症见：大便难解，下腹部胀满不适感，情绪易激动，自觉烦躁难安，夜间身热，体温不高，月经 2 月未至，纳食一般，夜寐一般，小便正常。舌暗，苔薄黄，脉涩。

中医诊断：便秘。

辨证：下焦蓄血，肠道瘀阻。

治法：活血化瘀，行气导滞。

方药：桃仁 20g，大黄 10g，桂枝 10g，芒硝 6g，甘草 6g。3 剂，水煎服，一日 1 剂，分 2 次服，芒硝冲入药液服。

二诊（2020 年 6 月 17 日），患者自述服药后解下较多黑便，烦躁等情绪症状明显缓解，夜间身热感明显缓解，自觉月经似有将来之意，纳食一般，夜寐稍可。舌暗，苔薄白，脉沉。原方去大黄、芒硝，加莱菔子 20g，当归 20g。5 剂，水煎服，一日 1 剂，分 2 次服。

> 按：此案患者属于下焦蓄血证，瘀热互结，大便难下，经水不行，

方以桃核承气汤加减。桃核承气汤出自《伤寒杂病论》，方中桃仁活血破瘀，大黄、芒硝泄热软坚，桂枝助桃仁活血化瘀，又防大黄、芒硝之苦寒；甘草补脾胃之气，但全方力在通泄瘀热，故甘草用量不多，少量以顾护胃气即可。瘀热一泄，下焦气畅，大便自调，则不适自消。

【案五】

张某，女，19岁，初诊时间2019年11月28日。患者诉习惯性便秘，大便干，色黑，量少，排便困难，6~7日一行，腹胀不适。平素月经不规则，经量时少时多，纳差，睡眠差。舌红，苔黄腻，脉弦滑。

中医诊断：便秘。

辨证：肠腑燥热，腑气不通。

治法：泻热导滞，顺气通便。

方药：瓜蒌20g，枳壳15g，黄芩10g，火麻仁30g，杏仁15g，莱菔子20g，大黄5g，郁李仁30g，木香10g，栀子10g，白术20g，槟榔10g，甘草5g。

二诊：服药14剂，症状缓解，偶有大便干，腹胀。舌红，苔白腻，脉沉滑。属肠腑热结。原方去黄芩、莱菔子、木香、栀子，加牛蒡子15g，升麻5g，连翘15g。加强清热之功。半月后随诊，诉诸症基本消失。嘱清淡饮食。

按：本证属肠腑燥热，腑气不通。治宜泻热导滞，顺气通便。方引用《伤寒论》中麻子仁丸合《世医得效方》中六磨汤加减。方中麻子仁润肠通便，杏仁、郁李仁上肃肺气，下润大肠，大黄清下热结、除胃肠燥，黄芩、栀子清热泻火，木香行气止痛，槟榔、木香、枳壳破气通便，甘草调和诸药。使肠道燥热清、腑气通，则大便自调。

【案六】

李某，女，69岁，初诊时间2020年7月7日。患者诉大便干结，形体消瘦，偶头晕，手足心热，夜间为甚。舌红，少苔，脉细数。

中医诊断：便秘。

辨证：阴精不足，肠失濡润。

治法：滋阴增液，润肠通便。

方药：桑叶15g，杏仁15g，北沙参20g，栀子10g，天花粉30g，玄参20g，生地 20g，麦冬 20g，莱菔子 20g，知母 15g，黄柏 10g，甘草 5g。

二诊：服药 14 剂。大便干结症状较前好转，仍有手足心热，口干，无口苦，偶有腹胀不适。证属中焦气机不利，腑气不通。治当行气散结。原方去知母、黄柏，加瓜蒌 20g，郁李仁 30g，龟板 10g。

按：本证属阴精不足，肠失濡润。治宜滋阴增液，润肠通便。处方以《温病条辨》中沙参麦冬汤加减。方中沙参、麦冬清肺胃，天花粉生津，桑叶轻宣燥热，知母生津止渴，黄柏清热燥湿，生地滋阴，栀子清热泻火，甘草调和诸药。此取增水行舟之意，故获效满意。

【临证心得】便秘是临床常见病之一，虽不是重病大症，但对人体影响较大，影响正常工作及患者情绪。大多来诊者先采用多种治疗、自选药物无效后才来求诊。此病治法应分虚实，实者采用承气类方；虚者多见肠燥津枯便秘、气虚便秘、血虚便秘、阴虚便秘等。老年人便秘慎用攻下之法，多以济川煎、五仁汤、麻子仁丸之类润肠通下法为主。疗效不佳者可采用"肺与大肠相表里"之论，用宣肺通降法治之，方可收效。

第二十三章　耳鸣、耳聋

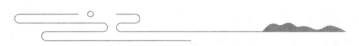

　　耳鸣指患者自觉耳中鸣响，如闻蝉声，或如潮声，或细或暴，发生于单侧，也可发生于双侧，有时患者自觉鸣声来自头颅内部，可称为"颅鸣"或"脑鸣"。在中医古籍中有聊啾、苦鸣、蝉鸣、耳数鸣、耳虚鸣、暴鸣、渐鸣等不同的名称。

　　耳聋指不同程度的听力减退，程度较轻者称"重听"。《杂病源流犀烛·卷二十三》云："耳聋者，声音闭隔，竟一无所闻者也；亦有不至无闻，但闻之不真者，名为重听。"在中医古籍中有暴聋、猝聋、厥聋、久聋、渐聋、芳聋、虚聋、风聋、火聋、毒聋、气聋、湿聋、干聋、聩聋、阴聋、阳聋等不同的名称。

　　耳鸣与耳聋临床上常常同时或先后出现，《杂病源流犀烛·卷二十三》谓："耳鸣者，律之渐也，惟气闭而律者则不鸣，其余诸般耳聋，未有不先鸣者。"二者的病因病理及中医辨证施治原则也基本相似，故可合在一起进行讨论。耳鸣耳聋有虚实之分，实者多因感受外邪或脏腑实火上扰耳窍，亦或瘀血、痰饮蒙蔽清窍；虚者多为脏腑虚损、清窍失养所致。可分为以下几种证型。

一、风邪侵袭

　　突起耳鸣，如吹风样，昼夜不停，听力下降，或伴有耳胀闷感。全身可伴有鼻塞、流涕、咳嗽、头痛、发热恶寒等。舌质红，苔薄黄，脉浮数。

治法：疏风清热，宣肺通窍。方用防风通圣散加减。

二、肝火上扰

耳鸣如闻潮声或风雷声，耳聋时轻时重，多在情志抑郁或恼怒之后耳鸣耳聋加重。伴口苦，咽干，面红或目赤，尿黄，便秘，夜寐不宁，胸胁胀痛，头痛或眩晕。舌红苔黄，脉弦数有力。

治法：清肝泻热，开郁通窍。方用龙胆泻肝汤加减。

三、痰火郁结

耳鸣耳聋，耳中胀闷，头重头昏，或见头晕目眩，胸脘满闷，咳嗽痰多，口苦或淡而无味，二便不畅。舌红，苔黄腻，脉滑数。

治法：化痰清热，散结通窍。方用清气化痰丸加减。

四、气滞血瘀

耳鸣耳聋，病程可长可短，全身可无明显其他症状，或有爆震史。舌质暗红或有瘀点，脉细涩。

治法：活血化瘀，行气通窍。方用通窍活血汤加减。

五、肾精亏损

耳鸣如蝉，昼夜不息，安静时尤甚，听力逐渐下降；或见头昏眼花，腰膝酸软，虚烦失眠，夜尿频多，发脱齿摇。舌红少苔，脉细弱或细数。

治法：补肾填精，滋阴潜阳。方用耳聋左慈丸加减。

六、气血亏虚

耳鸣耳聋，每遇疲劳之后加重，或见倦怠乏力，声低气怯，面色无华，食欲不振，脘腹胀满，大便稀溏，心悸失眠。舌质淡红，苔薄白，脉细弱。

治法：健脾益气，养血通窍。方用归脾汤加减。

医案精解

【案一】

张某，男，56岁。初诊时间2020年9月2日，自诉自觉耳鸣半月余。半月前无明显诱因下出现耳鸣，持续性，夜间较明显，当时就诊某医院住院治疗（具体不详），效不显，出院后仍感耳鸣，现为求中医治疗，遂来就诊。刻下症见：神清，精神一般，自觉持续性耳鸣，听力减退，夜间较明显，影响睡眠，无头晕、头痛，无恶心、呕吐，纳食可，小便频数，大便调。舌红，苔少，脉细。

中医诊断：耳鸣。

辨证：肝肾阴虚，虚火上炎。

治法：滋阴清热，平肝降逆。

方药：生地20g，山萸肉15g，山药20g，茯苓20g，泽泻20g，丹皮15g，蔓荆子10g，远志15g，夜交藤30g，甘草6g。7剂，水煎服，一日1剂，分2次服。服后睡眠好转，耳鸣减轻，听力好转，继续原方加减。

> 按：此案取方六味地黄丸。六味地黄丸是肾气丸减桂枝、附子而来，以生地易熟地，与山药、山萸肉一起补益而又不滋腻，茯苓、泽泻、丹皮乃"三泻"，泽泻利湿泄浊，并防地黄之滋腻恋邪；牡丹皮清泄相火，并制山萸肉之温涩；茯苓淡渗脾湿，并助山药之健运。六味合用，三补三泻，方药对证，乃显其功。

【案二】

王某某，女，58岁。初诊时间2020年11月20日，自诉自觉耳鸣3月余。3月前生气后出现耳鸣，间歇性，未予诊疗，近来由于情绪不佳自觉加重，现为求中医治疗，遂来就诊。刻下症见：神清，精神可，自觉耳鸣，与情绪有关，无头晕、头痛，无恶心、呕吐，纳食一般，夜寐差，小便调，大便少。舌红，苔薄、黄腻，脉弦滑。

中医诊断：耳鸣。

辨证：肝郁气滞。

治法：疏肝解郁。

方药：柴胡 15g，白芍 20g，川芎 15g，陈皮 15g，枳壳 15g，香附 15g，郁金 15g，栀子 10g，茯苓 20g，白术 20g，甘草 6g。10 剂，水煎服，一日 1 剂，分 2 次服。

二诊（2020 年 12 月 10 日）。服后情绪稍好转，耳鸣仍存，发作频率减低，纳食一般，夜寐一般。舌淡红，苔薄、黄腻，脉弦。方用柴胡 15g，白芍 20g，川芎 15g，陈皮 15g，枳壳 15g，香附 15g，郁金 15g，茯苓 20g，白术 20g，炒莱菔 20g，甘草 6g。7 剂，水煎服，一日 1 剂，分 2 次服。

按：此案患者耳鸣与情绪关系密切，证属肝郁气滞，肝气疏泄失畅，方选柴胡疏肝散加减，取"木郁达之"之义，方中柴胡、枳壳、香附、郁金疏肝理气为主，白芍、川芎走血分活血为主，茯苓、白术健脾化湿，炒莱菔化气行滞开胃，全方疏肝理气，化浊降逆。

【案三】

周某，男，55 岁。初诊时间 2020 年 11 月 27 日。自诉耳鸣半年余。半年前无明显诱因下出现耳鸣，间歇性，安静环境时明显，未予重视。近来自觉耳鸣持续时间较久，为求中医治疗，遂来门诊就诊。刻下症见：神清，精神可，耳鸣，安静环境下较明显，晨起时较明显，口渴不欲饮水，怕冷，双下肢轻度浮肿，纳可，夜寐一般，大便稀溏，小便调。舌暗红，舌根厚腻，脉滑。

中医诊断：耳鸣。

辨证：水湿潴留，清阳不升。

治法：利水化湿，升清降浊。

方药：茯苓 20g，白芍 20g，白术 20g，附片 6g，升麻 10g，蔓荆子 10g，薄荷 6g，川芎 15g，甘草 6g，生姜 6 片。10 剂，水煎服，一日 1 剂，分 2 次服。

按：此患者证属水湿不运，清阳不升，发为耳鸣，水湿潴留，中焦不运，清阳不升，故治以化湿运中、升清阳，方用真武汤加减。以茯苓利水渗湿，湿从小便去，合以白术健脾燥湿，再以附子、生姜之温散合茯苓、白术宣散水湿。白芍合以去水气、利膀胱，辅以蔓荆子、升麻、薄荷升清阳，川芎行血化瘀。

【案四】

王某，女，36岁。初诊时间2020年9月11日。自诉耳鸣1年余。1年前无明显诱因下出现耳鸣，当时就诊于某医院住院治疗，住院期间稍见缓解后出院。出院后症状易反复，现为求中医治疗，遂来门诊就诊。刻下症见：间歇性耳鸣，耳鸣时伴见头晕持续10s左右，无视物旋转、无恶心呕吐，乏力，纳食一般，口不渴、饮水少，夜寐尚可，大便溏，小便调。舌淡红，苔润，脉滑。

中医诊断：耳鸣。

辨证：脾虚湿蕴，清窍蒙闭。

治法：健脾利湿，升清降浊。

方药：茯苓20g，桂枝10g，白术20g，党参15g，干姜10g，甘草10g，大枣5枚。10剂，水煎服，一日1剂，分2次服。

按：此患者属脾虚湿蕴，治以健脾利湿，利小便以实大便，使湿从小便去，恢复中焦运化水湿之力，以苓桂术甘汤为底方加减。方中茯苓、桂枝化气行水，白术健脾化湿更助茯苓化湿之力。虽以耳鸣为主诉，然症结在于水湿不化，当利水湿以恢复中焦气机运转，湿浊化而清窍通，耳鸣自愈。

【案五】

刘某某，男，67岁。初诊时间2020年11月20日。主诉耳鸣3年余来诊。3年前无明显诱因下出现耳鸣，先后就诊于外院住院治疗，初起稍见缓解，后反复，疗效一般。现为求中医治疗，遂来门诊就诊。刻下症见：耳鸣，持续性，夜间及安静环境下明显，偶见心悸，乏力，纳食一般，夜寐一般，二便尚可。舌淡，苔润，脉沉弱。

中医诊断：耳鸣。

辨证：心脾两虚，清窍失养。

治法：益气健脾，养心安神。

方药：炙黄芪30g，龙眼肉20g，茯神20g，白术20g，炒酸枣仁10g，木香6g，当归15g，远志15g，甘草6g。10剂，水煎服，一日1剂，分2次服。服药后诸证好转，精神较佳，继守方调治，巩固疗效。

按：此案患者病程较久，见心脾两虚，清窍失养之象，方选归脾汤加减，方中炙黄芪甘温，功在补脾益气，龙眼肉既补脾又养血，白术益气健脾，当归补血，酸枣仁宁心安神，辅以茯神更增养心安神之力，远志宁神益智。理气醒脾之木香，使补而不滞。全方合用，心脾得补，气血调和，清窍得养，听力复常。

【案六】

蔡某，男，59岁。初诊时间2020年12月28日，主诉耳鸣5年余。5年前无明显诱因下出现耳鸣，先后住院治疗，疗效一般，现为求中医治疗，遂来就诊。刻下症见：神清，精神一般，耳鸣，持续性，晨起明显，听力逐渐减退，耳鸣明显时可伴头晕，性情急躁，夜间脚心发热，夜寐一般，纳食可，二便调。舌红，苔薄黄，脉细数。

中医诊断：耳鸣。

辨证：肝肾阴虚，虚火上扰。

治法：滋阴清热，平肝降逆。

方药：煅磁石10g，生地20g，山药20g，山萸肉15g，茯苓20g，丹皮15g，泽泻20g，柴胡15g，石菖蒲10g，远志15g，栀子10g，甘草6g。7剂，水煎服，一日1剂，分2次服。服药后诸证减轻，方药对证，守方调服，以求根治。

按：此案患者证属肝肾阴虚，方以耳聋左慈丸加减，此方出自清·《重订广温热论》，磁石、菖蒲潜阳开窍，生地、山萸肉、山药、补其不足，茯苓、丹皮、泽泻、栀子清其有余，甘草调和诸药。

【临证心得】《内经·口问篇》云："故上气不足，脑为之不满，耳为之苦鸣，头为之苦倾，目为之眩"。《灵枢·决气篇》云："精脱者耳聋"。"髓海不足，则脑转耳鸣。"此阐明了耳鸣、耳聋的病因病机。耳鸣、耳聋在病因上有外感、内伤之分，其病机有虚证、实证之别。而中老年患者以虚证多见。老年耳聋皆有精血虚衰，恢复较慢，应守方调补，切忌急于求功。

第二十四章　眩　晕

眩晕是以目眩与头晕为主要表现的病证。目眩是指眼花或眼前发黑，头晕是指感觉自身或外界景物旋转。二者常同时并见，故统称为眩晕。轻者闭目即止，重者如坐车船，旋转不定，不能站立，或伴有恶心、呕吐、汗出，甚则仆倒等症状。《黄帝内经》(也称《内经》)云："诸风掉眩，皆属于肝。""髓海不足，则脑转耳鸣，胫酸眩冒。"刘河间认为眩晕由风火所致，朱丹溪偏主于痰，张景岳强调无虚不作眩。眩晕的发生主要与情志不遂、年老体弱、饮食不节、久病劳倦、跌仆坠损以及感受外邪等因素有关，风、痰、瘀、虚，导致内风旋动、清窍不宁或清阳不升，脑窍失养而突发眩晕。临床可分为以下几种证型。

一、肝阳上亢

眩晕，耳鸣，头目胀痛，急躁易怒，口苦，失眠多梦，遇烦劳郁怒加重，甚则仆倒，颜面潮红，肢麻震颤。舌红苔黄，脉弦或数。

治法：平肝潜阳，清火息风。方用天麻钩藤饮加减。

二、痰湿中阻

眩晕，头重如蒙，或伴视物旋转，胸闷恶心，呕吐痰涎，食少多寐。舌苔白腻，脉濡滑。

治法：化痰祛湿，升清化浊。方用半夏白术天麻汤加减。

三、瘀血阻窍

眩晕，头痛，且痛有定处，兼见健忘，失眠，心悸，精神不振，耳鸣耳聋，面唇紫暗。舌暗有瘀斑，多伴见舌下脉络迂曲增粗，脉涩或细涩。

治法：祛瘀生新，活血通窍。方用通窍活血汤加减。

四、气血亏虚

眩晕动则加剧，劳累即发，面色白，神疲自汗，倦怠懒言，唇甲不华，发色不泽，心悸少寐，纳少腹胀。舌淡苔薄白，脉细弱。

治法：补益气血，调养心脾。方用归脾汤加减。

五、肾精不足

眩晕日久不愈，精神萎靡，腰酸膝软，少寐多梦，健忘，两目干涩，视力减退；或遗精滑泄，耳鸣齿摇；或颧红咽干，五心烦热。舌红少苔，脉细数；或面色白，形寒肢冷；舌淡嫩，苔白，脉沉细无力，尺脉尤甚。

治法：滋养肝肾，填精益髓。方用左归丸加减。

医案精解

【案一】

马某某，男，48岁，初诊时间2020年6月9日。主诉间歇性头晕、头痛6年余。6年前无意中自测血压最高达160/110mmHg，未予重视，此后出现间歇性头晕，偶有头两侧胀痛，于某医院诊断为高血压（具体不详）。给予苯磺酸氨氯地平片、琥珀酸美托洛尔口服治疗，服药后血压控制尚可。近来因后背胀痛，头晕加重，伴口苦、口干，查腹部超声示：肝右叶囊肿，胆囊炎症，遂来门诊就诊，刻下症见：测血压162/100mmHg，头晕，两侧头胀痛，后背胀痛，口苦、口干、夜寐欠佳，小便黄，大便可。舌淡，苔薄、黄腻，脉弦数。

中医诊断：眩晕。

辨证：肝火上炎，胆经湿热。

治法：清热平肝，利胆祛湿。

方药：柴胡 15g，黄芩 10g，半夏 10g，枳壳 15g，牛膝 30g，桑寄生 30g，泽泻 20g，白芍 20g，茯苓 20g，茵陈 30g，夏枯草 30g，草决明 30g，甘草 5g。10 剂，一日 1 剂，水煎服，分 2 次服。服药后诸症减轻，方药对证，守方调正，巩固疗效。

按：此案患者以头晕为主症来诊，符合中医学"眩晕"范畴，四诊合参，证属肝阳上亢，肝胆湿阻。全方肝肾同调，利胆祛湿。柴胡、黄芩疏肝清热，枳壳理气，助中焦气机得畅，牛膝、桑寄生补益肝肾，草决明、夏枯草清肝火，茯苓、茵陈、泽泻清热利湿，甘草调和诸药。

【案二】

王某某，男，56 岁，初诊时间 2020 年 3 月 11 日。主诉发现血压升高 5 年余，头晕 3 月余。5 年前体检时发现血压升高，最高达 180/134mmHg，就诊于当地医院，诊断为高血压 3 级，住院治疗，好转出院。平素服用硝苯地平控释片 1 片/日，未规律服药。就诊前 3 月无诱因突发头晕，无头痛，无视物模糊，无耳鸣，经某院查头颅 CT 示：腔隙性脑梗死，时测血压 180/134mmHg，后于某院住院治疗，出院后予以口服厄贝沙坦氢氯噻嗪片 1 片/日、琥珀酸美托洛尔 1 片/日、阿托伐他汀 1 片/日、阿司匹林肠溶胶囊 1 片/日。近来血压在 120/80mmHg 左右，现为求中医治疗，遂来门诊就诊。刻下症见：阵发性头晕，劳累后明显，偶有头痛，夜寐可，眼干目涩，大便难解，小便如常。舌暗，苔黄腻，脉弦。

中医诊断：眩晕。

辨证：肝阳上亢，夹湿夹瘀。

治法：平肝潜阳，化瘀除湿。

方药：生地黄 15g，山茱萸 15g，山药 20g，泽泻 20g，茯苓 20g，牛膝 20g，桑寄生 30g，草决明 30g，桑叶 15g，菊花 15g，丹参 20g，赤芍 20g，钩藤 15g，甘草 6g。7 剂，水煎服，一日 1 剂，分 2 次服。服药后头晕、目干涩减轻明显，大便调，效不更方，守方调正。

按：此案患者以血压高、头晕为主症，符合中医学之"眩晕"范畴，四诊合参，证属肝阳上亢，夹湿夹瘀，方选杞菊地黄丸加减。方中生地、山茱萸、山药补阴，茯苓、泽泻化湿、泄热，牛膝、桑寄生补益肝肾，潜降虚火，草决明、桑叶、菊花、钩藤清肝热，丹参、赤芍活血化瘀，甘草调和诸药。

【案三】

张某，女，52 岁，初诊时间 2020 年 5 月 19 日，主诉发现血压升高 10 年余，间歇性头晕 7 月。10 年前确诊高血压病，血压最高达 160/100mmHg，平素予苯磺酸左旋氨氯地平治疗。常阵发性头晕、头痛，劳累后明显，视物模糊，无耳鸣、头痛，血压控制尚可，近 7 月自觉头晕，外院就诊调整降压方案（具体不详），后自觉头晕缓解不显，为求中医治疗，遂于门诊就诊。刻下症见：阵发性头晕，持续时间不定，夜寐可，口干口苦，双目干涩，大便时干，3~4 天 1 行，小便可。舌红，少苔，脉沉细。

中医诊断：眩晕。

辨证：肝肾阴虚，肝阳上亢。

治法：滋阴泻火，平肝潜阳。

方药：生地黄 15g，丹皮 15g，茯苓 20g，泽泻 20g，山药 20g，山萸肉 15g，桑叶 15g，栀子 10g，黄连 6g，黄芩 10g，牛膝 30g，夏枯草 30g，甘草 6g。12 剂，一日 1 剂，水煎服，分 2 次服。服药后口干口苦缓解，头晕减轻，上方去茯苓、黄连、栀子加白芍，重在滋补脾胃。以滋水涵木，求其本。

> 按：此案患者舌红、少苔，脉弦，头目眩晕，双眼干涩，证属肝肾阴虚、虚火上炎、肝阳上亢之症，方选六味地黄汤加减，方中黄连、黄芩清泻中上焦火热，栀子清泄三焦火热，此三者用量适宜，以免量大误伤中焦之气；桑叶、夏枯草清肝热，牛膝补肝肾；六味地黄丸滋补肝肾阴虚。全方肝肾同调，既补肾阴又清肝经之热。

【案四】

王某某，男，49 岁，初诊时间 2020 年 8 月 12 日。主诉间断性眩晕 5 年余。患者自诉 5 年前无明显诱因出现眩晕，查血压 160/110mmHg，于某院住院治疗，好转后出院。平素规律口服络活喜 1 片，poqd，缬沙坦 1 片，poqd，血压控制在 130/80mmHg 左右，未予诊疗，继续口服上述药物，就诊一周前头晕症状再次出现，血压 150/100mmHg，为求中医治疗，遂来门诊就诊。刻下症见：头晕目眩，乏力明显，头目胀痛，时有耳鸣，易怒情绪，口苦，失眠多梦，腰痛腿软，夜寐差。舌红，苔黄，脉弦滑。

中医诊断：眩晕。

辨证：肝胆湿热，痰浊蒙清。

治法：清泄肝胆，化浊通窍。

方药：竹茹 15g，枳实 10g，半夏 10g，土茯苓 15g，苍术 15g，黄柏 10g，牛膝 20g，薏米 30g，萆薢 15g，车前草 30g，蒲公英 30g，地丁草 20g，甘草 6g。10 剂，水煎服，一日 1 剂，分 2 次服。服药后疗效可，口苦心烦消失，余症减轻，继服 7 剂，中病即止。转为滋补肝肾、健脾化湿为主，调之。

> 按：此案患者头晕、既往血压高为主诉，符合中医学之"眩晕"范畴，四诊合参当属肝胆热盛、痰浊蒙清。治以清泄肝胆之热，方中竹茹、枳实、半夏取温胆汤清胆之意，牛膝引热下行，薏米、土茯苓、苍术、萆薢、车前草、蒲公英、紫花地丁清热利湿，甘草调和诸药。使肝胆湿热清，痰浊化，清窍通，眩晕则愈。

【案五】

石某某，女，61 岁，初诊时间 2020 年 8 月 25 日，主诉间断性头晕伴心慌气短 3 年余，加重 1 月。患者自诉 3 年前无明显诱因出现眩晕伴心慌不适，于当地医院就诊查血压 168/80mmHg，未予特殊治疗。1 月前上述症状加重，当地就诊后规律口服非洛地平缓释片 5mg，poqd 后血压控制不佳，服药后出现腹胀，大便干结，为求中医治疗，遂来门诊就诊。刻下症见：测血压：160/85mmHg，间断头晕、目眩不适，心慌、心悸、气短，时有恶心呕吐，食纳可，反酸烧心，口干口苦，时有小腹胀痛，嗳气频作，夜寐差，二便如常。舌红，苔白腻，脉弦滑。

中医诊断：眩晕。

辨证：寒热错杂，上热下寒。

治法：寒热平调，清上温下。

方药：半夏 10g，太子参 15g，黄芩 10g，黄连 6g，吴茱萸 3g，苦参 6g，丹参 20g，瓜蒌 20g，茯苓 20g，浙贝 15g，乌贼骨 20g，牛膝 20g，白芍 20g，甘草 6g。12 剂，一日 1 剂，水煎服，分 2 次服。服药后上热下寒诸症缓解，拟归脾丸调养心脾，补益气血，望图收功。

> 按：此案患者以头晕目眩为主症，符合中医学之"眩晕"范畴，四诊合参，证属寒热错杂，上热下寒。方中半夏、太子参、黄芩、黄连取半夏泻心汤之意，黄连、吴茱萸乃左金丸之配伍；黄芩、黄连以清上焦之热；瓜蒌宽胸理气，茯苓淡渗利湿，浙贝、乌贼骨制酸，牛膝引热下行，白芍平肝定眩，干姜温中以祛下寒。全方调和寒热，肝脾肾同调。

【案六】

邹某某，女，58 岁，初诊时间 2020 年 11 月 9 日。主诉发现血压升高 12 年余，头晕加重伴左眼胀痛半年。患者自诉 12 年前发现血压升高，测血压最高达 160+/90mmHg，平素服用"苯磺酸氨氯地平片 1 片，2 次/日，倍他乐克 25mg，1 次/日"等药物控制血压，血压控制平稳。半年前无明显诱因出现头晕加重，间断性左眼胀痛不适，视物模糊，现为求中医治疗，遂来门诊就诊。刻下症见：间歇性头晕，左眼胀痛不适，视物模糊，无头痛，无心慌心悸气短，偶有耳鸣，饮食可，睡眠可，大小便正常。舌暗，苔白腻，脉弦细。

中医诊断：眩晕。

辨证：肝肾不足，夹湿夹瘀。

治法：补益肝肾，祛湿化瘀。

方药：黄芩 10g，夏枯草 30g，决明子 30g，青葙子 15g，茺蔚子 15g，木贼 15g，桑叶 15g，菊花 15g，牛膝 20g，丹皮 15g，丹参 20g，茯苓 30g，甘草 6g。7 剂，一日 1 剂，水煎服，分 2 次服，药后效佳，不更方，继服巩固疗效。

> 按：此案患者以眩晕、高血压病史为主诉，符合中医学之"眩晕"范畴，四诊合参，证属肝肾不足、兼夹痰湿。方中丹参，活血化瘀，"一味丹参散，功同四物汤"，取丹参活血化瘀之效，茯苓甘淡利湿，桑叶、菊花、青葙子、茺蔚子、木贼清肝明目，夏枯草、牛膝平肝降逆。全方清肝明目、祛湿化瘀、滋阴补益肝肾。方药对证，效如桴鼓。

【临证心得】眩晕是中医治疗的优势病种之一，疗效显著。临证辨治，关键要分清虚实。《内经·病机十九条》云："诸风掉眩，皆属于肝。"

《灵枢·海论》云:"髓海不足,则脑转耳鸣,胫酸眩冒。"朱丹溪力昌:"无痰不作眩。"张景岳特别强调:"无虚不能作眩。"此论是对眩晕病因病机的高度概括,亦是临床经验的总结,应仔细领会。

第二十五章　中　风

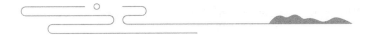

　　中风又名卒中，是以突然昏仆、不省人事、口舌歪斜、半身不遂、言语謇涩或不语为主要临床表现的病证。因起病急骤，又见证多端，与自然界风性善行数变相似，故历代医家将此病类比称中风。中风病的临床表现与西医学中的脑血管病相似。脑血管病可分为缺血性和出血性两大类型，不论是出血性还是缺血性脑血管病都可以参考本节辨证论治。中医认为中风病主要由年老体弱、久病体虚、气血亏损、气血运行无力、血流不通畅；或忧思恼怒、恣酒嗜肥甜之食，或房事所伤、劳累过度，必致阴亏于下、水不涵木、肝阳暴涨、内风旋动、气血逆乱；夹痰夹火，横窜经脉，蒙蔽清窍而致发病。根据病因病机和临床特点进行辨证论治，可以分为如下几种证型。

中经络

一、痰瘀阻络

　　半身不遂，口舌歪斜，舌强言謇或不语，半身麻木，目眩头晕。舌质暗淡，舌苔薄白或白腻，脉弦滑。

　　治法：通络化痰，活血化瘀。方用大秦艽汤合通窍活血汤加减。

二、风阳上扰

半身不遂，伴随麻木，舌强言謇或不语，或者突然发生口舌歪斜，头痛眩晕，面红目赤耳鸣，口苦咽干，心烦易怒，尿赤便干。舌质红或红绛，苔薄黄，脉弦有力。

治法：平肝熄风，补益肝肾，清热活血。方用天麻钩藤饮加减。

三、气虚血瘀

半身不遂，口舌歪斜，口角有流涎，言语謇涩或不语，半身麻木，面色㿠白，气短乏力，便溏，心悸，自汗，手足肿胀。舌质淡暗，舌苔薄白或白腻，脉沉细、细缓或细弦。

治法：祛瘀扶正，益气活血。方用补阳还五汤加减。

四、阴虚风动

平时头晕耳鸣，腰酸腰痛，突发口眼歪斜，手指蠕动，甚至半身不遂。舌质红，苔腻，脉弦或脉细数。

治法：熄风通络，滋阴潜阳。方用镇肝熄风汤加减。

中脏腑

一、阳闭

突然昏倒，不省人事，口噤不开，牙关紧闭，两手固握，肢体痉挛强直，面红身热，口臭气粗。舌红苔黄腻，脉弦数。

治法：辛凉开窍，清肝熄风。方用局方至宝丹或羚羊角汤加减。

二、阴闭

突然昏倒，不省人事，口噤不开，牙关紧闭，两手固握，肢体痉挛强直，面唇色白黯，静卧不动，四肢凉。舌淡苔白腻，脉沉缓。

治法：辛温开窍，熄风化痰。方用苏合香丸或涤痰汤加减。

三、脱证

突然昏倒，不省人事，口张目合，手足冰凉，汗多，大小便失禁，肢体软瘫，舌痿，脉微弱欲绝。

治法：回阳固脱。方用参附汤或参附注射液。

医案精解

【案一】

段某，女，55岁，2020年8月23日初诊。患者诉7月底开始劳累后时有头晕头痛不适，未重视，未服药，近2天上述症状较前加重。昨日早晨起床后头晕目眩，心慌、心悸不适，自测血压180/100mmHg，来医院门诊就诊，行头颅CT检查示：左侧外囊腔隙性脑梗死。诊见：头晕目眩，头昏，心悸心慌，左半身无力，举手抬腿受限，胸闷，烦躁易怒，神疲乏力，畏风。舌淡红，苔白腻，脉弦细。

中医诊断：中风。

辨证：风阳上扰，络脉瘀阻。

治法：平肝熄风，补益肝肾，通络活血。

方药：天麻10g，钩藤15g，草决明30g，夏枯草15g，泽泻20g，牛膝20g，代赭石15g，丹参20g，半夏10g，胆南星5g，陈皮10g，甘草5g，防风5g，地龙15g。水煎，分早、中、晚3次服用。服上药7剂，患者头晕头昏症状较前缓解，心慌心悸明显减轻。嘱患者低盐低脂饮食，原方继服7剂，诸证均缓解，夜寐欠佳，在原方基础上加龙骨20g，紫石英10g，继续服药3周，以巩固疗效。

按：本患者头晕目眩，头昏，心悸心慌，胸闷，烦躁易怒，神疲乏力，畏风，舌淡红，苔白腻，脉弦细为风阳上扰、络脉瘀阻之象。《素问·至真要大论》云："诸风掉眩，皆属于肝。"肝性主升主动，阳亢于上，气火暴升，上扰于头目，发为眩晕。故选用天麻钩藤饮加减，其中天麻和钩藤为君药，治疗内风头痛眩晕的常用药为天麻，也称"治风之神药"；钩藤清热平肝，息风定惊，治疗内风效果好，决明子平肝潜阳，除热；夏枯草清火，泽泻清湿热、利小便；地龙活血通络，川牛膝助天麻、钩藤起到平肝熄风的作用。现代实验研究发现，上述药物都有一定的降压作用；半夏、胆南星清热燥湿化痰，熄风定惊，加强平抑肝阳的作用；患者畏风，以防风祛风解痉；丹参活血祛瘀，散脑中之瘀；甘草调和诸药。

【案二】

潘某，男，59岁，2022年5月22日初诊。患者诉昨日中午起床后无明显诱因右侧肢体颤抖，颤抖不能自行停止。遂前往医院检查，检查头颅CT提示：多发性脑梗死。给予西药阿司匹林、氯吡格雷及阿托伐他汀钙片等药物，当日就诊医院门诊。诊见：头晕目眩，面色晦暗，神疲乏力，四肢困重，左半身痿软，行走困难，健忘，出汗多，便溏。舌体胖，舌质嫩，苔白黯，脉滑。

中医诊断：中风。

辨证：气虚血瘀，络脉瘀阻。

治法：祛瘀扶正，通络活血。

方药：黄芪60g，甘草5g，赤芍15g，当归20g，川芎10g，红花5g，地龙15g，郁金15g，半夏10g，茯苓20g，陈皮10g，石菖蒲10g，天麻5g，丹参20g，牡蛎20g。水煎，分早、中、晚3次服用。服上药7剂，头晕目眩减轻，疲乏无力好转。此后随诊加减桑枝、牛膝、杜仲等药物，继续服药2个月，以巩固疗效。

按：本患者之证属头晕目眩、面色晦暗、神疲乏力、四肢困重、左半身痿软、行走困难。舌体胖、舌质嫩、苔白黯、脉滑等一派气虚血瘀、络脉瘀阻之象，治当活血化瘀、益气通络、熄风化痰，故用补阳还五汤加减。重用黄芪大补元气，气旺则血行，为君药；当归尾长于活血，而且有化瘀且不伤血之妙，为臣药；川芎、桃仁、赤芍、红花助当归尾活血祛瘀，地龙通经活络，均为佐药；半夏、茯苓、陈皮燥湿化痰；石菖蒲、郁金开窍豁痰，醒神益智；天麻平息肝风，丹参化瘀，牡蛎益阴潜阳，治头痛眩晕、烦躁失眠；甘草调和诸药。诸药合用，使气旺血行，瘀祛络通，诸症自可渐愈。现代研究认为补阳还五汤对血液流变学有一定影响，可以改善微循环，抑制和溶解血栓，可促进侧支循环的形成。

【案三】

李某，男，60岁，2022年3月8日初诊。患者诉左侧肢体麻木无力，间断发作，伴头晕1周。上述症状反复一过性发作，发作时左侧的肢体麻木无力，头晕，头昏，恶心，不能拿东西，站立不稳，言语含糊不清，持续半小时可缓解，困乏，小便正常，大便黏，纳差。舌质暗，苔白腻，脉滑。测血压130/90mmHg。头颅CT提示：腔隙性脑梗死。现症见：头晕、头昏、恶心，左侧肢体麻木无力，站立不稳，言语含糊不清，困乏，小便正常，大便黏，纳差。舌质暗，苔白腻，脉滑。

中医诊断：中风。

辨证：风痰内阻，上蒙清窍。

治法：健脾化湿，祛风通络。

方药：半夏10g，茯苓15g，陈皮10g，郁金15g，石菖蒲15g，白术15g，泽泻15g，天麻5g，黄芩10g，夏枯草15g，牛膝20g，泽兰15g，桑叶15g，甘草5g。水煎，分早、中、晚3次服用。服上药七剂，头晕头昏恶心减轻，肢体麻木较前缓解。此后随诊加远志、牛膝、桑枝、砂仁等药物，继续服药一个月，上述症状再未发作。

> 按：本患者头晕、头昏、恶心，左侧肢体麻木无力，站立不稳，言语含糊不清，困乏，小便正常，大便黏，纳差。舌质暗，苔白腻，脉滑，为风痰内阻、上蒙于清窍导致。治当健脾化湿，祛风通络，故用半夏白术天麻汤加减。方中的半夏燥湿化痰、降逆止呕，天麻平肝息风且止头眩为君药；李东垣《脾胃论》中提到："足太阴痰厥头痛，非半夏不能疗；眼黑头眩，风虚内作，非天麻不能除。"故以两味为君药。白术运脾燥湿，茯苓健脾渗湿为臣；陈皮理气化痰，黄芩清热除湿，郁金、石菖蒲化痰，以治生痰之源；夏枯草、桑叶清肝火、散痰郁。现代研究发现，上述两味药有降血压作用；泽泻、泽兰利水渗湿，生姜、大枣调和脾胃为佐；牛膝引药下行，甘草协合诸药为使。诸药相伍，共奏燥湿化痰、平肝息风之功。

【案四】

王某，男，72 岁，2021 年 4 月 7 日初诊。患者诉于前日自觉头晕、头痛，手足麻木，肌肤不仁，言语略有含糊不清，伴肢体倦怠乏力，恶心。昨日午睡后觉左侧半身活动不利，肢体疼痛，当日上述症状加重，遂来医院就诊。急查颅脑 CT 示：脑梗死。现症见：意识清楚，头晕、头痛，手足麻木，肌肤不仁，言语略有含糊不清，左侧半身活动不利，伴肢体倦怠乏力，恶心。舌质红，苔薄白，舌上有瘀斑，舌下脉络瘀曲，脉细涩。

中医诊断：中风。

辨证：风阳上扰，血虚瘀阻。

治法：活血化瘀，祛风通络熄风。

方药：生地黄 20g，赤芍 20g，白芍 20g，当归 20g，川芎 15g，红花 15g，桃仁 15g，丹参 20g，石菖蒲 15g，地龙 15g，益母草 30g，黄芪 20g，甘草 5g。水煎，分早、中、晚 3 次服用。服上药 7 剂，头晕头痛恶心减轻，言语较前流利，肢体活动较前好。效不更方，继续服药 1 个月，上述症状基本消失。

> 按：本患者见头晕、头痛，手足麻木，肌肤不仁，言语略有含糊不清，左侧半身活动不利，伴肢体倦怠乏力，恶心。舌质红，苔薄白，舌上有瘀斑，舌下脉络瘀曲，脉细涩为风阳上扰、血虚瘀阻之象。治当活血化瘀，祛风通络熄风。故用桃红四物汤加减。本方以桃仁和红花以活血化瘀；以熟地黄改为生地黄以防过于滋腻、合当归滋阴补肝、养血调经；赤芍、丹参凉血散瘀止痛；川芎活血行气，调畅气血；石菖蒲豁痰开窍，益母草活血化瘀利水，地龙清热定惊通络。全方配伍使瘀血祛、新血生、气机畅、经络通。

【案五】

患者刘某，男，55 岁。初诊时间 2021 年 5 月 15 日。患者发病前一天饮酒过量，次日觉头晕、头痛，左侧肢体逐渐麻木、沉重，口眼歪斜，口水从口角流出。遂来医院就诊。急诊行 CT 示：脑梗死。刻下症见：右侧肢体麻木，头晕，口干，心烦，舌强语塞。平素有高血压病史，常失眠、腰痛。舌质红，苔黄，脉弦滑。

中医诊断：中风。

辨证：肝肾阴虚，风阳上扰。

治法：滋养肝肾，平息内风。

方药：龙骨20g，牡蛎20g，代赭石15g，钩藤15g，菊花15g，白芍20g，玄参20g，牛膝20g，胆南星10g，黄芩10g，夏枯草30g，决明子30g，甘草6g，栀子10g，豆豉10g。7剂，水煎服，一日1剂，早、晚服。

二诊（2021年5月25日），患者诉左侧肢体麻木未进行性加重，心烦、头晕缓解，情绪平稳。舌红，苔黄，脉弦滑。原方去栀子、豆豉，加地龙15g、红花10g、鸡血藤30g以通窍活络治疗。予10剂，水煎服，一日1剂，早、晚服。

三诊（2021年6月10日），复查CT提示，周围水肿较前逐渐消退，自述诸症状有所缓解，左侧肢体较前有力，二便调。效不更方，原方继续调理。

按：患者肝肾阴虚，肝阳偏亢，故头晕、头痛；肝为风木之脏，肝阴亏损，肝阳则上亢，若肝风夹痰上扰，风痰流窜经络，则出现口眼歪斜，肢体麻木感。舌质红为阴不足，苔黄则为化热之证。方选镇肝熄风汤加减，药用龙骨、牡蛎镇肝潜阳，钩藤、菊花以熄风清热，牛膝引血下行，白芍、玄参清肝疏郁，栀子、豆豉解心烦、口干。

【临证心得】临证遇年老患者，出现头晕、肢麻、流口水、一时性语言不利，乃中风先兆，应积极治疗，防患于未然。一旦卒中，后患无穷，中西医结合，积极救治，可早日康复。脑中风后遗症中医康复治疗有显著疗效，在中医辨证施治的基础上配合针灸、按摩等法效果更好。补阳还五汤是治疗中风后遗症的常用方剂之一，证属气虚血瘀者是首选之方，黄芪量应大，根据不同的兼症，随证加减用药，效果更佳。注意虫类药物应用量不宜过大。

第二十六章　臌　　胀

臌胀是指腹部胀大如鼓，以腹部胀大、皮色苍黄、脉络暴露为特征。臌胀最早见于《灵枢·水胀》曰："腹胀身皆大，大于肤胀等也，色苍黄，腹筋起，此其候也。"《景岳全书·气分诸胀论治》说："单腹胀者名为鼓胀，以外虽坚满而中空无物，其像如鼓，故名鼓胀。又或以血气结聚，不可解散，其毒如蛊，亦名蛊胀，且肢体无恙，胀惟在腹，故又名为单腹胀。"根据本病的临床表现，类似西医学所指的肝硬化腹水、功能性腹胀，以及术后相关腹胀症状。本病多见于嗜酒过度与饮食不洁、内伤情志、湿热蕴蒸、黄疸日久；也与素体虚弱、劳倦损伤等因素有关。其基本病机分为虚实两端，虚者多为气虚，阳虚致脏腑失养，水湿内蕴，气机停滞；或阴津亏虚，致肠道失润，腑气不通。实者多为肝气郁结、脾胃湿阻或饮食停滞，致气机不和、通降失常。亦有虚实夹杂者，致脾胃失和、运化失司、气机升降失常。根据病因病机和临床特点进行辨证论治，可以分为如下几种证型。

一、饮食停滞

嗜酒过度、饮食不节，滋生湿浊，脘腹胀满，或呕吐不消化食物，吐后胀减，厌食欲呕，嗳腐酸臭，口苦不喜饮，不思饮食，大便臭秽不爽，得矢气及便后稍舒。舌淡红，苔厚腻，脉滑。

治法：清热利湿，消食和胃，理气化滞。方用三仁汤合保和丸加减。

二、肝郁气滞

腹胁胀满，胀满攻痛，部位不定，嗳气频作，善太息，每于情志不畅时加重。舌淡红苔薄白，脉弦。

治法：以疏肝解郁，行气导滞。方用木香顺气散加减。

三、寒湿困脾

脘腹胀满，按之如囊裹水，食少纳呆，大便溏而黏滞不爽。肢体困倦，遇冷加重，得热则舒。舌质淡，苔白腻，脉弱。

治法：健脾温中，化湿理气。方用实脾饮加减。

四、湿热蕴结

腹大坚满，脘腹撑急，烦热，口苦，大便黏腻不爽，小便赤涩，肢体困重，口干，渴不欲多饮。舌质红，苔黄腻，脉滑或数。

治法：清热祛湿，理气消滞。方用中满分消丸加减。

五、肝脾血郁

腹大坚满，脉络怒胀，胁腹攻痛，面色黯黑，头颈胸臂有血痣，唇色紫褐。舌质紫红或有瘀斑，脉细涩。

治法：活血化瘀。方用清营饮加减。

医案精解

【案一】

颜某，男，15岁，2019年1月7日初诊。患者一周前无诱因出现上腹部胀满，食纳减少，大便时干时稀，经服多潘立酮片，未见缓解。于某医院行B超、胃镜均未见异常。症见：面色萎黄，自觉上腹部胀满，进食后尤甚，食纳减少，大便不通，无腹泻及呕吐，夜寐尚可。舌质淡，苔白腻，脉弱。

中医诊断：臌胀。

辨证：饮食停滞，三焦气滞。

治法：消食和胃，理气化滞。

方药：连翘 15g，半夏 10g，茯苓 20g，陈皮 15g，莱菔子 20g，炒麦芽 15g，焦山楂 15g，鸡内金 15g，神曲 15g，瓜蒌 20g，槟榔 5g，甘草 5g。冲服，分早、晚 2 次服用。服上药 9 剂，腹胀减轻，饭量增加，大便干。原方继服 7 剂，诸证消失，大便通畅。嘱其饮食有节，继续服药 1 周，以巩固疗效。

按：结合此患者的病史及症状，属西医功能性腹胀。功能性腹胀包括胃肠功能紊乱，多表现为腹部胀气。案例中患者无明显器质性病变，但腹胀较甚，患者素体虚弱，纳运无力，故饮食不化，气机阻滞则见腹部胀闷；脾失健运，则气血生化不足，故面色微黄。方中神曲、焦山楂、炒麦芽消食健胃；莱菔子辛甘而平下气，消食除胀；半夏、陈皮辛温，理气化湿，和胃降逆；连翘散结助消积，清解食积所生之热；瓜蒌行气宽中，槟榔降气行滞；诸药相配，使中焦气机升降畅达，肝气调达，脾胃运化复常，则腹胀病症缓解。

【案二】

方某，女，16 岁，2018 年 10 月 9 日初诊。患者诉一周前无明显诱因出现脘腹胀满不适，晨起不进食的情况下仍有腹胀，午后腹胀较重，不思饮食，若多食后腹部胀气明显，口腔异味酸臭。以上症状持续未见缓解，遂来门诊就诊。刻下症见：脘腹胀满不适，进食后加重，纳差，口干口苦，不喜饮水，偶有嗳气，神疲乏力。无恶心呕吐，无呕血黑便。大便黏腻，排出不畅，易沾马桶，1~2 日一次，平素矢气频作。舌红，苔厚腻，脉滑。

中医诊断：臌胀。

辨证：脾虚胃弱，运化不良。

治法：益气健脾，行气消滞。

方药：党参 15g，茯苓 20g，白术 20g，木香 6g，槟榔 10g，厚朴 10g，炒莱菔 20g，半夏 10g，陈皮 15g，枳壳 15g，藿香 15g，砂仁 5g，莪术 10g，甘草 6g。水煎，分早、晚 2 次温服，一日 1 剂，共 7 剂。

二诊（2018 年 10 月 16 日）：服药后诉脘腹胀满明显减轻，食纳较前好转，大便质可，一日 1 次，口苦好转，仍嗳气，口干。原方调治半月，诸证基本消失。

按：本案患者脘腹胀满不适，纳差，口干口苦，不喜饮水，神疲乏力，大便黏腻，排出不畅，平素矢气频作。舌红，苔厚腻，脉滑。属于中医"臌胀"范畴，一般无明显器质性病变，常因中焦气机不利，脾胃升降失职，故治疗总以调理脾胃升降，行气除痞消满为基本法则。根据其虚实分治，实者泻之，虚者补之，虚实夹杂者补泻并用。补虚重在补脾益胃，或养阴益胃。祛邪则视具体证候，分别施以消食导滞、除湿化痰、理气解郁、清热祛湿等法。治疗中应注意补泻用药不可过于峻猛，以免重伤脾胃，对于虚痞，尤当慎重。故选用六君子汤为主，合木香槟榔丸加减。方中党参、白术、茯苓、陈皮、半夏以益气健脾，理气化痰；用砂仁、藿香以化湿醒脾，行气化滞；槟榔、木香、炒莱菔子、枳壳、厚朴、莪术以理气攻积，泄热导滞。此患者脾虚则湿困，湿邪阻碍中焦气机，气机不调而致肠道传导失司，故以白术配合枳壳，既能益气健脾，又能行气消胀；厚朴配合藿香、砂仁，以化湿醒脾，下气除满，脾得健运，则湿邪自祛，中焦气机通畅，则痞满自消。诸药合用益气健脾、和胃化湿、行气消胀，故能诸症自除。

【案三】

刘某，女，41 岁，2018 年 11 月 8 日初诊。患者诉一月前与爱人争吵后出现脘腹胀满不适，食纳较前明显减少，于当地门诊口服中药及西药（具体不详）治疗后，症状未见明显缓解。3 天前于外院行胃镜及超声检查均未见明显异常。经朋友介绍，为求进一步治疗，遂来门诊就诊。刻下症见：脘腹胀满不适伴胁肋部不适，食少纳差，嗳气，善太息，精神差，无恶心呕吐，无腹泻，无发热恶寒，大小便如常，月经量少，色暗。舌红，苔薄白，脉弦。

中医诊断：臌胀。

辨证：肝郁气滞，湿滞中阻。

治法：疏肝解郁，行气消胀。

方药：柴胡 15g，枳壳 15g，白术 20g，茯苓 20g，白芍 20g，陈皮 10g，厚朴 10g，炒莱菔 20g，半夏 10g，紫苏梗 20g，郁金 15g，莪术 10g，甘草 6g。水煎，分早、晚 2 次温服，一日 1 剂，共 7 剂。

二诊（2018年11月15日）：患者自诉服药后脘腹胀满明显减轻，胁肋部不适消失，食欲增加，偶有嗳气，仍有神疲乏力，较前好转，二便如常。舌红，苔薄白，脉弦。经原方调治两月余，诸证基本消失。

　　按：本案患者脘腹胀满不适伴胁肋部不适，食少纳差，嗳气，善太息，精神差。舌红，苔薄白，脉弦。现代医学中此患者诊断为"功能性腹胀"，主要表现为自觉腹胀或胀气，目前现代医学对于单纯功能性腹胀尚无疗效确切的治疗方案，主要以胃肠动力药物治疗。功能性腹胀与祖国医学的"腹胀"相似，常因饮食不节、情志失调、药物所伤等引起中焦气机阻滞、脾胃升降失常而发生。本案患者证属肝郁气滞，此证型因抑郁恼怒，情志不遂，肝气郁滞，失于疏泄，乘脾犯胃，脾胃升降失常，发为腹胀，故选用逍遥丸加减。方中柴胡、郁金、白芍疏肝解郁，使肝气调达；肝郁不达使脾虚不运，故用白术、茯苓以健脾益气；半夏、厚朴、紫苏梗、陈皮以理气除胀，化痰消积；莪术、炒莱菔子以行气导滞，给邪气以出路。以上诸药既能行气消胀，促进消化，又可理气解郁除烦。诸药合用使中焦气机畅达，肝气调畅，脾胃得以健运，故腹胀诸证则能缓解。

【案四】

贾某，男，65岁，初诊时间2019年12月5日。患者确诊肝硬化病史3年余，长期服用药物治疗。近日无明显诱因出现腹部胀满不适，伴乏力，纳差，口干、口苦、口臭，双下肢散在瘀斑瘀点，偶有胸闷气短，小便短少，大便稀。化验血常规提示：血小板 48×10^9/L，B超示：肝脏弥漫性改变，门静脉增宽，腹水中量。舌淡，苔白厚，略黄，脉弦细。

中医诊断：臌胀。

辨证：肝郁脾虚，水湿潴留。

治法：疏肝健脾，利水化湿。

方药：柴胡15g，黄芩10g，半夏10g，茵陈30g，白术30g，茯苓20g，大腹皮30g，仙鹤草20g，茜草15g，泽泻30g，赤芍20g，莪术10g，甘草5g。

二诊：服药14剂后，腹胀较前缓解，口干口臭症状明显缓解，双下肢无肿胀及出血点，仍感乏力，纳差，二便正常。舌淡，苔白，脉沉细。久病气虚，当健脾益气，行气消胀。原方去大腹皮、茜草，加苏梗 20g，枳壳 15g，炙黄芪 60g，厚朴 10g。

三诊：服药 14 剂后，上述症状明显缓解，偶有腰部酸困不适，食量较前增加，睡眠尚可，二便调。化验血常规提示：血小板 62×10^9/L，B 超示：腹水消失。病久及肾，损伤肾阴，当滋阴潜阳。前方去苏梗，加鳖甲 10g，茯苓加至 30g。服药 14 剂后，症状明显改善。

　　按：患者既往有肝硬化病史，久病致中焦脾胃素虚，运化不利，水液停聚，湿困脾土，"诸湿肿满皆属于脾"，治宜疏肝理气，健脾利湿。"见肝之病，知肝传脾，当先实脾"。故方中白术用至 30g 以健脾利湿。脾虚失运，肝郁气滞，日久可致血瘀。病久及肾，损伤肾阴，故治宜益气健脾利湿，行气消胀，滋阴。组方引用《伤寒论》中大柴胡汤加减。方中柴胡、黄芩和解清热，半夏和胃降逆，加用茵陈清热利湿，茯苓、白术、泽泻健脾利湿，赤芍、莪术化瘀止痛，仙鹤草、茜草止血，大腹皮利水消肿，木瓜通络止痛，甘草调和诸药。

【案五】

李某某，女，50 岁，初诊 2018 年 5 月 10 日。自述间断胃脘部胀满不适 10 年余，加重 1 周。患者自诉 10 年前无明显诱因出现上腹部胀满不适，于当地医院查胃镜示：慢性萎缩性胃炎。口服奥美拉唑、摩罗丹及中药（具体不详）后症状稍见缓解，但反复发作。既往有乙肝病史。1 周前上述症状明显加重，现为求中医治疗，遂来门诊就诊。刻下症见：间断上腹部胀满不适，呃逆，无嗳气，口干口苦，食纳欠佳，夜寐欠佳，大便不成形，一日 1 次，有排便不尽感，小便量少。舌红，苔黄腻，脉弦滑。B 超提示：肝脏弥漫性病变，脾大，门静脉增宽，腹水少量，肝功能化验提示：谷丙、谷草、胆红素均升高。巩膜轻度黄染。

中医诊断：臌胀。

辨证：湿热中阻，三焦瘀滞。

治法：清热利湿，和中除满。

方药：竹茹 15g，半夏 10g，枳实 10g，党参 15g，干姜 10g，黄芩 10g，黄连 6g，莪术 10g，茵陈 30g，大腹皮 30g，木香 6g，槟榔 10g，炒莱菔 20g，牛膝 20g，木瓜 15g，甘草 5g。七剂，水煎服，一日 1 剂，分早晚二次服。

二诊（2018 年 5 月 25 日），自述间断上腹部胀满不适好转，呃逆好转，无嗳气，口干口苦，食纳欠佳，夜寐欠佳，大便稍可，1 日一次，有排便不尽感，小便如常。舌红，苔薄黄腻，脉滑。原方加茯苓 30g 以增加化湿之功。七剂，水煎服，一日 1 剂，分早晚二次服。

按：此患者以上腹部胀满不适为主诉，当属中医学"臌胀"范畴，脾胃运化不利，中虚失运而致湿浊内生，久而郁热，湿热蕴结、气机不利发为腹部胀满，方选温胆汤合半夏泻心汤加减。以清热燥湿、理气和中、除痞降逆为法，方中竹茹、半夏清热燥湿降逆除痞，陈皮理气和中燥湿，枳实破气，茯苓渗湿健脾，苦寒之茵陈、黄芩、黄连泄热利湿，甘草补脾和中且调和诸药，大腹皮、莪术行气、化瘀、消胀。炒莱菔行脾胃之气。气机得畅，湿热清除则胀满自消。

【临证心得】臌胀治法，切不可过投苦泻之剂，应以辛温开宣为主，苦降祛湿为辅，寒热并用，辛开苦降，乃《伤寒论》仲景论治臌胀的原则。此多肝脾俱病，肝木克土，脾运失司，清阳不利，浊阴不降，清浊相混，气滞血瘀，臌胀乃成。见肝之病，当见实脾，脾运得健，湿浊得化，气血调和，则胀满自除。

第二十七章　黄　疸

黄疸是以目黄、身黄、小便黄为主症的一种病症，其中尤以目睛黄染为特征。东汉时期，张仲景《金匮要略·黄疸病脉证并治》，将黄疸分为黄疸、谷疸、酒疸、女劳疸、黑疸五种，并对各种黄疸的形成机理、症状特点进行了探讨，指出"黄家所得，从湿得之"。其创制的茵陈蒿汤、茵陈五苓散、麻黄连翘赤小豆汤成为历代治疗黄疸的重要方剂。黄疸病因分为外感、内伤两个方面，外感多属湿热疫毒所致，内伤常与饮食、劳倦、病后有关，内外病因又互有关联。其病理因素有湿邪、热邪、寒邪、疫毒、气滞、瘀血等，但其病机关键是湿。由于湿邪壅阻中焦，脾胃失健，肝气郁滞，疏泄不利，致胆汁输泄失常，外溢肌肤，下注膀胱，而发为目黄、肤黄、小便黄之病症。临床可分为以下几种证型。

一、急黄

1.疫毒炽盛

发病急骤，黄疸迅速加深，其色金黄，皮肤瘙痒，高热口渴，胁痛腹满，神昏谵语，烦躁抽搐，或见衄血、便血，或肌肤瘀斑。舌质红绛，苔黄而燥，脉弦滑或数。

治法：清热解毒，泻火退黄，凉血开窍。方用犀角散加减。

二、阳黄

1. 热重于湿

身目俱黄，黄色鲜明，发热口渴，或见心中懊恼，腹部胀闷，口干且苦，恶心呕吐，小便短少黄赤，大便秘结。舌苔黄腻，脉象弦数。

治法：清热通腑，利湿退黄。方用茵陈蒿汤加减。

2. 湿重于热

身目俱黄，黄色不及前者鲜明，头重身困，胸脘痞满，食欲减退，恶心呕吐，腹胀或大便溏垢。舌苔厚腻微黄，脉象濡数或濡缓。

治法：利湿化浊，佐以清热。方用茵陈五苓散合甘露消毒丹加减。

3. 胆腑郁热

身目发黄，黄色鲜明，上腹、右胁胀闷疼痛，牵引肩背，身热不退，或寒热往来，口苦咽干，呕吐呃逆，尿黄赤，大便秘。苔黄舌红，脉弦滑数。

治法：疏肝泄热，利胆退黄。方用大柴胡汤加减。

三、阴黄

1. 寒湿阻遏

身目俱黄，黄色晦暗，或如烟熏，脘腹痞胀，纳谷减少，大便不实，神疲畏寒，口淡不渴。舌淡苔腻，脉濡缓或沉迟。

治法：温中化湿，健脾和胃。方用茵陈术附汤加减。

2. 瘀血阻滞

黄疸日久，肤色暗黄、苍黄，甚则黧黑，胁下癥结刺痛、拒按，面颈部见有赤丝红纹。舌有紫斑或紫点，脉涩。

治法：活血化瘀消癥，利湿退黄。方用鳖甲煎丸加减。

医案精解

【案一】

刘某某，男，70岁，初诊时间2020年12月13日。主诉全身发黄1月余。

1月前因右胁下疼痛就诊于某医院，确诊胆管 Ca，未行手术等治疗（具体不详）。家属为求中医治疗，缓解症状，提高生存质量，遂来就诊。刻下症见：消瘦，全身黄染，皮肤瘙痒，右胁下胀痛，纳差，夜寐一般。舌红，苔黄腻，脉沉。

中医诊断：黄疸。

辨证：邪毒蕴结，胆汁外溢。

治法：疏肝利胆，利湿退黄。

方药：柴胡 15g，赤芍 15g，枳壳 15，茵陈 30g，金钱草 40g，半枝莲 20g，郁金 15g，桃仁 15g，大黄 6g，山慈菇 10g，莪术 10g，泽泻 30g，炒莱菔 20g，甘草 6g。10 剂，水煎服，一日 1 剂，分 2 次服。服药 10 剂，黄疸减轻，精神好转，食欲增加，效不更方，继调服以改善症状。

> 按：此案患者确诊胆管 Ca，全身黄染，家属为提高患者生存质量来诊。四诊合参，以疏肝利胆退黄抗癌为主，辅以化气开胃调护胃气。方取大柴胡汤之意加减，再加茵陈、金钱草、郁金更增疏肝利胆之力，大黄、桃仁、莪术、泽泻行气通泄，取效乃止，半枝莲、山慈菇以抗癌缓解疼痛，炒莱菔化气行滞开胃，甘草调和诸药。

【案二】

魏某某，男，55 岁，初诊时间 2020 年 10 月 19 日。主诉乙肝病史 10 年余，眼球黄染一月。10 年前外院确诊乙肝、肝硬化，平素规律口服相关药物。一月前无明显诱因出现眼球黄染，外院复查后予对症治疗（具体不详），疗效欠佳，现为求中医治疗，遂来门诊就诊。刻下症见：双侧眼球黄染，左侧胸胁不适，口苦，胃脘痞满不适，无反酸、烧心、嗳气，大便稀溏，纳寐尚可，小便尚可。舌胖大，舌根黄腻厚，脉滑。

中医诊断：黄疸，胁痛。

辨证：肝胆瘀滞，湿热蕴阻。

治法：清热利湿，疏利肝胆。

方药：柴胡 15g，黄芩 10g，半夏 10g，茯苓 20g，枳实 6g，竹茹 20g，半边莲 20g，虎杖 20g，鳖甲 10g，茵陈 30g，白术 30g，泽泻 30g，郁金 15g，甘草 6g。15 剂，水煎服，一日 1 剂，分 2 次服。

二诊（11 月 5 日），药后效佳，诸症均明显减轻，上方加消食导滞莱菔子

20g，10 剂以巩固疗效。

按：此案患者以眼球黄染，胁下不适为主症，符合中医学之"黄疸""胁痛"范畴。四诊合参，证属肝胆湿热证，治以清肝胆湿热。方中半边莲现代药理学研究表明，其具有抗癌之效；虎杖可清热解毒、利湿退黄，现代药理学研究，其还具有抗乙肝病毒之效，对乙肝病毒有抑制作用。全方共行疏肝利胆、养阴清热、利湿退黄之效。

【案三】

刘某，女，45 岁，初诊时间 2020 年 12 月 21 日，主诉胆囊切除术后 3 年，眼球黄染半月余。三年前行胆囊切除术，术后无特殊不适，半月前无明显诱因出现眼球黄染，外院检查示胆红素升高（具体不详，报告单未见），予对症治疗（具体不详）后，眼球黄染未见明显缓解，现为求中医治疗，遂来门诊就诊。刻下症见：双侧眼球轻度黄染，未见明显身黄，无恶心呕吐，食后不易消化，多食后易出现右背胀满，晨起口苦，大便稀，小便稍黄，夜寐一般。舌淡红，苔薄，黄腻，脉滑。

中医诊断：黄疸。

辨证：湿热熏蒸，肝胆郁阻。

治法：清热利湿，疏肝利胆。

方药：茵陈 30g，柴胡 15g，茯苓 20g，泽泻 15g，白术 20g，金钱草 30g，厚朴 10g，枳壳 15g，郁金 15g，黄芩 10g，白蔻仁 10g，薏苡仁 20g，甘草 6g。10 剂，一日 1 剂，水煎服，分 2 次服。

二诊（2021 年 1 月 5 日）：药后效佳，诸症缓解，上方加消食导滞莱菔子 20g，10 剂，以巩固疗效。

按：患者以目睛黄染为主诉，胆囊切除术后病史，符合中医学之"黄疸"范畴。肝气疏利失畅，郁而化湿化热，湿热之气熏蒸，目睛黄染。治以清热利湿疏肝；茵陈、金钱草利湿退黄，柴胡、黄芩、郁金疏肝，茯苓、泽泻、白蔻仁、薏苡仁利湿泄浊，白术、枳壳、厚朴理气健脾，更增全方化湿之力，甘草调和诸药。

【案四】

祁某某，女，36岁，初诊时间2020年9月29日。主诉胆囊切除术后3年，面色黄1月余。三年前行胆囊切除术，平素易消化不良，一月前体检发现转氨酶升高（具体不详，报告单未见），自觉面色发黄，现为求中医治疗，遂来门诊就诊。刻下症见：神清，精神可，面色轻度发黄，双侧眼球略见黄染，四肢未见黄染，后背胀痛不适，食后不易消化，晨起口苦，夜寐尚可，小便稍黄，大便稀。舌暗红，苔薄，黄腻，脉滑数。

中医诊断：黄疸。

辨证：肝胃不和，湿热内蕴。

治法：疏肝理气，清利湿热。

方药：柴胡15g，枳壳15g，赤芍20g，郁金15g，元胡10g，川楝子6g，五味子10g，当归20g，蒲公英30g，茵陈30g，香附15g，甘草6g。10剂，一日1剂，水煎服，分2次服。药效佳，继服14剂，以求收功。

> 按：患者面色发黄为主诉，胆囊切除术后病史，符合中医学之"黄疸"范畴，胆汁疏利不畅，肝胆不和，肝胃又密切相关，进而肝胃不和，发为胁肋、后背不适、消化不良等，肝胆郁结之气熏蒸于上，发为面部黄染。方中柴胡、枳壳、赤芍、郁金疏肝理气，元胡、川楝子理气止痛，当归、香附理气调血，茵陈清利湿热，甘草调和诸药。

【案五】

马某，男，55岁，初诊时间2020年11月9日，主诉乙肝病史10年余，眼球黄染半月余。十年前确诊乙型肝炎，平素规律口服相关药物，半月前少量饮酒后出现眼球黄染、胁肋不适，外院住院治疗后胁肋不适好转，眼球黄染缓解不显，现为求中医治疗，遂来门诊就诊。刻下症见：神清、精神一般，双侧眼球轻度黄染，两胁肋部偶见轻度胀闷，疲乏无力，头痛，头晕，时有恶心，无呕吐，劳累后加重，时有口干口苦，食欲欠佳，夜寐欠佳，大便时干时稀，小便如常。舌红，苔薄黄，脉弦细。

中医诊断：黄疸。

辨证：肝胃郁热，湿浊中阻。

治法：疏肝和胃，利湿化浊。

方药：柴胡 15g，黄芩 10g，半夏 10g，牛蒡子 15g，土茯苓 20g，茵陈 30g，虎杖 15g，半边莲 15g，白芍 20g，枳壳 15g，何首乌 30g，牡蛎 30g，莱菔子 20g，甘草 5g。9 剂，一日 1 剂，水煎服，分 2 次服。服药后眼球黄染已退，诸症均减轻，效不更方，继服调之，巩固疗效。

按：此案患者既往有乙肝病史，因饮酒致病情反复出现黄疸，四诊合参，当属肝胃郁热，湿浊中阻。方中柴胡、黄芩、半夏、白芍、茵陈疏肝利湿退黄，虎杖、半边莲清热解毒、利湿退黄、抗病毒，牡蛎潜阳降逆，枳壳、莱菔子行气开胃化滞，甘草调和诸药。

【临证心得】黄疸是以面、目、身黄、小便黄赤为主要特征的疾病。辨证要领在于辨清证候性质与湿热之偏性。治疗上以利小便为大法。阳黄当清热解毒利湿，同时分清湿重或热重，配以除湿或通腑之品；阴黄当温化寒湿，兼瘀血者配以活血之品；急黄为阳黄重证，当以清热解毒，泻火退黄，凉血滋阴法治疗。

第二十八章　淋　证

　　淋证是指小便频数短涩、淋漓刺痛，欲出未尽，小腹拘急，排尿不利的一种病证。《黄帝内经》(也称《内经》)中有"淋溲""淋满"之名。《金匮要略·消渴小便不利淋病脉证并治》载："淋之为病，小便如粟状，小腹弦急，痛引脐中。"淋证类似于西医学中的急慢性尿路感染、泌尿道结核、尿路结石、急慢性前列腺炎、乳糜尿以及尿道综合征等病。其病因为外感湿热、饮食不节、情志失调、劳伤、体虚等。病理变化为湿热蕴结下焦，致肾与膀胱气化不利，病位在膀胱与肾。根据其病理变化及临床症状的不同将其分为六淋；分别是热淋、气淋、血淋、膏淋、石淋、劳淋。

一、热淋

小便频数，灼热刺痛，少腹拘急胀痛，口苦，呕恶，大便秘结。苔黄腻，脉滑数。

治法：清热利湿通淋。方用八正散加减。

二、石淋

排尿涩痛，排尿时突然中断，尿道窘迫疼痛，突发一侧腰腹，绞痛难忍，甚则牵及外阴，尿中带血。舌红，苔薄黄，脉弦或数。

治法：清热利湿，排石通淋。方用石韦散加减。

三、血淋

小便频急，热涩刺痛，尿色红或夹血块，小腹胀满疼痛。舌尖红，苔黄，脉滑数。

治法：清热通淋，凉血止血。方用小蓟饮子加减。

四、气淋

小便涩滞，淋沥不畅，少腹胀满疼痛。苔薄白，脉弦。

治法：理气疏导，通淋利尿。方用沉香散加减。

五、膏淋

小便浑浊，伴有絮状凝块物，或混有血液、血块，尿道热涩疼痛。苔黄腻，舌质红，脉濡数。

治法：清利湿热，分清泄浊。方用程氏萆薢分清饮加减。

六、劳淋

小便淋漓不已，时作时止，遇劳即发，腰膝酸软，神疲乏力。舌质淡，脉细弱。

治法：补脾益肾。方用无比山药丸加减。

医案精解

【案一】

王某，女，42岁。2019年4月23日初诊。患者尿频、尿急、尿痛1周余，伴上腹部胀痛，反酸，口干，大便时稀时干，服用氧氟沙星胶囊治疗后症状仍反复，尿频呈持续性。舌淡，苔薄黄，脉数。尿检示白细胞2+，隐血1+，白细胞计数256.2个/UL。西医诊断为尿路感染。

中医诊断：淋证。

辨证：湿热下注，蕴结膀胱。

治法：清热利湿通淋。

方药：杏仁 15g，薏苡仁 30g，蒲公英 30g，土茯苓 20g，石韦 15g，冬葵子 15g，白术 20g，半夏 10g，陈皮 10g，通草 5g，莱菔子 20g，草豆蔻 10g，甘草 5g。7 剂，水煎服。

二诊（5 月 7 日），病情减轻，饮食不慎，偶有胃胀，尿检隐血 1+，余正常。上方继续巩固 4 剂。

按：案例中患者湿热蕴结膀胱，导致膀胱失养，水液下行不利。用杏仁宣上、薏苡仁渗下、草豆蔻畅中；冬葵子、石韦、通草、蒲公英清热通利水道；白术健脾益气，固护脾胃；土茯苓清热利湿渗水。对于此病的治疗要注重辨证精准，初病以祛邪为先，以清利湿热为主，后期可适当加健脾补肾之品。

【案二】

权某，女，52 岁。2019 年 3 月 5 日初诊。患者血尿 2 天，伴有尿频、尿急、尿痛，就诊于西医，诊断为：泌尿系感染。予抗生素治疗，患者拒用抗生素，欲求中医治疗。现症见：神清，精神可，小便频急，尿中带血，小腹胀痛。舌红，苔薄黄，脉数。

中医诊断：淋证。

辨证：湿热下注，灼伤络脉。

治法：清热通淋，凉血止血。

方药：生地黄 15g，小蓟 15g，白茅根 30g，通草 5g，仙鹤草 30g，栀子 10g，滑石 10g，车前子 20g，蒲黄 5g，海金沙 15g，当归 20g，甘草 5g。6 剂，水煎服。

复诊（3 月 12 日），诸症减轻。调药为六味地黄汤 7 剂，水冲服，巩固疗效。

按：患者热结下焦，灼伤血络，而迫血外溢，出现血尿。湿热蕴结下焦，肾、膀胱气化失司，则小便频急，湿热搏结尿中刺痛。故用生地、白茅根、小蓟、仙鹤草凉血止血；车前子、滑石、通草利尿通淋；栀子清泄三焦火热；当归、蒲黄通络止血。血淋易致肾阴不足，虚火灼伤血络，后期用六味地黄汤以巩固疗效。

【案三】

杨某君,女,48 岁,2018 年 12 月 25 日初诊。患者诉 3 天前吃完火锅后出现小便灼热刺痛,尿频,尿急。症状持续未见缓解,为求进一步治疗,遂来门诊就诊。刻下症见:小便灼热刺痛,尿频尿急,尿色黄赤,口干口苦,大便秘结。舌红,苔黄腻,脉滑数。

中医诊断:淋证。

辨证:湿热蕴结膀胱,气化失常。

治法:清热利湿通淋。

方药:土茯苓 15g,石韦 10g,萹蓄 15g,通草 5g,车前草 30g,栀子 10g,滑石 15g,灯芯草 5g,黄芩 10g,地丁 20g,蒲公英 30g,甘草 6g。水煎服,分早、晚 2 次服用。服上药 7 剂。

复诊(2019 年 1 月 3 日):患者诉服药后尿频、尿急、尿痛明显缓解,口苦较前好转,仍有口干,大便如常。原方继续调治 2 周后,上述症状基本消失。

按:本病西医诊断为泌尿系感染,属于中医"淋病"范畴。常因外感湿热、饮食不节、情志失调、禀赋不足或劳伤久病导致湿热蕴结下焦,肾与膀胱气化不利所致。本案患者因食辛辣之品,脾胃运化失常,积而生热,下注膀胱发为本病,辨证属热淋。故以八正散为主方加减。方中以滑石、通草为君药,滑石善能通利窍道,清热渗湿,利水通淋;通草以清热利水,使湿热邪气从小便而去;萹蓄、车前草、石韦、土茯苓、灯芯草以助君药利水通淋;栀子、黄芩、地丁、蒲公英以清泄三焦湿热,以助清热通淋之功。本方集合众多寒凉清泄之品,泻火渗湿并用,利水通淋并行,共奏清热利湿通淋之效。

【案四】

张某,男,35 岁,初诊时间 2019 年 10 月 29 日。患者既往有肾结石病史,近日无明显诱因出现腰部困痛,咽痛、咽痒,头痛,无头晕,小便淋沥不畅,时有涩痛,大便时干时稀,纳差,睡眠差,二便正常。舌淡,苔白略黄,脉弦细。

中医诊断:淋证。

辨证:湿热蕴结成石,膀胱气化失司。

治法:清热利湿,排石通淋。

方药：柴胡 15g，黄芩 10g，半夏 10g，茵陈 30g，栀子 10g，郁金 15g，海金沙 10g，金钱草 30g，石韦 15g，泽兰 20g，牛膝 20g，蒲公英 30g，甘草 5g。水煎服，分早、晚 2 次服用。服上药 14 剂。

二诊：服药 14 剂。腰部疼痛症状缓解，口干，口渴喜饮，大便干，一日一行，余症基本消失。舌红，苔白，略黄，脉弦。证属热盛伤津，当清热泻火，生津止渴。原方去泽兰、半夏，加竹茹 15g，天花粉 30g。继服 14 剂，随诊诸症基本消失，嘱平素多饮水，勤排尿。

按：本证属湿热津，液蕴结成石，膀胱气化失司。治宜清热利湿，排石通淋。方药以石韦散合小柴胡汤加减。方中石韦、金钱草、海金沙排石化石，牛膝活血软坚，泽兰活血祛瘀止痛，柴胡疏肝解郁，黄芩清热泻火，半夏和胃降逆，栀子、茵陈、蒲公英清热解毒利湿，郁金行气止痛，甘草调和诸药。全方共奏清热利湿，排石通淋之效。

【案五】

代某某，女，29 岁，2019 年 10 月 20 日初诊。尿痛 10 日余。10 日前无明显诱因出现尿痛，疼痛较为剧烈，伴腰部酸痛，医院检查未见结石等，诊为泌尿系感染，予抗感染治疗，疗效不显，患者为求中医治疗，遂来门诊就诊。刻下症见：尿痛，无尿血，自觉尿时尿道灼热，纳食一般，夜寐尚可，大便黏。舌红，苔黄腻，脉滑。

中医诊断：淋证。

辨证：湿热下注。

治法：清热利湿。

方药：猪苓 20g，茯苓 20g，泽泻 15g，滑石 20g，车前子 30g，生薏苡仁 30g，栀子 10g，白术 20g。7 剂，水煎服，一日 1 剂，分早晚 2 次服。

按：患者以尿痛为主症，当属中医学"淋证"之范畴。四诊合参，当属湿热之邪为患。初时以抗感染治疗未获明显效果，或因所用抗感染药物多为阴寒之物，虽能凉解热邪，但湿邪下注，故未见明显疗效。方以猪苓汤合八正散加减，方中猪苓、茯苓、泽泻、车前子清热利湿、利尿通淋；栀子清泄三焦，通利水道，增清热利水通淋之功；生薏苡仁化湿浊，甘寒之滑石，助利水、清热之功；白术健运中焦，助化湿之力，截生湿之源。全方共行清热利湿、利尿通淋之功。

【案六】

王某，男，61岁，2020年7月5日初诊。自述尿频、尿急5月余，加重3日余。5月前出现尿频、尿急，就诊于外院，诊断为急性膀胱炎，予抗感染治疗愈后出院。此后间断发作，但均不甚明显，3日前进食寒凉之物后症状加重，自行口服中成药（具体不详）未见明显缓解，现为求中医治疗，遂来门诊就诊。刻下症见：尿频、尿急，小腹冷痛不适，四肢怕冷，纳差，夜寐一般，大便溏薄。舌淡暗，苔白滑，脉沉迟。

中医诊断：淋证。

辨证：寒凝饮停，气化失常。

治法：温阳散寒，化饮通淋。

方药：茯苓20g，白芍20g，生姜10片，炮附子6g，白术20g。5剂，水煎服，一日1剂，分2次服。上方服3剂时，自觉尿次减少，小腹冷痛，怕冷明显缓解，纳食改善，大便稍成形。继服余剂以固疗效。

按：四诊合参，此案患者当属里虚寒饮停滞之象，以真武汤治之。茯苓、白术共去中焦水饮，炮附子温阳兼助化饮之力，生姜健补中焦、发表利水气，白芍酸收兼以缓急止腹痛。全方药简力专，共行温阳化饮之功。

【临证心得】淋证初期多因膀胱湿热，其病在腑，其证属实。病久不愈，可转为虚证，出现肾气不足，脾虚气陷，诸脏气虚损证。临证亦可见虚实夹杂的情况，应细辨之。在治疗上，热淋宜清热解毒，利尿通淋；石淋当通淋利尿，涤除砂石；血淋当清热通淋，凉血止血；气淋宜理气和血，通利除湿；膏淋宜清热除湿，分清泌浊，清心通络。

第二十九章　尿　　血

尿血是小便中混有血液，甚至伴有血块，夹杂而下，多无疼痛的一种病证。随着出血量多少不同，小便可呈显淡红色、鲜红色，或者酱油色。《黄帝内经》(也称《内经》) 曰："胞热移于膀胱，则癃闭，溺血。""少阴有余，濇则病积溲血。"阐明了尿血的病因病机。西医学中的尿路感染、肾小球肾炎、肾结核、泌尿系统肿瘤，或全身疾病，例如血液系统疾病，结缔组织疾病等出现血尿表现的，均可参考本篇辨证论治。尿血病位在膀胱与肾，与心、小肠、肝、脾有关。其病因病机多为纵情色欲，相火妄动，烦劳过度，损伤心阴，心火亢盛，移热小肠，致热灼脉络；或饮食不节，脾胃受损，中气不足，统血无权所致。根据病因病机和临床特点进行辨证论治，可以分为如下几种证型。

一、热迫膀胱

初期可见恶寒发热，继之全身骨节酸痛，口干口渴喜饮，少腹胀或胀痛，或者腰酸腰痛，小便带血，血色鲜红。舌质红，苔黄，脉数。

治法：凉血止血，清热利水。方用导赤散合黄连解毒汤加减。

二、心火亢盛

小便热赤，带血鲜红，心烦口渴，面赤口疮，夜寐不安。舌尖红，脉数。

治法：清心泻火，凉血止血。方用导赤散合小蓟饮子加减。

三、阴虚火旺

小便短赤带血，头晕耳鸣目眩，口渴口干，耳鸣心悸，神疲，颧红潮热，腰膝酸软。舌质红，少苔，脉细数。

治法：滋阴清热，凉血止血。方用知柏地黄丸加减。

四、脾不统血

久病体弱尿血，甚或可兼见肌衄、齿衄等，体倦乏力，食少，声低气短，面色不荣。舌质淡，苔薄白，脉细弱。

治法：益气摄血，健脾补中，方用归脾汤加减。

五、肾气不固

久病尿血，血色淡红，头晕耳鸣目眩，腰酸腰痛，精神困惫。舌质淡，脉沉弱。

治法：补益肾气，固摄止血。方用无比山药丸加减。

医案精解

【案一】

华某，男，14岁，患者4个月前因感冒发热一天后发现尿色偏红，在某医院就诊后，查尿常规示：尿蛋白+，潜血+；经肾穿刺活检诊断为IgA肾病，口服潘生丁等药物治疗，现仍有尿血，腰痛、腰困等不适，来医院就诊。症见：腰痛、腰困，平素易心烦，手足心热，纳差，尿色偏红，尿量正常，大便不调。查尿常规示：尿蛋白+，潜血++++。舌质红，苔白，脉细数。

中医诊断：尿血。

辨证：肾阴不足，热伤脉络。

治法：补益肾阴，固摄止血。

方药：生地黄10g，丹皮10g，山药10g，茯苓10g，泽泻10g，山萸肉10g，小蓟15g，炒蒲黄10g（包煎），茜草10g，仙鹤草20g，白茅根20g，陈皮10g，焦山楂 20g，蒲公英 30g，甘草 5g。水煎，分早、中、晚 3 次服用。服上药 7 剂，腰痛腰困减轻，尿常规示：尿蛋白 +-，潜血 +。纳食好，原方去焦山楂继服 10 剂，尿常规示：尿蛋白 -，潜血 +-，腰痛腰困缓解；嘱再服药 7 剂以巩固疗效，注意预防感冒。定期复查，以求根治。

　　按：患者腰痛、腰困，心烦，手足心热，纳差，尿色偏红。舌质红、苔白、脉细数为肾阴虚之象，以补益肾阴，固摄止血之法。六味地黄丸加减，方中不用熟地黄，而用生地黄，防滋腻太过，补血滋阴，填精益髓为君药；山药补脾养胃，补肾涩精；山茱萸补益肝肾，并能涩精固脱；小蓟、炒蒲黄、茜草、仙鹤草、白茅根凉血止血，以上共为臣药；茯苓、陈皮渗湿健脾，助山药健运；泽泻利湿泄热而降肾浊，并能减地黄之滋腻；牡丹皮清泄虚热，并制山萸肉之温性，共为佐药；焦山楂消食开胃，蒲公英清热；诸药合用，共奏滋补肾阴，固摄止血之功。

【案二】

　　张某，男，51 岁，发现血尿一月余。患者于一月前无明显诱因突然出现尿中带血，诊断为急性肾小球肾炎，治疗后，仍时有尿中带血，腰酸困，乏力，近几日感冒后上述症状加重，遂来医院就诊。症见：尿中带血，腰酸无力，小便泡沫多，烦渴，咽痛，口干，大便正常。查尿常规示：尿蛋白 ++，潜血 +++。舌质红，苔略黄，脉数。

中医诊断：尿血。

辨证：热毒壅盛，迫血妄行。

治法：清热解毒，凉血止血。

方药：金银花 15g，赤小豆 20g，连翘 15g，瞿麦 20g，茜草 20g，仙鹤草 20g，炒蒲黄 10g（包煎），山药 20g，泽兰 101g，大蓟 15g，小蓟 15g，丹皮 10g，甘草 5g。水煎，分早、中、晚 3 次服用。服上药 7 剂，腰酸困、无力减轻，尿常规示：尿蛋白 +，潜血 ++。继服 10 剂，症状缓解，尿常规示：尿蛋白 +-，潜血 +-；再服药 10 剂以巩固疗效。嘱其定期复诊，以求根治。

　　按：本患者尿中带血，腰酸软无力，小便泡沫多，烦渴，咽痛，口干。舌质红，苔略黄，脉数为热毒壅盛，迫血妄行之象，以清热解毒、凉血止血之法。方中金银花、连翘、赤小豆、丹皮旨在苦寒，清热解毒；瞿麦、泽兰清热凉血；茜草、仙鹤草、炒蒲黄、大蓟、小蓟、凉血止血；山药肝脾肾同补，甘草调和诸药，其药物组合，共奏清热解毒、凉血止血之效。

【案三】

付某，女，45岁，2022年4月15日就诊。患者在半年前感冒后出现血尿，伴咽干咽痛，在当地医院就诊，诊断为IgA肾病，经过对症治疗后，感冒症状改善，但尿常规示潜血++，多次复查仍未完全转阴。症见：腰困乏力，纳差，小便色深红，大便基本正常。舌质淡红，苔薄白，脉细弱。查尿常规示：尿蛋白：++，潜血：+++。

中医诊断：尿血。

辨证：脾肾不足，气血两虚。

治法：补肾健脾，益气摄血。

方药：黄芪30g，党参20g，白术20g，茯苓15g，当归15g，山药20g，酸枣仁15g，木香10g，小蓟15g，大蓟15g，仙鹤草15g，茜草15g，甘草5g。水煎，分早、中、晚3次服用。服上药7剂，患者腰困无力减轻，精神好转，尿常规示：尿蛋白+，潜血+。原方加蒲黄10g，继服10剂，上述症状缓解，尿常规示：尿蛋白−，潜血−；效不更方，守上方服用14剂以巩固疗效。后随访尿检阴性。嘱其服归脾丸、金匮肾气丸以防复发。

按：患者腰困乏力，纳差，小便色深，舌质淡红，苔薄白，脉细弱，为脾肾不足、气血两虚之象，用补肾健脾、益气摄血之法。方用归脾汤加减，脾统血，久病中气亏虚，无力固摄血液，血不循经，发展为尿血。方中以黄芪、白术、党参、甘草之甘温补脾益气，山药补肾固摄；当归补血养心，用木香行气舒脾，以使补气血之药补而不滞，得以流通，更能发挥其补益之功，以酸枣仁、茯苓宁心安神；仙鹤草凉血止血，又能补虚；小蓟、大蓟、茜草凉血止血；甘草调和诸药。全方配伍，心脾肾同治，气血双补，固摄止血。

【案四】

王某，女，72岁，2021年5月14日就诊。患者腰困三年余，肉眼血尿半月。患者既往有心脏病病史，支架植入术病史。三年前起，无明显诱因，时有腰困不适，未予重视。半月前发现小便带血。症见：腰困、口干、纳食可，尿赤，尿灼热感，无尿频尿痛，大便正常。舌质红，苔薄白，脉细数。尿常规示尿蛋白+，潜血+++。

中医诊断：尿血。

辨证：阴虚火旺，热伤阴络。

治法：滋阴补肾健脾，凉血止血。

方药：生地黄20g，丹皮10g，山药20g，山萸肉10g，瞿麦20g，桑寄生20g，仙鹤草20g，白茅根30g，陈皮10g，茜草15g，大蓟15g，小蓟15g，甘草5g。水煎，分早、中、晚3次服用。服上药7剂，症状减轻，原方加牛膝20g，继服10剂，查尿常规示：尿蛋白+，潜血+；加白茅根30g，再服用14剂以巩固疗效。嘱其定期复查，以求根治。

> 按：患者腰困，口干、尿赤，尿灼热感，舌质红，苔薄白，脉细数，为阴虚火旺、热伤阴络之象，用滋阴补肾、凉血止血之法。方中用生地黄、山萸肉滋阴补肾，填精益髓，为君药；山药补益脾阴固精为臣药；桑寄生补肾养血；仙鹤草、白茅根、茜草、大蓟、小蓟凉血止血；陈皮健脾利湿；甘草调和诸药。全方共奏补肾健脾、凉血止血之效。

【案五】

花某，男，25岁，2021年8月6日就诊。二周前患者单位体检时尿常规提示：潜血+++，红细胞++。症见：尿色浑浊，尿泡沫较多，无明显腰痛、腹痛，大便正常。舌质红，苔少，脉弦。

中医诊断：尿血。

辨证：湿热蕴结，热伤络脉。

治法：清热利湿，凉血止血。

方药：生地黄20g，小蓟15g，藕节炭15g，栀子10g，通草5g，滑石15g，大蓟15g，蒲黄10g，茜草15g，石韦15g，甘草5g。水煎，分早、中、晚3次服用。服上药7剂，尿潜血+，排尿疼痛好转，尿中泡沫减少，继服14剂，诸证减轻，再服用 14 剂以巩固疗效。

按：患者尿色浑浊，尿泡沫较多，舌质红，苔少，脉弦滑，为湿热蕴结、热伤络脉之象。用清热利湿、凉血止血之法，小蓟饮子加减治疗。瘀热结于下焦，损伤血络，血渗于尿中，故而尿中带血；热聚膀胱，气化失司，故小便频数。方中用小蓟、大蓟既凉血止血，为君药；重用生地养阴清热，凉血止血，使利尿不伤阴；藕节炭、蒲黄、茜草凉血止血消瘀，使血止而不留瘀，共为臣药；栀子通利三焦，导热下行；通草、滑石清热利湿；当归养血活血，并能引血归经，共为佐药；甘草调和诸药，为使药。纵观全方，凉血止血药和利尿通淋药合用，以凉血止血为主，佐清热利湿，凉血止血中寓以化瘀之法，使血止而不留瘀。

【临证心得】尿血的辨证，应着重分辨外感还是内伤。外感实火，治当清热泻火，凉血止血；内伤虚火，治当滋阴清热，凉血止血。脾肾虚弱，治当补益脾肾，补气摄血。而气滞血瘀，又当理气化瘀，养血止血。饮食应忌辛辣及虾蟹、羊肉等发物。定期复查，以防复发。

第三十章 紫 斑

紫斑是血液溢出于肌肤之间，皮肤呈现青紫斑点或斑块色的病症。中医又称为"肌衄"。《医宗金鉴·失血总括》说："皮肤出血曰肌衄。"西医学的原发性血小板减少性紫癜或者过敏性紫癜，药物、化学或物理因素等引起的继发性血小板减少性紫癜，亦可参考本篇辨证论治。紫斑的表现虽然在皮肤上，但是它的发生与血脉和脾胃有着密不可分的关系。外邪侵入机体，酿热成毒，火热灼脉，血热妄行，故血从皮肤溢出脉外，成片、成点，使皮肤呈青紫的斑点或斑片，形成紫斑。另有脾气虚弱，正气不足，不能统摄血液，血液溢出脉外至皮肤形成紫斑。根据病因病机和临床特点进行辨证论治，可以分为如下几种证型。

一、血热妄行

皮肤上出现青紫的斑点或者斑块，或者伴有齿衄、鼻衄、尿血、便血，或者有发热，口干口渴，便秘。舌红，苔黄，脉弦数。

治法：凉血止血，清热解毒。方用十灰散或清营汤加减。

二、阴虚火旺

皮肤上出现青紫斑点或者斑块，间歇发作，经常伴有鼻衄、齿衄或者月经量过多，口渴，心烦，颧红，手足心热，或者有潮热，盗汗。舌质红，苔少，脉细数。

治法：滋阴降火，清热止血。方用茜根散或玉女煎加减。

三、气不摄血

反复发生肌衄，神疲乏力，久病不愈，头晕目眩，面色萎黄或苍白，食欲不振。舌质淡，脉细弱。

治法：健脾养血，益气摄血。方用归脾汤加减。

医案精解

【案一】

马某，女，12岁，2021年6月13日初诊。患者发现双下肢散在出血点半年余，腹痛、腹泻反复发作，无发热、牙龈出血，无关节疼痛。在外院检查尿常规示：尿蛋白++，潜血+；诊断为过敏性紫癜性肾炎，经口服抗过敏药及激素治疗后，症状仍有发作，时轻时重。近半月上述症状再次复发。复查尿常规结果显示：尿蛋白（++），潜血（++）。症见：头晕，恶心，双下肢可见紫红色出血点，无关节疼痛，夜间有盗汗，血尿。舌红，少苔，脉细。

中医诊断：紫斑。

辨证：阴虚火旺兼血瘀。

治法：滋阴泻火，化瘀解毒。

方药：生地黄15g，仙鹤草15g，金银花15g，牛蒡子15g，瞿麦15g，茜草15g，山萸肉15g，丹皮10g，紫草10g，连翘10g，山药10g，白芍20g，白茅根30g，甘草5g。7剂，水煎服，早中晚分服。服药后患者双下肢出血点明显减少，随症加减调治一月余，患者皮肤出血点消失。尿常规示：尿蛋白－，潜血－。

按：本患者之证头晕，恶心，双下肢可见紫红色出血点，无关节疼痛，夜间有盗汗，血尿，舌红、少苔、脉细为阴虚火旺兼血瘀之象，用滋阴泻火、化瘀解毒之法，方用六味地黄丸加减。方中生地黄滋阴补肾、牡丹皮滋补肾阴、清热凉血，为君药；山药、白芍健脾疏肝，山萸肉补肾化生精血，为臣药；金银花、连翘清热解毒，清上焦之火；瞿麦利尿通淋，白茅根清热凉血，紫草、牛蒡子、茜草凉血止血为佐药；仙鹤草补虚凉血止血；甘草调和诸药。全方共奏滋阴泻火、化瘀解毒之效。

【案二】

朱某，女，7岁，2022年3月26日初诊。患者1月前外出过敏后出现双下肢出血点，咽痛，无明显腹痛、关节痛，无发热，尿常规示：尿蛋白+，潜血+++；诊断为过敏性紫癜，经口服西替利嗪等抗过敏药及泼尼松片等激素治疗后，双下肢出血点仍未消退。故来医院就诊。复查尿常规结果显示：尿蛋白（+），潜血（++）。症见：双下肢可见出血点，咽痛，无腹痛，无关节疼痛，小便色黄，手足热，食纳可，夜寐不安。舌质红，苔黄腻，脉滑数。

中医诊断：紫斑。

辨证：热毒灼脉，肾阴不足。

治法：清热解毒，佐以补肾。

方药：白茅根15g，陈皮10g，赤芍10g，赤小豆10g，甘草5g，金银花10g，连翘10g，牡丹皮5g，茜草10g，山药10g，仙鹤草10g，紫草10g，板蓝根10g，生地20g，桔梗5g。7剂，水煎服，早中晚分服。服药后出血点较前减退，疲乏，将仙鹤草加至15g，再服10剂后，患者下肢皮肤出血点基本消失。再服10剂药，先后治2月余。电话随访尿常规，蛋白和潜血均已转阴，下肢紫斑消退。

> 按：本患者双下肢可见出血点，咽痛，小便色黄，手足热，食纳可，夜寐不安，舌质红，苔黄腻，脉滑为热毒灼脉，肾阴不足，用清热解毒，兼以补肾之法。方中金银花、连翘、赤小豆清热解毒；牡丹皮、赤芍清热凉血；生地、山药健脾补肾滋阴，白茅根、茜草、紫草凉血止血；板蓝根、桔梗清热解毒利咽；仙鹤草凉血止血补虚；甘草调和诸药。

【案三】

张某，女，29岁，2022年8月14日初诊。患者3周前出现双下肢紫红色斑点，腰困，轻度腰痛，无咽痛、发热。症见：腰困、腰痛，双下肢出血点，头晕、疲乏无力，尿黄，大便偏干。舌质淡，苔薄白，脉沉细。

中医诊断：紫斑。

辨证：气阴两虚，热迫血溢。

治法：益气扶正，清热养阴，凉血化瘀。

方药：甘草5g，丹皮10g，赤芍15g，仙鹤草30g，紫草15g，生地榆15g，茜草20g，蒲黄10g（包煎），赤小豆10g，山药20g，生地黄20g，连翘15g，栀子10g，藕节20g，丹参20g，茯苓20g，通草5g，黄芪30g，党参15g，当归15g。7剂，水煎，早中晚分3次服。服药后腰痛、腰困减轻，双下肢出血点减少，再无新发出血点，经期延长，当归加至20g，减赤小豆，再服10剂后，患者下肢皮肤瘀点消散。嘱再服14剂药善后。

按：本患者腰困、腰痛，双下肢出血点，头晕，疲乏无力，尿黄，大便偏干，舌质淡，苔薄白，脉沉细为正气虚、肾阴不足之象。用益气扶正、清热养阴、凉血化瘀之法，参芪地黄汤加减。方中黄芪、党参、当归益气扶正，补血，现研究认为可调高人体免疫力，为君药；生地黄、山药补肝肾健脾；赤芍、丹皮、丹参清热凉血；连翘、栀子、赤小豆清热解毒为臣药；仙鹤草补虚且凉血止血；生地榆、茜草、紫草、藕节凉血止血；甘草调和诸药。使热邪清、脾气健、肾气固，则诸症自愈。

【案四】

董某，女，26岁，2022年3月2日初诊。患者体检发现血常规提示血小板低，平素身体磕碰后容易出现瘀斑瘀点，在外院住院治疗，经骨髓穿刺，被确诊为血小板减少性紫癜，给予激素治疗，血小板较前有所上升。症见：四肢多处瘀斑，精神差，头晕，疲乏无力，面色㿠白，怕冷，四肢凉，纳呆，便溏，睡眠欠佳。舌质淡，苔薄白，脉细弱。

中医诊断：紫斑。

辨证：脾气虚弱，气不摄血。

治法：健脾养血，益气摄血。

方药：黄芪60g，党参20g，白术20g，当归20g，酸枣仁20g，茯神15g，木香5g，远志15g，夜交藤30g，龙眼肉5g，仙鹤草20g，甘草5g。7剂，水煎，早中晚分3次服。服药后疲乏无力较前减轻，皮肤瘀斑减少，加山药20g，再服

10剂，患者头晕、疲乏无力明显缓解，血小板较前升高；效不更方，再服10剂，随访患者，血小板接近正常，诸证缓解，嘱患者再服成药归脾丸善后。

按：本患者四肢多处瘀斑，精神差，头晕，疲乏无力，面色㿠白，怕冷，四肢凉，纳呆，便溏，睡眠欠佳。舌质淡，苔薄白，脉细弱为气血不足之象，用健脾养血、益气摄血之法，归脾丸加减。方中黄芪、党参、当归益气健脾，龙眼肉、当归养心补血；酸枣仁、远志、夜交藤、茯神安神助眠；木香芳香醒脾；仙鹤草补虚凉血止血；甘草调和诸药。中气足而脾气健，统摄有权，血不外溢，紫斑乃愈。

【临证心得】过敏性紫癜常见于儿童患者，西医治疗以激素为主，且常反复发作，中医治疗本病有一定优势。本病多为患者受风热之邪，内入营分，致血热妄行，溢于肌肤为肌衄。治疗应气营双清，泄卫透营，两可利也。故选银翘地黄汤或清营汤，透邪外出，以防邪热内陷、伤肾之弊。

第三十一章　癌　病

　　癌病是发生于五脏六腑、四肢百骸的一类恶性疾病的总称，以脏腑组织发生异常增生为基本特征。在殷墟甲骨文中有"瘤"的记载。《说文解字》曰："瘤，肿也，从病，留声。"《素问·玉机真脏论》云："大骨枯槁，大肉陷下，胸中气满，喘息不便，内痛引肩项，身热，脱肉破，真脏见，十月之内死。"此所述病情类似癌病晚期症状。西医学中的各种肿瘤可参照本节论治。癌病多由于正气内虚、感受邪毒、情志怫郁、饮食损伤、素有旧疾等因素，使脏腑功能失调，气血津液运行失常，产生气滞、血瘀、痰凝、湿浊、热毒等病理产物，日久引起病理产物聚结而发生质的改变，形成有形之肿块。病理属性多属本虚标实，多因虚而得病，因虚而致实，是一种全身属虚，局部属实的病症。本章仅论述肝癌、结肠癌，根据病因病机和临床特点进行辨证论治，可以分为如下几种证型。

肝癌

一、肝气郁结

　　右胁部胀痛，右胁下肿块，胸闷不舒，善太息，纳呆食少，时有腹泻，月经不调。舌苔薄腻，脉弦。

　　治法：疏肝健脾，活血化瘀。方用柴胡疏肝散加减。

二、气滞血瘀

右胁疼痛较剧，痛处固定，入夜加重，甚至痛引肩背，右胁下结块较大，质硬拒按，面色萎黄而黯，倦怠乏力，脘腹胀满，甚至腹胀大，皮色苍黄，脉络暴露，食欲不振，大便溏、结不调，月经不调。舌质紫暗有瘀点瘀斑，脉弦涩。

治法：行气活血，化瘀消积。方用复元活血汤加味。

三、湿热聚毒

右胁疼痛，甚至痛引肩背，右胁部结块，身黄目黄，口干口苦，心烦易怒，食少厌油，腹胀满，便干溲赤。舌质红，苔黄腻，脉弦滑或滑数。

治法：清热利胆，泻火解毒。方用茵陈蒿汤加味。

四、肝阴亏虚

胁肋疼痛，胁下结块，质硬拒按，五心烦热，潮热盗汗，头昏目眩，纳差食少，腹胀大，甚则呕血、便血、皮下出血。舌红少苔，脉细而数。

治法：养血柔肝，凉血解毒。方用一贯煎加减。

大肠癌

一、湿热下注

腹部阵痛，便中带血或黏液脓血便，里急后重，或大便干稀不调，肛门灼热，胸闷，口干，小便黄等症。舌质红，苔黄腻，脉滑数。

治法：清热利湿，化瘀解毒。方用槐角丸合四妙散加减。

二、瘀毒内阻

腹部拒按，里急后重，大便脓血，色紫暗，量多，烦热口渴，面色晦暗。舌质紫暗或有瘀点、瘀斑，脉涩。

治法：活血化瘀，清热解毒。方用膈下逐瘀汤加减。

三、脾肾亏虚

腹痛隐痛，喜温喜按，下利清谷或五更泄泻，或见大便带血，面色苍白，少气无力，畏寒肢冷，腰酸膝冷。苔薄白，舌质淡胖，有齿痕，脉沉细弱。

治法：健脾补肾，涩肠固脱。方用大补元煎合桃花汤加减。

医案精解

【案一】

王某，女，55 岁，2019 年 1 月 17 日初诊。患者于 1 年前因腹部常隐痛，排便习惯改变，于某医院诊断为结肠癌，术后经过化疗等一系列治疗后，大便仍不规律，饮食生冷即腹泻，时夹杂黏液，稍不慎大便则秘结，3~4 天一行，乏力，食欲尚可，无腹痛，夜寐可。舌暗红，苔厚，脉沉细。

中医诊断：肠覃。

辨证：瘀毒内阻，腑气不通。

治法：活血逐瘀，润肠通便。

方药：党参 15g，白术 20g，桔梗 15g，莪术 10g，白花蛇舌草 30g，郁李仁 30g，半枝莲 20g，半夏 10g，桃仁 15g，杏仁 15g，瓜蒌 20g，葶苈子 10g，陈皮 10g，甘草 5g。水服，分早、晚 2 次服用，连服 12 剂。

二诊（1 月 30 日），大便秘结好转，2 日一行，再无腹泻，偶有咳嗽，舌脉如前，上方去莪术、瓜蒌、陈皮加冬瓜子 15g、芦根 30g、五味子 10g，继服 10 剂，嘱清淡饮食，少食生冷；

三诊（2 月 17 日），大便正常，诸症好转，继续巩固治疗。

按：癌毒一般都是在正气亏虚的基础上，内外各种因素共同作用所致的一种强烈的特异性致病因子。此患者湿毒内蕴致脾胃虚弱，津液耗伤，正气不足，毒邪蕴结于肠道而发病。方中半枝莲、白花蛇舌草入大、小肠经，清热解毒祛湿；桃仁活血化瘀，助消痈；莪术破血逐瘀；杏仁、郁李仁、瓜蒌润肠通便，以改变排便习惯；桔梗、葶苈子归肺经，两药相配既宣肺，又泻肺，体现肺与大肠相表里。癌病类患者在辨证和治疗上要遵循整体与局部相结合，辨病与辨证相结合，其次分清标本缓急的原则，要因人、因地、因时而异。

【案二】

患者，陈某，女，70岁，患者自述患肝癌一年余，曾在某医院住院治疗（具体不详），症状未得到改善。为求中医治疗，来医院就诊。刻下症见：身目黄染，腹胀，纳差，怕冷，乏力，苔白腻，脉沉细。

中医诊断：黄疸。

辨证：寒湿困脾。

治法：健脾和胃，温化寒湿。

方药：茵陈30g，附子10g，干姜10g，白术20g，茯苓30g，泽泻15g，炒莱菔子20g，陈皮10g，炙黄芪30g，山药20g，甘草6g。7剂，早晚分服。服药后腹胀、怕冷症状改善，先后门诊三次。遵上方加减，以巩固疗效，提高生活质量。

> 按：患者寒湿内阻，阳气不宣，阻滞胆汁排泄，溢于肌肤为黄疸。寒湿困脾，运化失调，故腹胀，纳差。寒湿久留，阳气亏虚，气血不足，则乏力、怕冷，脉沉细无力为寒湿困脾之证。方中茵陈除湿利胆退黄；附子、干姜辛温之品，温中散寒，且化寒湿；白术、甘草甘温健脾；加茯苓、泽泻以增其除湿之功。

【案三】

韦某顺，男，67岁，2018年11月26日初诊。患者诉半年前无明显诱因出现右侧胁肋部不适，伴纳差、反酸、腹胀，食欲减退，厌食油腻，体重较前明显下降，于当地医院就诊，确诊为"原发性肝癌"，住院后行肝动脉化疗栓塞治疗后出院，但上述症状未见明显缓解。为求中医治疗，遂来门诊就诊。刻下症见：神清，精神欠佳，面色萎黄，右侧胁肋部不适，腹胀，口苦口黏，纳差，厌食油腻，睡眠欠佳，大便干结，3~4天一次，小便黄赤。舌红，苔黄腻，脉弦数。查体：全身皮肤及巩膜均见黄染，腹部平坦，腹壁可见静脉曲张，触诊腹软，无压痛及反跳痛。

中医诊断：积聚。

辨证：肝脾湿热，中焦郁滞。

治法：清热利湿解毒，疏肝理气驱滞。

方药：柴胡15g，黄芩10g，半夏10g，茯苓20g，郁金15g，半枝莲15g，虎杖 15g，茵陈 30g，远志 15g，白芍 20g，木香 10g，莱菔子 20g，柏子仁 15g，甘草 5g。水煎，分早、晚 2 次服用。服上药 12 剂。

复诊（2018 年 12 月 7 日）：患者诉服药后胁肋部不适及腹胀较前缓解，口苦缓解，仍有口黏，大便质可，2~3 天一次。原方继续调治 3 月余，各项体质较前明显好转。

> 按：本病患者临床诊断为原发性肝癌，属于中医"积聚"范畴。其病因复杂，多由正气内虚、感受邪毒、情志所伤、饮食不节等多种因素导致气血痰毒互结，阻碍脏腑气机，功能失调，相互搏结，日久渐积而成。本患者湿热蕴结，肝脾失调，运化失常，则见纳差、腹胀、大便秘结，故辨证属肝脾湿热。以小柴胡汤为主方加减，方中柴胡、黄芩、郁金以透泄少阳之邪，疏泄气机之郁滞，并能清少阳之热；茵陈、虎杖、半枝莲以清利湿热；半夏以化痰散结；白芍配柴胡，以补肝体而助肝用，使血和则肝和，血充则肝柔；远志、柏子仁以安神助眠；木香、莱菔子配柏子仁行气润肠通便。诸药配伍，具有扶正、祛邪的综合功能，可控制病情发展，提高患者生活质量。

【案四】

患者徐某，女，64 岁，自述患乙肝 20 余年，期间因乙肝 DNA 高，住院治疗数次。半年前因劳累后右胁肋出现疼痛，遂到某医院就诊，行 CT 和腹部彩超检查提示：肝癌。胃镜检查和肿瘤系列提示：未见异常。为求中医治疗，今来医院。刻下症见，右胁肋疼痛，纳差，口苦，小便黄赤。舌质红，苔黄腻，脉弦数。

中医诊断：胁痛。

辨证：肝胆郁滞，湿热中阻。

治法：清热利湿，疏利肝胆。

方药：龙胆草 10g，柴胡 10g，黄芩 10g，栀子 10g，泽泻 15g，车前子 20g，元胡 10g，川楝子 6g，木香 6g，香附 15g，茵陈 30g，黄柏 10g，半枝莲 15g，郁金 15g，甘草 6g。水煎，7 剂。服药后小便黄赤，右胁肋疼痛有所缓解。遂去茵陈、黄柏加白芍 20g，炒莱菔子 20g，服 14 剂，以巩固疗效。

按：此患者湿热蕴结于肝胆，肝络失和，胆不疏泄，则胁痛，口苦，湿热中阻至纳差，湿热下注膀胱，则小便黄赤。舌苔黄腻，脉弦数，均是肝胆湿热之证。方药中龙胆草泻肝胆湿热，柴胡疏肝达气，黄芩、栀子清热泻火，车前子清利湿热，川楝子、元胡舒肝和胃、理气止痛。此方疏利肝胆，清利湿热，化瘀散结，控制病情发展，以提高生活质量。

【案五】

患者王某，男，59岁，一年前因腹痛到当地医院治疗，经检查确诊为结肠癌，术后行三次化疗，但腹痛仍未改善。为求中医治疗，来医院就诊。刻下症见，腹部隐痛，按之则痛减，怕冷，乏力，气短，舌淡，苔白，脉细。

中医诊断：腹痛。

辨证：中焦虚寒，寒凝气滞。

治法：温中补虚，祛寒止痛。

方药：桂枝10g，白芍20g，生姜10g，大枣三枚，炒莱菔子20g，香附15g，当归20g，制黄芪30g，附片10g，细辛10g，甘草6g。服药7剂后怕冷、乏力、腹痛症状缓解，遵原方14剂，以巩固疗效。

按：此患者中焦虚寒，腹部疼痛，寒得温散，故痛减轻。中虚不运，化源不足，则乏力、气短；中阳不足，卫外不周，故怕冷；舌淡、苔白为虚寒之证。方药中以桂枝温阳，白芍补脾缓急。附片、细辛、生姜辛温散寒，黄芪、甘草、大枣甘温补中。腹痛治疗不外实则攻之，虚则补之，热者寒之，寒者热之，滞者通之，积者散之。

【临证心得】祖国医学在治疗癌症中取得积极成绩。通常根据患者的特征，治疗采用扶正培本法、活血化瘀法、清热解毒法。扶正培本法，可以减轻放疗和化疗的反应，保护骨髓造血功能，而且可以提高疗效。活血化瘀能减弱血小板的凝聚性，使癌细胞不易在血液中停留、聚集、种植，从而减少转移，改善微循环，提高机体免疫力。清热解毒法也是驱邪和中的一种治法，清热解毒药具有抗癌作用，可以使癌细胞凋亡，提高疗效。

第三十二章　乳　　癖

乳癖是乳腺组织的既非炎症也非肿瘤的良性增生性疾病。其临床特点是单侧或双侧乳房疼痛并出现肿块，乳痛和肿块与月经周期及情志变化密切相关。乳房肿块大小不等，形态不一，边界尚清，质地不硬，活动度好，皮色不变。本病好发于25~45岁的中青年妇女，其发病率约占乳房疾病的75%，是临床上最常见的乳房疾病。历代文献中有"乳癖""乳中结核""乳痞"等病名。明代龚居中在《外科活人定本·卷之二》中指出："乳癖，此症生于正乳之上，乃厥阴，阳明经之所属也……何谓之癖，若硬而不痛，如顽核之类。"首次将乳癖定义为乳房肿块。《医宗金鉴·外科心法要诀·胸乳部》称之为乳中结核，并阐述了其辨证论治，曰："初起气实者宜清肝解郁汤，气虚者宜香贝养荣汤。若郁结伤脾，食少不寐者，服归脾汤，外俱用木香饼灸法消之，甚效。"本病相当于西医学的乳腺增生病。有研究发现，本病有一定的癌变倾向，尤其是有乳癌家族史的患者更应引起重视。由于情志不遂，久郁伤肝；或受到精神刺激，急躁易怒，导致肝气郁结，气机阻滞于乳房，经脉阻塞不通，不通则痛，引起乳房疼痛，肝气郁久化热，热灼津液为痰，气滞、痰凝、血瘀，即可形成乳房肿块。因肝肾不足，冲任失调，使气血瘀滞；或脾肾阳虚，痰湿内结，经脉阻塞而致乳房结块、疼痛、月经不调。根据病因病机和临床特点进行辨证论治，可以分为如下几种证型。

一、肝郁痰凝

多见于青壮年妇女，乳房肿块，质韧不坚，胀痛或刺痛，症状随喜怒消长；伴有胸闷胁胀，善郁易怒，失眠多梦，心烦口苦。苔薄黄，脉弦滑。

治法：疏肝解郁，化痰散结。方用逍遥蒌贝散加减。

二、冲任失调

多见于中年妇女，乳房肿块月经前加重，经后减缓，乳房疼痛较轻或无疼痛；伴有腰酸乏力，神疲倦怠，月经失调，量少色淡，或闭经。舌淡，苔白，脉沉细。

治法：调摄冲任，和营散结。方用二仙汤合四物汤加减。

医案精解

【案一】

魏某，女，36岁，2020年6月25日初诊。经前乳房胀痛1年余。自述一年前生气后出现经前双侧乳房胀痛，平素生气后乳房胀痛较明显，当地医院乳腺彩超示乳腺增生。平素月经周期规律，经量较少，色淡红，经行5日左右，偶见痛经，痛可忍受。刻下症见：神清，精神可，末次月经2020年6月15日。经前乳房胀痛，纳食一般，夜寐一般，大便干、二日一行，小便尚可。舌淡红，苔薄白，脉弦。

中医诊断：乳癖。

辨证：肝气郁结，气血失调。

治法：疏肝理气，调气和血。

方药：柴胡15g，炒白芍20g，枳壳15g，醋香附15g，陈皮15g，川芎15g，郁金15g，佛手15g，炒莱菔20g，甘草6g。10剂，水煎服，一日1剂，分二次服。

二诊（2020年7月18日），自述经前乳房胀痛稍见缓解，刻下症见：神清，精神可，末次月经2020年7月16日。纳食一般，夜寐一般，大便干、二日一行，小便尚可。舌淡红，苔薄白，脉弦。原方加当归20g，柏子仁15g。10剂，水煎服，一日 1 剂，分二次服。

按：此案患者经前乳房胀痛与情绪相关，四诊合参，当属肝气不疏、气血失调之证，方选柴胡疏肝散加减。方中柴胡行疏肝解郁之功，香附理气疏肝兼以止痛，川芎活血行气、止痛，二药相合助柴胡解肝经之郁滞，并增行气止痛之效。郁金、佛手以理气疏肝解郁，陈皮、枳壳理气行滞，芍药、甘草养血柔肝，缓急止痛，甘草调和诸药。全方共奏疏肝解郁、行气止痛之效。

【案二】

张某某，女，40 岁，2020 年 9 月 21 日初诊。间断乳房胀痛不适 2 年余。自述 2 年前出现右侧乳房胀痛，呈间断性，生气后疼痛明显。彩超示右侧乳腺增生。刻下症见：神清，精神可，右侧乳房胀痛不适，生气后较明显，心烦易怒，纳食一般，夜寐一般，大便干、三日一行，小便尚可。舌淡红，苔薄黄，脉弦。

中医诊断：乳癖。

辨证：肝郁化火，气滞血瘀。

治法：疏肝清热，理气活血。

方药：柴胡 15g，白芍 15g，丹皮 15g，栀子 10g，当归 15g，茯苓 20g，白术 20g，郁金 15g，香附 15g，薄荷 6g，炙甘草 6g。7 剂，水煎服，一日 1 剂，分 2 次服。

二诊（2020 年 10 月 5 日），自述乳房胀痛稍见缓解，情绪稍平稳，刻下症见：神清，精神可，纳食欠佳，夜寐尚可，大小便尚可。舌淡红，苔薄，脉弦。原方去当归，加炒莱菔 20g。10 剂，水煎服，一日 1 剂，分二次服。

按：此案患者以乳房胀痛不适为主诉，四诊合参，当属"乳癖"范畴。证属肝气不疏，郁而化火，方用丹栀逍遥散加减。方中柴胡疏肝解郁，以调达肝气；丹皮、栀子清热除烦；当归甘辛苦温，养血和血，白芍酸甘化阴，柔肝缓急；白术、茯苓健脾去湿，使中焦运化有权，气血生化和畅；薄荷可透达肝经郁热；炙甘草调和诸药。

【案三】

牛某，女，39 岁，2020 年 10 月 15 日初诊。间断双侧乳房刺痛 3 月余。3

月前出现双侧乳房刺痛，行乳腺彩超示双侧乳房乳腺增生。平素月经量少伴血块，稍见痛经。期间未予相关治疗。现为求进一步治疗，遂来门诊。刻下症见：神清，精神可，双侧乳房间断刺痛，痛时持续一分钟左右，疼痛位置较固定，可自行缓解。气短，口苦，纳食一般，夜寐一般，大便干、2~3日一行。舌淡红，苔黄腻，脉弦滑。

中医诊断：乳癖。

辨证：气滞血瘀。

治法：理气化瘀。

方药：桂枝10g，茯苓20g，桃仁15g，丹皮15g，大黄（后下）6g，柴胡15g，半夏10g，黄芩10g，白芍15g，枳实10g，炒莱菔20g，炙甘草6g。7剂，水煎服，一日1剂，分2次服。

二诊（2020年11月20日），自述上药服5剂时乳房刺痛持续时间减短，疼痛程度减轻，大便稍可。气短、夜寐差仍存。舌淡红，苔薄，黄腻，脉弦滑。原方去大黄，加白术20g，首乌藤30g。10剂，水煎服，一日1剂，分二次服。

> 按：患者以乳房间断刺痛不适为主症，彩超检查示乳腺增生，当属"乳癖"范畴。四诊合参，系实证，主要责之瘀血，方用桂枝茯苓丸合大柴胡汤之意，茯苓、白术健脾利湿；丹皮、桃仁、芍药活血化瘀，芍药还能养血和营。合大柴胡汤之意，兼以和解少阳、散热结。全方消而不伤正。使肝气调而瘀血除，乳腺疼痛自愈。

【案四】

张某，女，46岁，2020年11月10日初诊。间断右侧乳房胀痛半年余，加重二日。半年前出现右侧乳房胀痛不适，未予系统诊疗。近日乳房胀痛不适发作频繁，双乳皆不适，行乳腺彩超示双侧乳房乳腺增生。平素月经量多伴血块，经后稍见乏力、小腹重坠感。现为求进一步治疗，遂来门诊。刻下症见：神清，精神可。双侧乳房间断胀痛不适，乏力，纳食一般，夜寐一般。大便稀溏。舌淡红，苔薄白，脉沉弱。

中医诊断：乳癖。

辨证：肝郁脾虚，气滞血瘀。

治法：疏肝健脾，理气活血。

方药：炙黄芪 30g，白术 20g，陈皮 15g，升麻 6g，柴胡 15g，当归 20g，茯苓 20g，郁金 15g，炒麦芽 20g，炒莱菔 20g，炙甘草 6g。10 剂，水煎服，一日 1 剂，分 2 次服。

二诊（2020 年 11 月 20 日），自述服药后乳房胀痛不适缓解，但近来休息不佳，劳累，病情稍见反复。舌淡红，苔薄白，脉弱。原方去升麻加砂仁 6g，党参 15g，枳壳 15g。10 剂，水煎服，一日 1 剂，分 2 次服。

按：此案患者以乳房胀痛不适为主诉，四诊合参，症结主要责之于肝郁脾虚，气滞血瘀，方选补中益气汤合逍遥散加减。补中益气汤是李东垣《脾胃论》中的经典方之一。处方中黄芪升阳固表、补中益气，党参补脾益肺，白术益气健脾，甘草补中缓急兼以调和诸药，陈皮调理气机，升麻、柴胡升举清阳，逍遥散养血疏肝。全方调节中焦枢纽升降之功能，以升提中气。中气足则肝气调，诸症自消。

【临证心得】乳腺增生疾病多见中年妇女，常伴有月经不调，肝郁气滞，两肋胀且隐痛，烦躁且怒，情绪不稳定，舌质红赤，有瘀点斑，脉弦细或弦数。治应养血柔肝，疏肝理气，加活血化瘀之药则效佳。若乳房出现肿块，在排除乳腺癌后加乳香、没药或三棱等破血化痰瘀之品；有热象者加入蒲公英更佳。

第三十三章　月经不调

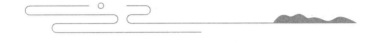

　　月经不调是妇科常见疾病之一，包括月经先期、月经后期、月经先后无定期、月经过多、月经过少、经期延长等。月经周期提前 7 天以上，甚至 10 余天，连续 3 个周期以上者，称为月经先期，亦称经期超前、经行先期、经早、经水不及期等。月经周期延长七天以上，甚至四五十日，称为月经后期，亦称月经延后、经迟等。月经周期时或提前，时或延后，七日以上，交替不定，且连续三个周期以上者称月经先后无定期，又称经乱。月经较以往明显增多，周期基本正常者为月经过多。月经周期基本正常，经量明显减少，甚或点滴即净或经期缩短不足两天，经量亦少者，称月经过少。月经周期基本正常，行经时间超过七天以上，甚至淋漓半月方尽者，称经期延长。月经不调的病因病机有七情所伤，外感六淫，先天肾气不足，多产房劳，劳倦过度致肝肾脾功能失常，气血失调。冲任脉受损，则引发本病。根据不同的病因病机及临床特征可分下列几型论治。

一、气虚证

　　月经周期提前，或经量多，色淡，质稀；神疲肢倦，气短懒言，小腹空坠，纳少便溏。舌淡红，苔薄白，脉细弱。

　　治法：补脾益气，摄血调经。方用补中益气汤加减。

　　若兼腰膝酸软，头晕耳鸣者，为肾气虚损，应加补肾固冲之品山药、菟丝子等。

二、血虚证

月经周期延长，量少，色淡红，质清稀，或小腹绵绵作痛；或头晕眼花，心悸少寐，面色苍白或萎黄。舌质淡红，苔薄白，脉细弱。

治法：补血填精，益气调经。方用大补元煎加减。

若兼小腹隐痛，喜暖喜按，腰酸无力，为血虚兼寒证，应养血调经，温经散寒，方用温经汤加减。

三、肝郁气滞证

月经先后无定期，经量或多或少，色暗红，有血块，胸胁、乳房、少腹胀痛，精神郁闷，时欲太息，嗳气食少。舌红，苔薄白或薄黄，脉弦。

治法：疏肝解郁，活血调经。方用逍遥散加减。

四、痰湿中阻证

月经后期，经量少，经血夹杂黏液，形体肥胖，脘闷呕恶，腹满便溏，带下量多。舌质淡胖，苔白腻，脉滑。

治法：燥湿化痰，理气调经。方用苍附导痰丸加减。

五、阴虚血热证

月经先期量多，色淡红或紫红，质稠，手足心热。面颧潮红，咽干口燥。舌红，苔少，脉细数。

治法：养阴清热，凉血调经。方用两地汤加减。

六、血瘀证

经行量少，色紫黑，有血块；或经行量多，持续难净，小腹胀痛拒按。舌有瘀点或紫暗，脉细涩。

治法：化瘀调经。方用桃红四物汤加减。

若经行量多者用失笑散加血余炭、茜草、益母草。

医案精解

【案一】

黄某某，女，29岁。初诊2020年12月11日，月经量少就诊，曾有孕50天自然流产。平素手脚心发热，出汗多，月经量少，经期3~5日，睡眠差，梦多，气短乏力，大便秘结。舌尖红，苔薄白，脉沉缓。

中医诊断：月经不调。

辨证：气血双虚，冲任血亏。

治法：益气养血兼清虚热。

方药：当归20g，白芍20g，柴胡15g，丹皮10g，栀子10g，山药30g，白术20g，远志15g，首乌藤30g，炒莱菔20g，龙骨30g，炙甘草6g。10剂，水煎服，一日1剂，分二次服。

二诊（2021年1月20日），自述服药后经期月经量稍见增多，色红，无头晕，夜寐稍可。舌淡红，苔薄白，脉沉。原方去丹皮、龙骨、首乌藤，加党参15g，柏子仁15g，炙甘草加至10g，大枣5枚。十剂，水煎服，一日1剂，分二次服。

> 按：此案患者系月经病之月经过少且患者又有自然流产史，冲任气血不足，血海不充，经血乏源，胞宫也失于濡养，故以益气养血、健脾为主。方中当归、白芍、山药、白术、炙甘草、大枣、党参以益气养血健脾，使气血化生有源；柴胡、丹皮、栀子以清虚热；远志、龙骨、首乌藤以益智安神，炒莱菔以化气开胃。全方补而不滞，使气血调而冲任固，经水自调。

【案二】

刘某，女，38岁，初诊2021年5月11日。月经量多5月余，末次月经2021年5月7日。平素月经周期基本规律，经期3~5日，经量多，经色淡红，头晕，经后见腹痛绵绵、乏力、小腹下坠感。故而来诊。刻下症见：神清，精神一般，少气懒言，声低微，小腹绵绵作痛，空坠不适，纳食、夜寐一般，大便溏，小便尚可，舌淡红，苔薄白，脉沉弱。

中医诊断：月经病，月经过多。

辨证：脾气虚弱，冲任不固。

治法：益气健脾固冲。

方药：炙黄芪 30g，白术 20g，陈皮 15g，升麻 10g，柴胡 15g，党参 15g，当归 15g，山药 30g，白芍 20g，茯苓 20g，枳壳 15g，炙甘草 10g，大枣 6 枚。10 剂，水煎服，一日 1 剂，分 2 次服。

二诊（2021 年 6 月 15 日），自述服药后此次经期月经量稍见减少，经期头晕见缓解，经后腹痛缓解，稍感乏力，小腹下坠感几乎全无。夜寐稍可。舌淡红，苔薄白，脉沉。原方去升麻，当归加至 20g。10 剂，水煎服，一日 1 剂，分二次服。

按：此案患者经期月经量多，归属月经病之月经过多，伴头晕，经后乏力、腹痛绵绵、小腹下坠感。四诊合参，当属脾气虚，冲任不固。方选补中益气汤加减。二诊时诸症缓解，继续守方加减。方中黄芪用量稍大，味甘微温，入脾肺经，补中益气，升阳固表。党参、炙甘草、白术补中、益气健脾，且炙甘草兼以调和诸药。陈皮理气和胃，升麻、柴胡升阳举陷，升提下陷之中气。全方补而不滞，诸药合用，补气血，升清阳而固摄冲任。

【案三】

蔡某某，女，29 岁，初诊 2021 年 5 月 29 日。主诉月经周期不规则一年余。月经周期有时提前，有时推后，甚时月经不至，妇科检查未见明显异常。末次月经 2021 年 4 月 19 日，故而来诊。刻下症见：月经未至，小腹稍觉不适，头晕，口渴不欲饮水，下肢轻度浮肿，纳食一般，食后易恶心，夜寐尚可，大便稍稀溏，小便尚可。舌淡红，苔白滑，边齿痕，脉滑。

中医诊断：月经病，月经先后无定期。

辨证：脾虚湿滞，气血失调。

治法：健脾利水，调和气血。

方药：茯苓 30g，桂枝 15g，白术 20g，当归 15g，白芍 20g，陈皮 15g，半夏 10g，枳壳 15g，炙甘草 10g。10 剂，水煎服，一日 1 剂，分二次服。

二诊（2021 年 7 月 20 日），自述服药后头晕、口渴、下肢浮肿皆缓解，纳食稍可，舌淡红，苔白滑，脉滑。原方易茯苓 20g，桂枝 10g，去枳壳，加香附 15g。10 剂，水煎服，一日 1 剂，分二次服。

按：本案患者四诊合参，当属月经病之月经先后不定期，证属脾虚湿滞，气血失调。中焦气化不利，水湿内停，阻滞经络，气血运行不畅，发为恶心、头晕、下肢浮肿、口渴不欲饮水以及经水行至不调。方选苓桂术甘汤合二陈汤加减。病痰饮者，当以温药和之，方中茯苓、桂枝、白术、陈皮、半夏温阳健脾、行气化湿，当归、白芍养血和血，枳壳行气，炙甘草补中兼以调和诸药。

【案四】

吴某某，女，39 岁，初诊 2021 年 5 月 31 日。主诉月经周期提前半年余。半年来每次月经周期提前 10 日左右，经色淡，量稍多，经期伴随头晕、腰酸困，经后腹部不适、乏力，故而来诊。刻下症见：神清，精神尚可，乏力，易头晕，四肢倦怠，纳食一般，夜寐尚可，大便稀溏，小便可。舌淡红，苔薄白，脉弱。

中医诊断：月经病，月经先期。

辨证：脾气虚弱，冲任不固。

治法：益气健脾，补血固冲。

方药：党参 20g，白术 20g，茯苓 20g，陈皮 15g，半夏 10g，熟地黄 15g，当归 20g，砂仁（后下）6g，山药 30g，炒莱菔 20g，地榆炭 20g，炙甘草 6g。10 剂，水煎服，一日 1 剂，分 2 次服。

二诊（2021 年 7 月 15 日），自述服药后月经周期稍见规则，大便较成形，稍觉乏力头晕。舌淡红，苔薄白，脉沉。原方去地榆炭，炙甘草加至 15g，加香附 15g，大枣 6 枚。10 剂，水煎服，一日 1 剂，分 2 次服。

按：本案患者责之月经病之月经先期，四诊合参，证属脾气虚，气为血之帅，气虚则统摄无权，冲任不固，发为月经先期，非时而至。方选六君子汤加减，乃四君子汤加陈皮、半夏而来，益气健脾加燥湿化痰，补泻兼施，标本兼治。方中白术、茯苓、陈皮、半夏益气健脾，陈皮理气，当归养血和血，砂仁、山药、炒莱菔健脾化气。地榆炭可行固摄经血之功，炙甘草补中益气兼以调和诸药，使脾健统摄有权，冲任固经血自调。

【案五】

杨某，女，36岁，初诊2021年9月1日。主诉月经经期推后10日余。平素月经经期几乎每次推后10日左右，甚则2~3月才1行，稍见痛经，经量少，自觉体重困乏，腹部痞满不适，故而来诊。刻下症见：神清，精神可，体型较丰满，不欲饮水，纳食尚可，经期腹痛，夜寐尚可，大便溏薄，小便调。舌淡红胖，苔白腻，边齿痕，脉滑实有力。

中医诊断：月经病，月经后期。

辨证：痰湿阻滞，气滞血瘀。

治法：燥湿化痰，活血调经。

方药：茯苓20g，半夏10g，陈皮15g，苍术15g，香附15g，胆南星6g，枳壳15g，神曲20g，当归15g，焦山楂20g，炙甘草6g。10剂，水煎服，一日1剂，分2次服。

二诊（2021年10月29日），自述经量见多，上月月经期未觉痛经，可感觉到口渴，少量饮水可解渴。舌淡红胖，苔薄白腻，脉滑。原方去胆南星，加白术20g，川芎10g。10剂，水煎服，一日1剂，分2次服。

> 按：此案患者属于月经病之月经后期，长期以往易发为闭经，应当积极治疗。四诊合参，当属痰湿阻滞之气滞血瘀证，痰湿内盛，阻滞于冲任，而至冲任气血运行不畅，血海不能如期满溢，故发为经期错后，量少。痰湿重浊黏滞，阻滞中焦，中焦失于健运，则可出现不欲饮水、形体肥胖、大便溏薄。舌脉亦为之佐证。方选苍附导痰丸加减。方中苍术、白术、茯苓、半夏、陈皮健脾燥湿化痰，香附、陈皮、枳壳理气，胆南星更助化痰燥湿之功，当归、川芎活血调经，神曲、焦山楂健脾助运且焦山楂还可活血，炙甘草调和诸药。全方共行燥湿化痰调经之功。

【临证心得】月经不调是中医治疗的优势病种之一，疗效显著，无明显副作用。临证应根据不同病因病机采用调理气血、补肾、健脾、疏肝、燥湿等法。补肾则精血俱旺，冲任调和，健脾在于生血之源，疏肝则以调达肝气。气血调和，精血充足，则月经自调，故调经之要，贵在疏肝、健脾、补肾等法。

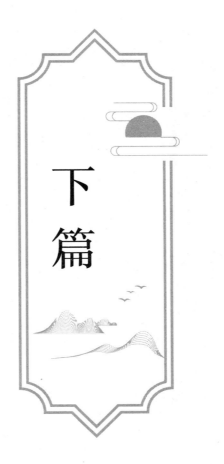

下篇

廖志峰学术思想汇编

廖志峰论治"脾胃之湿"说

（撰稿：武正权，审核：武正权、廖挺）

《子华子》曰："阴阳交，则生湿！"《黄帝内经》云："诸湿肿满，皆属于脾！"临证论治中，脾胃与湿邪关系密切，且治疗棘手，素有"千寒易祛，一湿难除"之说，历代医家对湿之论治，均多有阐述。廖志峰主任系甘肃省名中医，全国名老中医传承指导老师，行医 50 余载，其在脾胃之湿的论治中颇有见解，临床论治脾胃病，主张从脾胃本脏论治脾胃病，善用经方，论治脾胃之湿，提倡"治湿当治脾；脾旺湿自除"，注重理气药、消导药在治湿中的应用，创立健胃化浊汤一方在临床应用。本文兹对廖老论治脾胃之湿思想做一阐述。

（一）脾胃之湿的来源

《素问·调经论》云："夫邪之生也，或生于阳，或生于阴。其生于阳者，得之风雨寒暑；其生于阴者，得之饮食起居，阴阳喜怒。"就湿而言，其内涵丰富，虽为六气之一，但如太过，则成为病因之湿，其中人可分为外感与内伤。《丹溪心法·中湿》说："湿之为病，有自外入者，有自内出者，必审其方土之病源……"外感者，缘于自然之湿气太过，内生者，由饮食起居致体内水液运化失常所致。由此可见，外感与内生，均可导致湿邪为患。

1. 外湿侵袭

湿邪外感多由六淫之湿气所致，其与地域、气候密切相关，《医学入门》曰："长夏郁热，山泽熏气，冒雨行湿，汗透沾衣，湿邪自外入。"其对外湿侵袭做了详细阐述，《黄帝内经》论述六淫之湿伤人，指出"风雨寒热不得虚，邪不能独伤人""两虚相得，乃客其形"，因此，外湿侵袭人体，其必存在正气亏虚，中气不足之情形。又《素问·五运行大论》中：中央生湿，湿生土，土生甘，甘生脾……其在天为湿，在地为土，在脏为脾……"外湿侵袭人体，湿邪其性重浊黏滞，易损伤脾胃阳气，阻碍脾胃升降之枢，导致外湿困脾，脾胃运化水液失常，又可滋生内湿。故湿邪伤人，其病位在脾，脾为太阴湿土，同气相求，故湿必归脾而害脾。

2. 湿浊内生

内湿即内生之湿浊，概系脾运化水湿功能障碍，导致水湿痰饮内生，蓄积停滞的病理状态。其为体内水液代谢失常的产物，亦为病理产物性致病因素。《素问·经脉别论》指出："饮入于胃，游溢精气，上输于脾，脾气散精，上输于肺，通调水道，下输膀胱，水精四布，五精并行，合于四时，五脏阴阳，揆度以为常也。"人体的水液代谢是以肾的气化为基础，以肺的宣降为动力，以脾胃的升降为枢纽，故人体正常的水液代谢主要责之于肺、脾、肾、三焦、膀胱的气化作用。内湿的产生多为脏腑功能失调而致人体水液代谢失常的结果，廖老认为，其形成有二：一者土不生金，若脾胃虚弱，脾不能为胃行其津液，致肺气虚弱，肺失宣发肃降，通调水道功能失常，致水液内停，酿生湿浊；二者土不制水，若脾肾阳虚，气化不利，则水液运化失常，致水湿内停，酿生内湿。此外，廖老在临床中尤其强调，今时之人或多贪凉饮冷，而致脾胃虚寒，阳气不足，致脾失其健运；或长夏之时，坐卧空调室内，汗不能外泄，致水湿潴留，脾运失常，以上均可致湿浊内生。故廖老认为，内湿的产生虽与肺、脾、肾三脏相关，但脾之运化失常是内湿产生的关键。

因此，脾胃之湿就其来路而言，可分外湿和内湿。外湿与气候、地域密切相关；饮食失宜，脏腑功能失调，津液代谢障碍，则内湿由生。二者成因虽不同，但常相召相引，相兼而发。内湿素盛之体，易感外湿；而外湿伤脾，脾失健运，亦可滋生内湿。正如薛生白《湿热病篇》所说"太阴常多内伤，湿饮停聚，客邪再至，内外相引，故多湿病"。

（二）脾胃之湿的致病特点

湿为阴邪，其性重浊、黏滞、趋下，就湿邪困阻脾胃而言，廖老认为，从病因病机看，脾胃湿邪致病特点有二：

1. 从病因特点讲

一是湿邪起病隐匿。沈芊绿《杂病源流犀烛·湿病源流》云："湿病之因，内外不同如此，然不论内外，其熏袭乎人，多有不觉。"湿邪致病，徐而不骤，潜伏于内，积久乃发，故常发病于冥冥中。二是湿为阴邪，其性黏腻重浊，脾为湿土，其性喜燥恶湿，湿邪致病易于阻滞中焦，蒙上欺下。湿邪阻滞中焦脾胃，则脾为湿困，脾不能升清，胃不能降浊，脾胃运化失职，水谷既不能运化，则脘痞纳呆，腹胀，大便不爽或泄泻等；湿困肌肤则头身困重。三是湿性黏腻，故病势缠绵，病程较长，故又称黏湿。吴鞠通《温病条辨》："其性氤氲黏腻，非若寒邪之一汗而解，温热之一凉即退，故难速已。"

2. 从病机特点看

脾为湿土，为"受湿之区"，"四季脾旺不受邪"，《金匮要略心典·痉湿暍病》曰："中湿者，亦必先有内湿而后感外湿，故其人平日土德不及而湿动于中，由是气机不速而湿侵于外，外内合邪。"湿邪之为病，其前提必为脾胃虚弱，气机升降失常，运化失职，如是则湿浊内生，若复感外湿，则内外合病。湿之入中焦，易伤人阳气，则湿从寒化，故脾胃寒湿；湿邪易阻滞气机，郁久生热，则湿从热化，故脾胃湿热。湿为阴邪，其伤脾胃之阳者十之八九，得理之正，故临证以脾胃寒湿多见。脾胃寒湿日久，亦可见郁而化热，而见寒热错杂与脾胃湿热之证。故廖老认为，湿邪致病，其基本病机特点为虚实夹杂、寒热错杂。

（三）脾胃之湿的临床论治

对湿之论治，药物施治见于《伤寒杂病论》及金元明清时期，对寒湿、湿热论治均有详述。《伤寒指掌·湿证合参》曰："阳体多成湿火，而阴体多患寒湿，又当察其体质阴阳为治。用药之法，当以苦辛寒治湿热，苦辛温治寒湿，概以淡渗佐之。甘酸腻浊之品，在所禁用。"临床论治中，依据湿邪及其与脾胃的关系，廖老提倡"治湿当治脾，脾旺湿自除"观点，正如《证治汇补·湿症》说："治湿不知理脾，非其治也。"治脾、理脾者，廖老认为，一是健脾，恢复脾之健运功能，脾之散精功能正常，则湿自除。二是理气，恢复脾之气机升降功能，则三焦气机通利，气行则水行，气化湿亦化。临床中，依据湿邪寒热属性不同，而确立健脾燥湿、温化寒湿、清化湿热之治疗大法。然湿为阴邪，非温不化，非燥不除，因此，临床用药，廖老尤其强调苦温燥湿为论治脾胃湿邪之正治。

1. 健脾燥湿

脾主运化，喜燥恶湿，若为湿所困，则运化失常，表现为大便稀溏，腹满腹胀，不思饮食，嗳腐吞酸等，其病机为脾虚湿困，治宜健脾燥湿。《医宗必读》："脾土强者，自能胜湿……"故临床论治脾虚湿困、湿阻中焦之证，廖老强调首应健脾燥湿，临证常用平胃散、香砂六君子汤等。前者燥湿醒脾，行气和胃，后者健脾益气，化湿畅中，在用药上遵循"湿淫所胜，平以苦热，佐以酸辛，以苦燥之，以淡泄之"的原则，常用药有苍术、厚朴、砂仁、白术、茯苓、藿香、半夏等健脾燥湿之品。

2. 苦温燥湿

寒湿困脾的病理特征是脾阳不振与湿邪内盛。临床表现为脘腹痞闷胀痛，饮食减少或不思饮食，口中黏腻，大便溏泄，头重如裹，肢体困倦沉重，面色晦黄，或面目肌肤发黄，黄色晦暗如烟熏，或肢体浮肿，小便短少，或妇女白带增多，舌淡胖，苔白腻，脉濡缓。仲景云病痰饮者，当以温药和之。《伤寒论》："伤寒，若吐、若下后，心下逆满。气上冲胸，起则头眩，脉沉紧……茯苓桂枝白术甘草汤主之。"《金匮要略·痰饮咳嗽病脉证并治第十二》："心下有痰饮，胸胁支满，目眩，苓桂术甘汤主之。"寒湿困脾，易伤脾阳，当选用温热药助阳以燥湿，除选用苦温燥湿的药物如厚朴、苍术、半夏等之外，还要配合温运脾阳的药物，如干姜、附子等。常用方如厚朴温中汤、苓桂术甘汤、实脾饮等。

3. 苦寒燥湿

脾胃湿热证多见脘腹胀满，痞闷不舒，恶心纳呆，口干不思饮或饮而不多，口中黏腻，大便黏滞不爽或秘结，舌质淡红或红，舌苔黄腻，脉弦滑数或缓。治宜理气运脾、清热化湿为主，用药以燥湿为主，清热为辅，盖"热从湿中而起，湿不去则热不除也……当以治湿为本"。由于湿热证的缠绵难愈，临证需审证求因，辨别湿与热孰轻孰重。湿重于热者可选用常用加减正气散、藿朴夏苓汤、三仁汤加减；热重于湿者较少见，亦不能过用寒凉，选方可用甘露消毒丹加减；在湿热并重可选用半夏泻心汤、连朴饮等加减化裁。热属阳，湿属阴，清热用凉药，凉则助湿，治湿用温药，温则助热，加之治湿药多香燥，易耗伤津液，故临证需仔细甄别，力求用药精确，勿使伤阴。

4. 注重理气与消导

脾胃居中焦，为气机升降枢纽，湿为阴邪，易阻滞气机，故临证治疗湿邪为患，廖老尤其强调注重理气药的应用，勿使气机通达，升降相合，临证用药，常用枳壳、莱菔子、陈皮、杏仁等使中焦气机得畅，脾运健旺，则湿邪得去。脾胃为后天之本，湿邪伤脾，易致水谷不运，而见脘闷纳呆、不思饮食，故廖老在论治脾胃之湿时，亦常酌加消导之品，如焦山楂、焦神曲等以助脾胃运化。

（四）典型医案

患者张某，男，36岁，公务员。2019年9月15日初诊。饮食生冷后肠中鸣响，夜间加重10天。患者平素进食生冷易腹泻，一二日自愈。患者10天前因天气炎热，午餐食浆水面及排骨。餐后2小时后肠鸣频作，解稀便1次。入夜肠鸣如雷，夜不能寐。自服保和丸、黄连素2天无效。饮食、精神如常，但睡眠不佳。后服中药5剂（附子理中汤化裁），效果不理想。请廖老诊治。症见：肠鸣沥沥有声，距远而闻其声，入夜益甚。无腹痛、腹胀。食纳、二便如常，精神不振，睡眠不佳。舌淡，苔薄白水滑，脉沉弦。辨证：饮停胃肠。治法：治以健脾化湿，温中化饮。处方：苓桂术甘汤合良附丸治疗。茯苓20g、白术10g、桂枝10g、良姜10g、香附15g、枳壳15g、小茴香15g、甘草6g。二诊服药3剂，感肠鸣明显减轻，夜已能寐，精神好转。上方略作调整，继服5剂。三诊时肠鸣消失，嘱服香砂养胃丸10粒，3/日，连服10日，巩固疗效。

> 按：廖老指出，此患原本有脾胃虚寒，湿浊滞中，从食生冷作泄可知。贪凉恣食寒凉之品，寒饮流于肠间，肠鸣暴作而沥沥有水声。仲景言"病痰饮者，当以温药和之"。患者曾服附子理中汤不效，是虽温中阳，而未化饮的原因。中阳不足，饮停于胃，则见泛吐清水，饮走肠间，则肠鸣有声。治疗应以温阳化饮，健脾行气。以《金匮要略》苓桂术甘汤合良附丸治之方效。仲景列己椒苈黄汤治水饮留积肠间，水饮内结，郁而化热，虽肠鸣有声，但大便秘结，属痰饮实证的另一种类型。苓桂术甘汤在《金匮要略》中是通治饮证方，方中茯苓、白术、桂枝、甘草健脾、渗湿、温阳、益气。药与证相合，疗效显现。

从脾胃本脏论治脾胃病

（撰稿：武正权，审核：武正权、廖挺）

李东垣在《脾胃论》中云："元气之充足，皆由脾胃之气无所伤，而后能滋养元气。"说明脾胃对于元气充盛的重要性，为"脾胃为后天之本"理论奠定了基础，他创立并反复强调"内伤脾胃，百病由生""百病皆由脾胃衰而生也"的论点。廖老指出，人在出生之后，一切生理活动，均依赖后天脾胃的正常运转，因脾胃为后天之本，水谷之海，主运化水谷精微，《素问·经脉别论篇》曰："饮入于胃，游溢精气，上输于脾，脾气散精，上归于肺，通调水道，下输膀胱，水精四布，五经并行。"说明了脾胃在维持正常人体生理功能中的重要作用。脾胃病的发生与脾、胃的生理功能失常密不可分。脾胃同属中焦，脾主升清，胃主降浊，升降有序则脾胃功能正常，气机升降失司，脾不升清，胃不降浊，则发为脾胃病；脾为阴土，胃为阳土，脾喜燥而恶湿，胃喜润而恶燥，脾胃运化失常，则脾胃润燥失调而发病。临床治疗脾胃病仁者见仁，智者见智，大多从情志、心、肝、肺、肾等论治，此均为他脏之病涉及脾胃所致。廖老认为，因脾胃病的根源在于脾与胃自身的功能失常，故治疗脾胃病必须从恢复脾胃本脏的功能入手，辅以调节他脏对脾胃功能的影响，不可本末倒置。脾胃功能恢复正常，正气充足，故诸邪可被人体之卫气驱逐出体外，则疾病自愈。脾胃病治疗总的原则不外乎"虚则补之，实则泻之"。如《素问·藏气法时论篇》论述："脾苦湿，急食苦以燥之……脾欲缓，急食甘以缓之，用苦泻之，甘补之。"廖老在脾胃病的治疗思路上受张仲景、李东垣、叶天士影响较大。立法用药注重升脾阳，祛湿滞，养胃阴，调气机，对久病者则化其瘀。强调用药不伤胃阴，不伤脾阳，对于重症患者尤其是肿瘤患者，非常重视顾护脾胃之气，如李东垣所说："善治病者，惟有调和脾胃。"

（一）气机不调型脾胃病的治疗

脾胃为脏腑经络之根，是人体赖以生存的仓廪，且脾胃同居中焦，其脉络相连，互为表里，是人体气机升降之枢纽，其功能特点可概括为"升""降"二字。脾主运化，布化精微而升清；胃主受纳，腐熟水谷而降浊。脾不健运，则清气不升，胃不和降，则浊气不降。脾气不升，其运化和升托内脏的功能失职，水谷精微不能上输，出现气血不足或内脏下垂之象。胃气不降表现为脘腹闷胀、纳呆、便秘等症；胃气上逆则可以出现呃逆、恶心呕吐等症。脾为阴脏，胃为阳腑，一升一降，升降相因，脾与胃的升降，共同主宰人体一身之气，它们又互为因果，胃失和降，则脾不升，脾升功能失常，则胃亦不能降，正如喻嘉言说："中脘之气旺，则水谷之清气上升而灌输百脉；水谷之浊气下达于大小肠从便溺而消。"《灵枢·平人绝谷》篇亦云："胃满则肠虚，肠满则胃虚，更实更虚，故气得上下，五脏安定，血脉和利，精神乃居。"故廖老临床治疗脾胃病时重视脾胃的升降关系，以健脾益气、升清降浊为基本原则。陷者升之，逆者降之，以冀恢复脾胃升降之性。选方常用：四君子汤、六君子汤、补中益气汤、吴茱萸汤、小半夏汤、半夏泻心汤等。常用药物：党参、白术、黄芪、炙甘草、升麻、柴胡、枳壳、陈皮、砂仁等。其中黄芪、升麻、柴胡等提升脾胃之清气，使清气上升，从而使浊气下降；半夏化湿降胃气，为廖老最喜用药物之一；选用枳壳、炒莱菔子等使胃气上逆，气机下降，腑气通，则胃气自降；对于气机上逆较重者，则常选用枇杷叶、竹茹、代赭石等以降胃气。脾胃气机升降有序，则受纳腐熟功能正常，疾病自除。

（二）脾虚湿滞型脾胃病的治疗

脾胃病多湿多滞，其中脾多湿病，容易被湿邪困阻，即："脾为生痰之源""诸湿肿满皆属于脾"。总体来说，此为脾胃功能失常所致。脾胃内伤以后，其功能虚衰，阳气不能上行，而浊阴不能下降，水谷不能化为精微被人体所利用而生湿浊，湿浊盛则病由之而生。脾多为虚证，脾虚失其健运，则湿邪停留于体内，造成脾虚湿滞之脾胃病。《温病条辨·湿》谓："脾主湿土之质，为受湿之区，故中焦湿证最多。"故廖老治疗脾胃病重视舌诊与脉诊，认为舌质淡，苔白腻或浊腻，边有齿痕者，多为湿邪所困，苔偏黄腻者为湿郁化热；指出治疗脾胃方面的疾病，不宜用大补大泻之剂，而贵在调和，对于以湿滞为主的脾胃病以祛湿邪为中心，祛湿必先健脾，脾气健运则水湿得化，脾的健运有赖于脾胃气机的升降有序。气行则水行，气滞则水停，调畅脾胃之气机，使脾气健运，胃气通降，升清降浊，则水湿自消。在治疗时祛湿邪亦分不同的层次，轻症者加入一两味化湿之品，重症者则以祛湿方剂为主，指出运用化湿、祛湿等方法时，少用苦寒之药，中病即止，以免损伤脾阳和脾阴。选方常用二陈汤、平胃散、二陈平胃散、苓桂术甘汤、藿朴夏苓汤、三仁汤、正气散等。常用药物：藿香、半夏、茯苓、厚朴、防风、苍术、杏仁、薏苡仁等；也常用木香、陈皮、砂仁等芳香化湿之品，即调畅气机，又化脾胃之湿滞；并在治疗时于方中加入少量风药，以增强祛湿之力。

（三）脾胃阴虚型脾胃病的治疗

胃阴虚多由胃病久延不愈，或热病后期阴液未复，或平素嗜食辛辣等导致的胃失濡润及和降为表现的证候。叶天士云："阳明胃土，得阴自安。"其临床表现如《临证指南医案·脾胃》说："知饥少纳，胃阴伤也。"廖老亦十分重视滋养胃阴，对于胃脘隐隐灼痛，饥不欲食，胃脘嘈杂，大便干结，小便短少，舌红少津，脉细而数者，常常以清养胃阴、甘凉濡润、酸甘济阴、甘缓益胃为主要方法。如叶天士言："所谓胃宜降则和者，非用辛开苦降，亦非苦寒下夺，以损胃气。不过甘平或甘凉濡润以养胃阴，则当液来复，使之通降而已矣。"选方常用：麦门冬汤、一贯煎、叶氏益胃汤等。常用药物：沙参、麦冬、玉竹、天花粉、桑叶、石斛、白芍等。麦冬、玉竹等甘凉，以补其津液；半夏、陈皮等甘寒微苦微辛之品以清化湿浊、养阴和胃；白芍酸甘化阴；麦冬甘寒之性滋养肺胃之阴，并能清虚火。用上述诸药养胃阴而使胃阴顺降，脾升胃降，脾胃不和之证自然而愈。

（四）脾胃阳虚型脾胃病的治疗

阳虚型脾胃病多因饮食失节、过食生冷或使用寒凉性质的药物致使脾阳亏虚、运化及温煦无权而成。叶天士云："脾为阴土，得阳始运。"若脾阳虚弱，运化失司，则可见体倦乏力、少气懒言、舌淡苔白、脉缓无力；热能不足，不能温养脏腑组织、四肢百骸，则可见形寒肢冷、腹痛泄泻、喜温喜按；脾失健运致气血虚少，则机体失养，诸病由生。对于此类脾胃病的治疗，廖老注重升脾阳，运用温升阳之药。选方常用：小建中汤、黄芪建中汤、实脾饮、良附丸、四逆散、苓桂术甘汤等。常用药物：黄芪、干姜、肉桂、桂枝、党参、山药、白术、陈皮、半夏、白芍、高良姜、吴茱萸等，廖老较少使用附子等大辛大热之品。用黄芪、山药、肉桂等温养胃气，生发脾阳，助长脾胃自身之功能。

（五）气滞血瘀型脾胃病的治疗

廖老根据多年临床经验认为，慢性脾胃病皆以久治不愈为特点，指出"久病痰瘀气滞"。正如《丹溪心法附余·寒郁门·心脾病》说："胃脘痛者，或因身受寒气，口得冷物，郁遏阳气而不得上升也；或因胃脘素有顽痰死血，阻滞怒气而不得条达也。"叶天士云"初病在经，久痛入络""胃痛久而屡发，必有凝痰聚瘀，久痛入络"，再如叶天士在《临证指南医案》中指出："初病在经，久病入络，以经主气，络主血，凡气久阻，血亦应病。"这些均说明脾胃病在发展的过程中不同程度的存在血瘀阻络的现象，且病程越长越突出。脾胃之病，初为脾胃虚弱，气机不调，迁延日久，则因脾虚而致统摄无权，使血不循经，离经妄行；气机不畅，则气滞而血运不畅。廖老治疗此类脾胃疾病以治气治血为主，对长期反复发作的顽固性胃病且久治不愈者，首当化其痰瘀，气血得通，则脾升胃降正常，故而气机调畅。药用辛香理气、辛柔和血之品。选方常用：丹参饮、金铃子散、失笑散等。常用药物：丹参、檀香、砂仁、延胡索、川楝子、莪术、香附等。常以丹参、檀香、五灵脂、蒲黄活血祛瘀，调理胃脘部气血；延胡索、川楝子行气止痛；莪术化瘀行气之功效兼具。廖老常用的这些药物，不仅能活血，且能止血，共奏祛瘀止痛、推陈致新之功。正所谓"不通则痛，痛则不通"。

综上所述，治疗脾胃疾病，尤其是对诸多脾胃疑难杂症，廖老承袭古代名家，但又不拘泥于古方，结合多年临床经验，最终形成了自己的治疗特色。以本脏为根本进行论治，辅以其他诸脏的治疗，取得了满意的疗效，认为从脾胃的生理特点入手治疗其病证是治疗脾胃病的关键，在把握住这个原则的基础上谨慎用药，才能获效。

廖志峰教授从"气机"论治胃食管反流病经验

（撰稿：陈有源，审核：武正权、廖挺）

胃食管反流病（gastroesophageal reflux disease，GERD）是指胃内容物反流入食管，引起不适症状和（或）并发症的一种疾病，属于中医学"吐酸""食管瘅""反酸""胸痛""梅核气"等范畴。廖老尤善从"气机"论治胃食管反流病。

（一）认识思路

廖老认为，中医学一般从病因、病位、病机等方面去认识、描述疾病，而GERD 为西医病名，当参考西医学的研究成果，用中医的思维去认识和研究。

1. 病因关情志，发病在气机

廖老认为，GERD 的发病与情志密切相关，临床中很多患者因为情绪变化而引发或加重反酸反流症状，且 GERD 患者大多都有急躁、易怒或精神焦虑症状。国外相关研究显示：焦虑或抑郁与食管反流症状相关，而情绪障碍包括焦虑和抑郁，故情绪障碍与 GERD 同样具有相关性。《素问·举痛论篇》记载："余知百病生于气也，怒则气上，喜则气缓，悲则气消，恐则气下，寒则气收，炅则气泄，惊则气乱，劳则气耗，思则气结。"故情志可影响人体气机运行而致病。在GERD 发病过程中，饮食不当为基础，情志因素是关键。

2. 病位在食道，因气连脏腑

食管自咽至胃，《难经集注》称之为"胃之系"，总为食道，为胃所主，故其病变属胃病。然人体为一有机整体，食管、胃腑与其他脏腑经络相连，诸脏腑病变都可因其功能的失调而致人体气机失常，引起胃失和降。对此，中医古籍多有描述，《素问·太阴阳明论篇》云："脾与胃以膜相连耳。"《灵枢·经脉》云："肝足厥阴之脉，起于大趾丛毛之际……抵少腹，夹胃。"《灵枢·四时气》云："邪在胆，逆在胃，胆液泄则口苦，胃气逆则呕苦，故曰呕胆。"《灵枢·经脉》云："肺手太阴之脉，起于中焦下络大肠，还循胃口，上膈属肺。"《灵枢·营气》云："谷入于胃，乃传之肺，流溢于中，布散于外。"《素问·水热穴篇》云："肾者，胃之关也。"《素问·逆调论篇》云："胃不和则卧不安。"后世之论，更是不胜枚举。

3. 病机本气机，病理阻气机

胃为腑，而"传化物而不藏"，以通为用，以降为顺，胃气和降，才能使消化道传输功能正常，食物经食管顺利入胃，胃内食糜下输小肠，如胃不能很好地和降，则气逆于上而为病。现代研究表明：参与GERD发病的多种因素包括：食管下段括约肌（LES）功能失调、食管廓清功能下降、食管组织抵抗力损伤和胃排空延迟等。其主要为胃肠动力的改变，消化道自上而下的复合运动被破坏，故总结为气机不畅或失降。而这种胃肠动力的异常在胃食管反流病病程中一直存在，成为食管黏膜发生进一步病变的基础，日久则食管黏膜发生糜烂等改变并出现烧心、泛酸、胸痛等痰、湿、瘀，阻滞气机而化热的临床表现。故通过对胃食管反流病的中西研究得出：GERD的主要病机是气机失调，胃气上逆，及以此为基础的痰湿、瘀血、食积、逆气、郁热等病理产物的形成，进一步阻滞气机，加重病情，反复不愈，化为他病。

（二）治疗思路

气机失调在GERD的发病过程中起到了至关重要的作用，故对GERD的治疗应以调畅气机为根本大法。廖老认为：气机无形，欲治人体之气机，必先调畅情志，恢复人体以脾胃升降为中心的脏腑功能和谐，同时祛除影响气机的病理因素，如痰湿、积滞、瘀血等的影响，使气的升降出入通行无阻，方为治病求本之道。

1. 协脏腑以和气机

人之气机为五脏所主、六腑所协，五脏六腑各司其职，则人体气机调畅而无病。脾与胃一脏一腑，一阴一阳、一升一降，为人体气机升降的枢纽。彭子益曰："中气如轴，四维如轮，轴运轮行，轮运轴灵。"廖老调理气机重在脾胃，认为脾胃纳化功能正常，燥湿不见，则升降自然正常，气机自然调畅，而肝升肺降促进脾运胃纳和脾升胃降，从而保证胃动力功能正常发挥和消化道通畅。GERD以气机不降为主要病机，见升机有余而降机不足并气机不畅，而外见火、热、燥。可见脾气不升，肝气郁滞，肺、胆、胃不降，故治疗遵循"治中焦如衡"及阴阳平衡等的原则，运用综合调理的方法，不偏不倚，使之恢复至和谐、平衡的生理状态。

2. 调畅情志以顺气机

情志失常既为GERD发生的重要病因，也为其病理结果，所以在治疗过程中要注意调畅情志。对于有明显情志因素的患者，一方面通过对其发病情况的了解，知其心理因素，帮助患者解开心结，引导患者去做一些有利于舒畅情志的事，使情志向好的方向发展；另一方面，由于肝、胆、心对人体情志影响较大，故运用疏肝理气、清胆和胃、养心安神的方法对患者进行身体调理，使患者肝气调达、胆气疏利、心火敛降、平和不亢。对于无明显情志因素的患者，也要注意调其心神的安宁、肝胆的疏达、脏腑之气的和谐，使精神内守，以治未病。

3. 化痰祛湿以利气机

水液代谢异常则痰湿内生，痰湿可存在于人体各个部位，为阻滞气机运行的主要病邪。脾胃为痰湿来源，饮食入胃，脾气的升发，水谷精微物质上归于肺；肺为水之上源，肺气宣发，将津液和水谷精微上输心肺，布散全身，通达腠理，调和营卫，肺气肃降，将体内的水液不断地向下输送，下输膀胱与肾；肾为水液排泄的去路，《素问·水热穴论篇》曰："肾者，胃之关也，关门不利，故聚水而从其类也。"如果肺脾肾各司其职，三焦气化正常，则水道通畅，痰湿无以生；如果肺、脾、肾功能失常，三焦气化失司，则水液不循常道而化为痰湿，痰湿可阻滞气机，加重病情。对于痰湿为患，廖老强调既要调理脏腑、通利三焦以治其本，也要祛湿化痰以治其标。

4. 消积化滞以通气机

《素问·五脏别论篇》曰："六腑者，传化物而不藏，故实而不能满也。"后世有"六腑以通为用"的说法。廖老尤其重视通畅胃腑，他认为"通六腑，畅气机"是治疗大法，如果 GERD 患者出现胃肠道滞而不通的情况，首先考虑消积化滞以通腹气，消除消化道的气滞、食积、痰阻，使气机顺降，则在上的火、热、燥自然而愈，反酸等症状不现。只要能让食管通畅、胃腑通降、肝胆疏泄复常，肠道传导正常，就能收到很好的治疗效果。

5. 活血化瘀以行气血

长期的 GERD 会出现吞咽困难、梗阻、胸膈疼痛，固定不移，则表明可能存在瘀血，因"气为血之帅、血为气之母"，气滞而血行不畅，痰阻而脉道不利，或燥热而伤津液、血液，均可导致血燥而凝，阻滞食管，食管狭窄而见吞咽梗阻；瘀血内阻故胸膈疼痛或刺痛，固定不移。而对于难治性 GERD 反复不愈，更要考虑瘀血的问题。

（三）处方用药思路

处方用药是中医临床治疗的必经之路，患者很少出现单一的脏腑失谐、情志失调、气滞、痰阻、食积、血瘀的情况，而往往是一个复杂的病症表现。要在一方之中照顾到所有的问题是非常难的，故廖老在临床中辨病与辨证相结合，找出主要病机、主要矛盾，主要矛盾解决了，则次要矛盾就迎刃而解了。

1. 辨病用方

GERD 的主病机为气机失调，胃气上逆。胃失和降，则肺胆不利；痰湿郁阻，可郁而化热，而有咽痛、反酸、胸痛等一系列以肺胆胃气机不降、痰阻郁热的症状。故廖老以调畅气机为目标、谨守病机为原则；协调脏腑，兼顾气、血、痰、湿、热，以温胆汤、半夏厚朴汤、枳术丸合方，创立治疗胃食管反流病的基础方——加味温胆汤，药物组成：半夏、竹茹、枳实、陈皮、茯苓、厚朴、苏梗、白术、甘草。方性平和而调气机，清降而不忘温升，和胃而不忘健脾。方中以温胆汤降气、清热、化痰，以降心、胆之火郁行肺、胃之气滞；半夏厚朴汤宽胸降气化痰，通降肺胃以利咽喉；枳术丸健脾消积和胃，使降中有升，气机调和。或加左金丸辛开苦降，佐金以平木；或加乌贼骨、浙贝母涩降、收敛而降肺平肝，以助气机收降；或加丹参饮活血化瘀以利气血；或合四逆散疏肝而理气机。诸方合用，总体以降为主、以升为辅；使肺、胆、胃得降，脾气得升；心火得清，肝木得平；气机调畅，阴阳调和，诸症自消，临床屡见奇效。

2. 辨证用方

然而，临床情况千变万化，患者体质形形色色。同样为气机失调，但其病因可能不同，症状表现可能各异，转归可能殊途，故一病专方并不能解决所有病症。廖老在临床中也注重根据临床具体情况而辨证论治。肝胃不和证用柴胡疏肝散、四逆散或柴胡类方加减，痰热郁阻证用温胆汤或小陷胸汤加味，中虚气逆证用六君子汤或旋覆代赭汤加减，气郁痰阻证用半夏厚朴汤，兼见瘀血证者加用丹参饮，寒热虚实错杂者用柴胡类方、半夏泻心汤类。有效的经典方剂数不胜数，而用好这些方的基本原则是谨守病机，方证相应。

3. 药对、小方的灵活运用

对于复杂病情中特殊症状，廖老常用药对或小方加入主方中来对症治疗。如肝火犯胃的反酸用左金丸，肺不敛降的反酸用乌贝散（乌贼骨、浙贝母），肺阴虚而气不降用百合、台乌药，剑突下疼痛明显合用小陷胸汤，腹胀而脾虚食不消者合用枳术丸，痛有定处、舌紫暗者合用丹参饮，大便秘结者用木香、槟榔等。药对、小方运用灵活，加入主方中应用，对症治疗，往往收到奇效。但要注意不论加用何药，都不能影响主方的整体治疗方向。

（四）病案举例

患者，男，57岁，2018年3月29日初诊。主因胃胀、胃酸10余年。现症见胃脘及胸骨后烧灼疼痛，伴嗳气频作，心烦失眠，脘胁胀满，泛吐酸水，咽部自觉异物感，口苦口干，纳差，大便干、3~4天1次，舌边、尖暗红，苔厚而干燥，脉弦。5年前经胃镜检查，诊为胃食管反流病，间断服用中西药治疗，症状时轻时重，近2个月因情绪不佳而症状加重。胃镜见食管下段黏膜片状糜烂，伴肠化。西医诊断：胃食管反流病。中医诊断：胃痛证属痰热郁阻，胆胃不和。治宜和胃化痰、清胆泻热。给予加味温胆汤，药物组成：竹茹15g，枳实5g，半夏10g，陈皮10g，茯苓20g，黄连5g，山萸肉5g，莪术10g，木香10g，槟榔15g，厚朴10g，甘草5g，生白术20g，浙贝母15g，乌贼骨20g。水煎服，一天1剂。12剂后心烦失眠症状消失，其余症状明显减轻。原方加减治疗2个月余，诸证消失。

> 按：患者平素工作压力大，情志不舒，日久气机失调。肝气郁滞犯胃，胃失和降，进一步加重气机失调，肺胆胃失降，痰湿内生，郁而化热，故出现反酸、烧心、咽喉异物感、口苦口干，心烦失眠、纳差，大便干等一系列症状，日久则瘀血停留，故胸痛，痛有定处。治疗以调畅气机为主，以顺肺胆胃肠之降，助肝、脾之升；祛湿化痰，化瘀消滞，以通利气机；邪去而扶正，使脏腑和谐，气机通利。嘱调畅情志，以求长治久安。

整体而言，廖老强调"百病皆生于气也"，认为气机失调在胃食管反流病的病因、病机、发病、病理转归等方面均有非常重要的作用，故胃食管反流病的治疗以调畅气机、调理脾胃升降为根本，着眼于协调脏腑、调畅情志以治其本，祛除痰湿、食积、瘀血、逆气等病理因素以治其标；处方用药以谨守病机，方证对应为原则，辨病与辨证相结合，主证主方与药对相配合，标本兼治。

廖志峰教授基于"治中焦如衡"思想治疗胃食管反流病经验探析

（撰稿：宋瑞平，编审：武正权、廖挺）

胃食管反流病是常见的慢性消化系统疾病之一，其典型症状为烧心和反酸，并可导致咽、喉、气道等食管以外的组织损害。本病最早见于《黄帝内经》，称其为"吐酸"，据统计有 40% 的患者临床并未出现"吐酸"症状。因此，胃食管反流病的中医病名为"食管瘅"更合适，可反映本病的病位、病因、病机与主症。病机十九条中"诸呕吐酸，暴注下迫，皆属于热"，已成为中医诊断和治疗该病的一项准则；又《临证备要·吞酸》云"胃中泛酸，嘈杂有烧灼感，多因肝气犯胃"，更是阐明其临床常见病因病机。总之，胃食管反流病病位在食管和胃，以胃气上冲为基本病机，临床大多以和胃降逆为治疗大法，却常常忽视脾胃同调、升降相应的生理特点，即清代医家吴鞠通所提倡的"治中焦如衡，非平不安"。

廖教授诊治疾病，提倡古今衔接，病证结合，精于中医经典专著，善于运用经方并有其独到见解，尤对脾胃肝胆病的辨证治疗等积累了宝贵的临床经验。对于脾胃系疾病，主张在中医整体观念指导下，遵"治中焦如衡"及阴阳平衡、邪去正自安等的原则，运用综合调理的方法，不偏不倚，使之恢复至和谐、平衡的生理状态。廖老认为本病的病理过程为脾胃气机升降失调，肝不随脾升，胆不随胃降，以致胃失和降，上犯食管而致本病。因此治疗原则以"和胃降逆以理气，疏肝健脾以固本"为主。为更好地将廖教授治疗胃食管反流病的宝贵经验在临床上得以推广运用，本文将其加以整理，浅述如下。

（一）升清降浊，脾胃乃衡

脾胃五行属土，同属中焦，共同承担着气机之升降，"脾主运化，胃主受纳"。脾主升，胃主降，相反相成，故《临证指南医案》说："脾宜升则健，胃宜降则和。"若脾胃升降乖戾，清浊相混，中焦失衡，则导致胃食管反流病的发生。对于气机失常的胃食管反流病，廖教授强调使用降浊药物的同时搭配能够升提清气的药物。在临床实际应用中，用降逆胃气药如半夏、枳壳、旋覆花、代赭石、沉香等时，配以白术、党参、黄芪等益气升提之品，使脾胃气机升降平衡。

临床可据气机升降偏重选方处药，若胃气上逆明显者，根据寒热不同酌情选用竹茹、枳壳、丁香、刀豆子、旋覆花等；脾气不升明显者，随证灵活加减柴胡、升麻、桔梗等；若肺气随胃气上逆，肃降失常，表现为咳嗽、咽部不适，加杏仁、前胡、牛蒡子以宣肺止咳利咽；若饮食无味、食积，加焦三仙、鸡内金以助运消食开胃。故治疗时降胃气不忘升提脾气，健运脾气以和降胃气，遣方处药时，以和为期，相互制约，相互为用，最终以中焦平衡为期。

（二）寒热平调，阴阳乃和

叶天士有云："脾为阴土，得阳始运，胃为阳土，得阴自安。"足以说明脾胃的病理生理特点。胃食反流病由于其复杂的病因病机，其单纯的或寒或热少见，而以寒热错杂证常见。故治疗单用清热药则易伤脾阳而生寒，重用温里药又恐助内热以伤阴，宜热并用。其中具有代表性的当属张仲景所创半夏泻心汤，被临床医家广泛使用。该方以辛温升散和苦寒降泄为主，辛温升散以开郁，苦寒泄热以降浊，辛苦并用以调升降，寒热并进以和阴阳。此外，廖教授临床常用香附、枳壳、紫苏梗等理气药来行气和胃宽中，且温而不燥，佐以苦寒清热的黄芩、黄连、连翘、蒲公英等，使寒温相宜，中焦之气得以护卫，并采用性味缓和而不伤阴之品，从而体现"治中焦如衡"之法则。

（三）通补兼施，虚实同调

虚实夹杂证在长期反复发作的胃食管反流病患者中颇为常见，虚常表现在脾胃，以脾为主；实则以气滞、痰湿、血瘀及脏腑积热为主。该病盛候与虚象往往同时并见，故临证选药须权衡轻重，辨证用药。廖教授认为辨治常需分清标本虚实，用药宜平和，即使患者表现出虚象，也勿用大剂量补益之品，以防滋腻碍胃；机体以实邪为主，不宜妄用峻猛之品以防伤正。若患者出现反酸、纳差、喜温喜按、疲乏无力、大便溏等脾阳虚表现，可加减香砂六君子汤以益气健脾化湿。若反酸重者，可酌情加吴茱萸降逆止呕，海螵蛸、煅瓦楞制酸止痛。廖老认为，在实际应用中，要重视虚实的侧重，补消得当，使补不碍邪壅滞，消不伤正气，如此通补兼顾，虚实调和，达到平衡状态。

（四）燥湿相济，以复平衡

《临证指南医案》云："太阴湿土得阳始运，阳明燥土得阴自安。"脾喜燥为湿土，胃喜润为燥土，故二脏燥湿相济，阴阳相合，共同完成机体的生命活动过程。一旦其生理功能失常，运化失职，亦可致胃食管反流病的发生。临床除胃脘灼热、口燥咽干、心烦等表现外，还出现神疲乏力、纳差、便溏等。如一味地化湿则导致机体阴伤出现燥象，但若只是滋阴则又恐其助湿。廖教授主张宜在温燥化湿的同时加适量甘凉濡润之品，以平济燥湿，助其运化。若出现胃脘嘈杂隐痛，口苦黏腻，嗳腐吞酸等症状，可选用黄连、陈皮、半夏、茯苓、生姜、竹茹、枳实。善用益阴理气之百合、佛手以防过于温燥；湿热偏盛，苔黄厚腻者，加藿香、茵陈、佩兰芳香化浊；痰热互结于胸，用川贝母、瓜蒌、枇杷叶以清热化痰；气化不利，水饮内停于三焦，予以薏苡仁、茯苓、葶苈子理气化湿。针对此类燥湿失调病证，用药宜轻，化湿不伤阴，润燥而助湿，忌补大量滋腻之品，使得燥湿相宜，从而使衡。

（五）疏利肝胆，气机得畅

"肝为起病之源，胃为传病之所"。现代生活节奏的加快及各方面的压力，致胃食管反流病患者长期情志不畅，故须调达肝气以"平"中焦。廖教授提倡从肝胆论治脾胃病，重视肝胆对脾胃病治疗的协同作用。《血证论·脏腑病机论》云："食谷入于胃，有赖肝木之气的疏泄，而水谷乃化。"《四明心法》曰："凡为吞酸皆属肝木，曲直作酸也。"中医治疗疾病讲究机体达到某种平衡状态，故在疏泄肝气时勿过于温燥，否则易伐伤肝胃之阴。依木郁达之及肝体阴而用阳的特性，因此用药以气薄平和之品为主，如柴胡、紫苏梗、香橼、佛手等加减，常佐以芍药、枸杞、甘草养阴柔肝。若临床出现吞酸、嘈杂，胸骨后烧灼感，口干欲饮，脉细数而弦，治以养阴柔肝、健脾和胃，如一贯煎、左金丸、化肝煎、芍药甘草汤等经典古方。火偏盛佐以清肝泻火之黄连、牡丹皮、栀子、蒲公英等，但不宜苦寒太过，恐伤中焦之阳。另外，若临证表现为肝脾不和之症，升发肝气不可太过，健脾不宜滋腻壅滞，以肝气条达、脾胃相安为目的，也是"治中焦如衡"思想的体现。

廖教授借助现代诊断技术，结合患者症状与舌脉等指征，采用西医辨病、中医辨证的中西医结合诊疗模式。认为该病早期多表现为实证，以肝胃郁热或肝气犯胃为多，后期由于病久气机阻滞，日久脉络瘀滞，易致痰阻血瘀、郁热伤阴或阴亏血瘀等。治疗上无论是采用升降并用、燥湿相济，还是寒热平调、通补兼施，均应遵循"治中焦如衡"的原则，重视恢复脾胃的生理特性，把握其与他脏的联系，从而酌情用药，用药物纠正中焦失衡，使脾胃功能达到相对"平衡"状态，最终使机体达到"阴平阳秘"的状态。

（六）典型病案

患者，男，35 岁。2014 年 7 月 3 日初诊。患者于 2 年前出现上腹部胀满不适，伴有反酸及胸骨后烧灼感，曾服多种中西药物，症状有所缓解。近 1 周来食入即吐，且反酸明显，于某医院做胃镜检查示：反流性食管炎（B 级）。经熟人介绍，前来求治。刻下见：食入即吐，伴反酸及胸骨后烧灼感，睡眠差，大便稀，2~3 次 / 天，小便正常。查体：形体消瘦，精神差，舌淡，苔白润，脉沉。诊断：反胃（反流性食管炎 B 级）；辨证：脾虚胃热，胃气上逆；治法：益气健脾，清热制酸止痛，降逆和胃；处方：四君子汤合左金丸加减：党参 15g，炒白术 15g，茯苓 20g，干姜 10g，半夏 10g，陈皮 10g，吴茱萸 5g，黄连 5g，防风 5g，厚朴 10g，藿香 15g，草果 6g，甘草 5g。4 剂，1 剂 / 天，水煎服，分 2 次口服。

二诊（2014 年 7 月 7 日），服上药 4 剂后食入即吐明显缓解，近 2 天来只发作 1 次，胸骨后烧灼感有所缓解，反酸减轻，大便已转正常，1 次 / 天，舌质淡，苔薄白，脉沉。拟减去藿香，加瓦楞子 20g 增强制酸止痛之功。7 剂，煎服法同上。

三诊（2014 年 7 月 14 日），患者诉食入即吐现象未再发作，反酸较上次减轻，胸骨后烧灼感消失，舌质淡红，苔薄白，脉沉。前方去草果，加丹参饮活血化瘀理气。

四诊（2014 年 7 月 20 日），患者诉体重增加，饮食佳，寐安，二便调。嘱患者复查胃镜示：反流性食管炎基本痊愈。原方再进 7 剂，以巩固疗效。

按语：《圣余医案》云："虚则中无主持，故上吐下泻，火逆则有升无降，故食入即吐。"脾胃虚弱，运化失职，必生湿阻气滞，邪遏化热，则易成寒热虚实并见之证，本案即是如此。方中四君子健脾益气；干姜暖土，温运脾阳以升清，防风辛能散肝、香能舒脾、风能胜湿，为理脾引经要药；半夏、陈皮理气和胃降逆；厚朴、藿香助半夏降湿浊之气，上六药升清降浊，则吐泻止。左金丸辛开苦降，肝胃同治，泻热制酸；又"辛胜酸，酸胜甘"，是酸之有余者，辛甘之不足是也。草果入脾胃破气开郁，燥湿除痰。诸药虽各有专司，而辛以胜酸则一，故与甘草同用。

廖志峰"健胃和中"学术思想及其临床应用

（撰稿：刘顺庆 等，编审：武正权、廖挺）

廖志峰教授临证工作善于调理脾胃枢机功能，用后天养先天，从健胃入手调脾疏肝而调和阴阳，平衡脏腑，逐步形成了"健胃和中"的学术思想，创制了健胃消胀合剂、健胃止痛合剂、健胃消食合剂、健胃止血合剂、健胃止泻合剂、健胃清肠合剂等6种治疗消化系统疾病的健胃系列院内制剂，组方用药蕴含了"健胃和中"的学术思想，现探讨廖志峰教授"健胃和中"学术思想源流，并应用古今医案云平台探讨其临床用药特点。

（一）脾胃学说源流

脾胃学说是中医学的重要组成部分，廖志峰教授认为脾胃学说滥觞于《黄帝内经》，其详述了脾胃的解剖、生理、病理及诊疗、预防，确立了脾胃在脏腑理论中的核心地位，论述了脾与胃结构相通、生理相关、病理相及的关系，奠定了脾胃学说的理论基础，后世《伤寒杂病论》确立了以六经辨证为主的脾胃病临床辨证体系，李东垣"内伤脾胃，百病由生"理论的提出，标志着脾胃学说趋于成熟。就脾胃而言，《伤寒杂病论》继承和发展了《黄帝内经》保胃气为先的思想，诊疗中注重祛邪攻伐、不损胃气，扶正保胃、不碍祛邪的原则，而李东垣《脾胃论》更重视脾的作用；现代医家师古而不泥古，创新性地提出了诸多脾胃学说方面的相关理论，如邓铁涛建立了以脾为核心的"五脏相关"理论，徐经世提出内科杂病诊治"从中调治"的学术观点，董建华创建了"脾胃病辨证新八纲"理论，李佃贵首创"浊毒学说"辨治脾胃疾病，秦伯未认为脾与胃的作用是一致的，其阴虚和阳虚也应统一来看。而脾胃的重要性以及脾与胃的关系，历代也有不同论述，多数医家注重气化，以脾为主。廖志峰教授吸收诸家之见解并结合自己多年临床实践，逐步形成了"健胃和中"的学术思路，诊疗中注重"安胃和中、诸脏统调、以平为期"，用药注重和胃气、升脾阳、祛湿滞、养胃阴、调气机，针对久病者则化其瘀，并依此研制出健胃系列院内制剂，临床疗效显著。

（二）健胃思想

脾胃同居中州，为"后天之主"，濡养他脏，历代医家多重视脾胃同治。然而脾胃关系紧密相关但又有所区别：脾胃五行皆属土，但有阴土阳土之别；脾与胃以膜相连，在解剖关系上相互关联，却是一脏一腑的不同；脾胃功能同主运化，然脾主运胃主化，运化有别；脾胃共控气机升降，脾以升为顺，胃以降为和，气机升降相因；脾胃体用阴阳互根，亦有燥湿喜恶之别。脾与胃的关系常密不可分，类比来说脾和胃犹如军中帅和将的关系，故而多数医家以健脾思想为主，李东垣即是健脾思想的代表。然而无论《黄帝内经》还是《伤寒杂病论》，都非常重视胃气的顾护。《素问·平人气象论篇第十八》中说："平人之常气禀于胃，胃者平人之常气也，人无胃气曰逆，逆者死。"《素问·玉机真藏论篇》中言："五脏者，皆禀气于胃，胃者五脏之本也。"说明在《黄帝内经》时代非常重视胃的主导作用。廖志峰教授认为脾的作用固然重要，但胃谓为阳土，在功能上具有一定主导性，因此廖志峰教授认为在诊疗中应重视健胃。

1. 胃禀燥而恶燥

《素问·天元纪大论篇》中曰："阳明之上，燥气主之。"从运气学而言阳明以燥为本气，为秋之主气，对应肺金，然"阳明以燥金主令，胃土从令而化燥"（《四圣心源·六气解》），肺禀燥令，胃亦从令而化燥，言明胃为燥腑；从经络而言，阳明所含足阳明胃经与手阳明大肠经，二者皆禀燥气以消导水谷，如《伤寒论浅注补正·卷二》载："人身禀天地之燥气，于是有胃与大肠，二者皆消导水谷之府，惟其禀燥气，是以水入则消之使出，不得停胃。"世医多言胃喜润恶燥之生理特性，少言胃禀燥之本性。廖志峰教授则认为燥为胃之本性，胃禀燥性是胃"游溢精气"的前提和动力，其性燥，故将所进水饮，蒸腾气化，化为精微；胃为阳腑，其性以通降为要，但降中寓升，又阳性用事，故而升腾津液，上输于脾，再经脾灌输濡养周身，完成机体的新陈代谢过程。同时指出胃禀燥而恶燥，赖水以济燥，所谓"恶燥"是恶其太过之谓，胃为阳土其性本燥，过则成燥热之害，损津耗液伤其脏腑。胃禀燥，故求其润以得阴阳相济之态；胃恶燥，故多病燥，是为"各随其所不喜者为病"。叶天士在《临症指南医案·卷二》中指出："阳明燥土，得阴自安；以脾喜刚燥，胃喜柔润。"胃禀燥性，得阴柔才可协和，得水济则通降有序，燥性刚而水性柔，刚柔相济则阴阳和合。胃为多气多血之腑，清和则能受纳，用药当以清和为主，避免辛香燥烈劫耗胃阴，临床治疗多甘药清养。廖志峰教授提出"胃禀燥而恶燥"的胃腑生理观特点，阐明了胃作为贮物消导的首要器官在腐熟运化中的重要性。

2. 胃健乃脾健的前提

从生理功能来说，脾之作用主要是主运化和主统血。脾之运化，即运输精微营养物质，变化为气血而荣养四脏周身，故为后天之本。统血，即统领血液，使之循行于常道，不溢出脉外。而在正常生理状态下，人体摄入水谷之后胃先受之，并腐熟为水谷精微，脾乃得之运之。如《灵枢·玉版》篇中言："谷之所注者，胃也，胃者水谷之海。"而脾之统血功能也依靠于脾气健旺。只有胃之受纳腐熟功能正常，脾气才得健旺，脾气旺则统摄血液循行于常道。脾胃的生理特点一升一降，以饮食入胃，经胃受纳并腐熟，此过程是气机降的过程，相当于现代医学所讲的消化过程，愈降则愈细，愈降则愈精，可达到被运化输布之用，脾的升清运化功能相当于现代医学所讲的吸收转运过程，如果没有胃的受纳腐熟，脾的升清运化功能就无法实现。只有胃的生理功能正常，才能脾运无碍，升清降浊，周流不息，发挥人体后天之本的功能，源源不断将外界饮食水谷转换为人体可利用的营养物质，荣养全身。脾胃的生理特点还有脾燥胃润的特点，润乃燥之前提，这是因为胃体者受纳水谷之地，其地属阳（胃为阳土），胃体滋润则通降功能如常。脾者阴土，禀天地之湿气而应长夏，得燥则升，胃降则脾升。因此说胃健乃脾健的前提。

3. 胃健乃脏腑调和的基础

诸脏协调是人体健康的基础，《医宗必读·肾为先天本脾为后天本论》中云："谷入于胃，洒陈于六腑而气至，和调于五脏而血生，而人资之以为生者也。"说明在脏腑气机调和方面，胃处于一个关键地位。脾胃居于中焦，为气机升降出入之枢，胃气健能降则脾气得升，同时，胆随胃降，肝随脾升，肝升则肾气随之而起，地气升则天气随肺金之气而降，如此则天地气交，龙虎回环，各脏腑气机构成一个健康的生理循环。所以华佗《中藏经》中云："胃者，人之根本也，胃气壮则五脏六腑皆壮也。"另外，胃健还是神气得养的基础，《素问·六节藏象论篇》中言："五味入口，藏于肠胃，味有所藏，以养五气。气和而生，津液相成，神乃自生。"

4. 健胃之法

胃居中焦，为六腑之一，传化物而不藏，功能以通降为主，《素问·逆调论篇》中曰"胃者六腑之海，其气亦下行"，因此健胃即是重视胃的通降功能，廖志峰教授应用畅情志、调气机、化湿邪、通水道、去痰浊、祛瘀血、通腑气等方法恢复胃的功能，主要可总结为健胃八法：疏肝和胃法、养阴益胃法、健脾温胃法、化滞开胃法、泄热清胃法、祛湿健胃法、化瘀调胃法、开窍醒胃法。廖志峰教授在临证诊疗中遣方多用柴胡疏肝散、益胃汤、理中汤、保和丸、枳术丸、承气汤类。喜用炒莱菔子、炒白术、陈皮、连翘之类。病久则加入活血化瘀之品。胃喜润而恶燥，又为多气多血之腑，故健胃多用清和柔润之品，慎燥烈之药以防劫耗胃阴。

（三）和中思想

"和中"二字在中医学中各有含义，又有密切联系。

1."和"与"中"

"和"是中医学中的一种核心健康理念，也是一种治法，作为健康理念来讲，它起源于《黄帝内经》，书内没有明确提出具体治法，但提到"和"字上百处，且处处彰显出"和"作为一种理想的健康理念的重要性，如《素问·上古天真论篇第一》提到"法于阴阳，和于术数""淳德全道，和于阴阳""处天地之和，从八风之理"等，古人认为"和"是阴阳的一种理想状态，是人本身及其与自然、社会的舒适关系，故古人把"和"看做一种最佳理念，对于人本身来讲，只要达到"和"的状态，则气血调匀，身体康健。"和"作为一种治法来讲有广义、狭义之分，广义之"和"一般认为起于《伤寒杂病论》，经文虽未明确提出"和"之概念，但其运用却已臻完备，如调和营卫，和解少阳，调和寒热，润燥和中，调和虚实，调和肝脾，和解太阴等，涵盖了阴阳表里，寒热虚实等八纲内容，后世治病的八法也脱胎于此。从而，廖志峰教授所注重的健胃是"和"，平时多用化湿、除痰、祛瘀等治法也是"和"的体现。"和"作为治法而言，概念出自于清代程钟龄《医学心悟·医门八法》，将和法与另外七法并列。无论是从健康理念还是治法来看，"和"之一字，在中医学中具有举足轻重的地位，对于临床有重要意义。"中"字作为治疗理念而言与"和"之含义基本相同，同时"中"还带有位置的含义，体现了中医学中人体是以内在脏腑为核心，而脏腑中又以中焦脾胃为中心的认识论。

2.和中

在中医学中，"和中"思想高度概括了中医学的治疗理念及治疗方法，是中医学的核心思想。廖志峰教授的"和中"思想具体体现为：首先"和中"是人体生理的理想状态，其作为一种生理状态而言包含人与自然的调和、人与社会的融治状态、以五脏为核心脾胃为中心的人体自身调和作用，只有三者都处在一种较为理想的状态，则可认为人体处于一种真正的健康状态。其次"和中"是疾病治疗的总抓手，人体发生疾病，是由于上述三种状态中某一种或多种同时被打破，所以治疗应致力于恢复三者的理想状态。例如对于人体病理状态而言，疾病往往呈现出虚实寒热夹杂的复杂状态，此时应以五脏为核心，并时时关注中焦脾胃的重要性，当然"和中"是遣方用药的总原则。可见，胃健则"中"得和。在以五脏为核心的人体中，脾胃居于中心位置，亦是脏腑调和的关键，而胃体之康健又是其中之关键，故胃健则以脏腑为中心的大"中"得健，而五脏中以脾胃为中心的小"中"亦得健。欲达人体之"中和"，胃健必不可少。具体从脾胃调和、脏腑调和、神气调和、人与自然、人与社会关系调和看，胃健是其中的关键环节。例如廖志峰教授在治疗胃食管反流病时无论采用升降并用、燥湿相济、寒热平调还是通补兼施方法，均遵循"治中焦如衡"的原则，重视恢复脾胃的生理特性，调和脾胃与他脏的关系，使机体达到"和"的状态；在治疗功能性消化不良时也注重助脾胃之运化，行胃肠之传导；在治疗胃痞胃痛等脾胃病时立足于脾胃正气，权治于中焦之衡；守中焦护脾胃而兼顾气血痰湿。

（四）健胃和中思想

在临床中的应用为了更好地总结分析廖志峰教授"健胃和中"学术思想在临床的应用，现将廖志峰教授自 2007 年至 2021 年中诊疗的部分病例 469 份处方录入古今医案云平台进行分析，结果如下。

1. 病种

病种主要以胃痛和胃痞两种脾胃病科优势病种为主，其他有胃反、泄泻、胁痛、便秘等，见图 1。

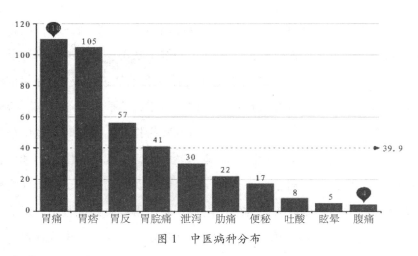

图 1　中医病种分布

2. 中药

廖志峰教授处方中用到的中药 295 种，常用的 10 种中药使用频次达 2378 次，占总频次的 37.6%；在这些药物中，除了调和诸药的甘草，使用频次最高的是降气和胃的半夏，半夏具有降逆、除湿、消痞、化痰等功效，现代药理研究证实，其有抗溃疡、抗肿瘤等效果，是治疗胃炎、溃疡、胃食管反流等消化系统疾病的重要药物；其他如厚朴、陈皮、白术、莱菔子、枳壳等均为健胃通降剂，协同健脾化湿的茯苓等达到健胃和中的效果，见表 1。

表 1　廖志峰教授处方中常用 10 种中药分析

中药	频次	百分比（%）	平均剂量（8）	最小剂量（g）	最大剂量（g）	标准差
甘草	450	9595	5.84	3	10	0.69
半夏	343	73.13	10.10	5	20	0.93
茯苓	271	57.78	20.06	10	30	4.06
厚朴	219	46.70	10.13	10	20	0.91
陈皮	200	42.64	12.28	5	20	2.59
白术	190	40.51	18.08	5	30	3.86
炒莱菔子	185	39.45	19.86	10	50	2.67
砂仁	180	38.38	5.88	5	10	0.68
枳壳	180	38.38	15.74	10	30	3.12
丹参	160	34.12	19.64	6	20	1.87

注：总个数 295，总频次 6319，总案例数 469。

3. 四气与归经

廖志峰教授常用中药以温平性为主，多归脾、胃两经，其次归肺、心、肝经。见图2~3。

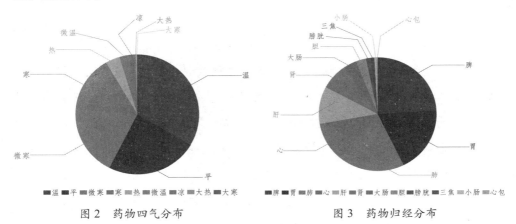

图2　药物四气分布　　　　　　　　图3　药物归经分布

（五）结语

"健胃和中"思想是廖志峰教授的学术思想之一，廖志峰教授在疾病诊察中十分重视胃腑之健，但又认为不应局限于健胃而忽视了中医整体观，要认识到健胃的目的是为了达到"和中"的健康状态，同时随着人与自然、社会相处模式的发展变化，不仅要重视人体本身，而且对于人与自然、与社会如何达到舒适关系的探索变得有必要。这些皆包含在"和中"的中医理念中。人体身心的健康不仅需重视胃腑，调理中州，最终使诸脏相和，又要存正守心，从经典的中医哲学中汲取智慧。笔者有幸对廖志峰教授"健胃和中"学术思想及其临床应用进行总结梳理，但限于临床诊疗资料的不完全等原因，可能存在不足之处，盼望同道予以谅解。

廖志峰教授临床诊治脾胃病经验

（撰稿：陈有源，编审：武正权、廖挺）

廖教授诊治脾胃病以脾胃生理病理特点为基础，知常察变，辨证论治；重视固护正气、协调脏腑功能、调节气机的升降平衡及保证水液的正常运化输布，治病求本；临证强调理、法、方、药的协调统一，即法从理出、方自法来、药方相谐。笔者有幸从师受教，多年抄方侍诊，受益匪浅，在日常跟诊过程中仔细领会廖教授的临床思路及经验，体悟其学术思想。现在仔细研读廖教授著作、论文及经验文献的基础上，结合个人临床体会，从理（生理、病理）、法（诊法、治则、治法）、方（遣方）、药（用药）等方面对廖教授论治脾胃病的经验进行浅显而全面的总结，与同道共同学习。

（一）知常以明理

中医学所指的脾胃包括脾、胃、大肠、小肠等。人体所需营养物质均要经过脾胃而吸收转化。廖教授认为，脾胃的生理功能应从以下三个方面去理解。

1. 仓廪之本，营之居也

《素问·六节藏象论篇》曰："脾、胃、大肠、小肠、三焦、膀胱者，仓廪之本，营之居也，名曰器，能化糟粕，转味而入出者也，其华在唇四白，其充在肌，其味甘，其色黄，此至阴之类，通于土气……"脾胃为后天之本、气血生化之源，人体之中气、营气、卫气均来源于脾胃，血、津、液也来源于脾胃。

2. 气机升降之枢纽

《脾胃论·天地阴阳生杀之理在升降浮沉之间论》云："盖胃为水谷之海，饮食入胃，而精气先输脾归肺，上行春夏之令，以滋养周身，乃清气为天者也；升已而下输膀胱，行秋冬之令，为传化糟粕，转味而出，乃浊阴为地者也。"水谷精微自口腔进入消化道，整个消化管腔传化物而不藏，故为受盛之腑，在生理上以降为顺；脾将胃肠所传化的水谷精微吸收，转运到全身各脏腑而化生气血，故为运化的过程，在生理上以升为和。在整个消化吸收过程中，消化道的顺降与脾气的清升相辅相成，相互为用。彭子益言："中气如轴，四维如轮，轴运轮行，轮运轴灵。"强调了脾胃升降对全身气机的统领作用。

3. 水液代谢之肇基与调控

《素问·经脉别论篇》言："饮入于胃，游溢精气，上输于脾，脾气散精，上归于肺，通调水道，下输膀胱，水津四布，五经并行，合于四时。五脏阴阳，揆度以为常也。"指出水液运行始于脾胃。《素问·至真要大论篇》云："诸湿肿满，皆属于脾。"认为湿的产生皆是脾胃功能失常的结果，故脾土对水湿具有调控作用。

（二）察变以诊病

基于脾胃的生理功能，脾胃病的病理表现可大致分为三个方面：一为气机之病；二为燥湿之病；三为虚实之病。廖教授在临床中常通过对气机、水湿代谢、气血虚实的观察来诊断其病位、病因、病机所在，从而指导治疗。

1. 气机之病

气机之病即气机失常之病。《素问·举痛论篇》曰："百病生于气也。"大部分脾胃病均与气机失调有关，而气机失调有气滞（消化道的痞、胀、痛等）、气逆（吐酸、呕吐、呃逆、咳）、气陷（泄、利、完谷不化）、气结（便秘、腹痛）等。因此，廖教授以气机为目标，通过症状观察气的运行，归纳病机，可谓执简驭繁。

2. 燥湿之病

《临证指南医案》曰："太阴湿土，得阳始运；阳明燥土，得阴自安，以脾喜刚燥，胃喜柔润故也。"若脾胃各司其职，升降不失其常，健运不息，则人无燥湿之虞。而脾胃病内有失调之气，外见燥湿之象。廖教授临证通过对患者外见燥湿状态如舌象、脉象、症象的观察，察知其脾胃的功能状态，为诊断和治疗提供依据。

3. 虚实之病

《灵枢·营卫生会》曰："人受气于谷，谷入于胃，以传与肺，五脏六腑，皆以受气，其清者为营，浊者为卫，营在脉中，卫在脉外，营周不休。"《素问·太阴阳明论篇》曰："脾病而四肢不用何也？岐伯曰：四肢皆禀气于胃，而不得至经，必因于脾，乃得禀也。"《伤寒论》言："阳明之为病，胃家实也。"故"实则阳明，虚则太阴。"临证时对于人体虚实的外现，不论是气短乏力、少气懒言、四肢无力、面色萎黄等气血虚衰之症，还是脘腹胀满疼痛的实热之象，均要考虑脾胃之病。

（三）治病必求本

《素问·阴阳应象大论篇》曰："治病必求于本。"廖教授认为，"本"要从以下三个方面去考虑。

1. 本是本因

疾病为结果，有果必有因，疾病是病因病机即时或长期作用于病位的结果，如：导致脾胃病的后天因素有饮食、情志、生活习惯、居住环境，先天因素有禀赋的差异、脏腑的强弱、阴阳的偏盛偏衰。特殊的后天因素作用于特殊的体质人群，就是疾病发生的基础。廖教授提出：在临床治疗过程中，要尽可能地全面考虑，去除疾病的不利因素，改变不良习惯及其他因素，不能改变的不要去触发。如：情志不舒，不能够解开心结，调畅情志，则肝气犯胃引起的胃病就不能根治；饮食不能规律，不能改变不良饮食习惯，很多胃肠疾病就无法彻底治愈。因此，要彻底治疗疾病，就要尽可能地去除这些本因。

2. 本是脾胃

脾胃为后天之本、气血生化之源，人体所需之精微物质均来源于脾胃。廖教授认为：从脾胃的生理特点入手是治疗脾胃病的关键，在把握住这个原则的基础上谨慎用药才能获效。廖教授在诊疗中贯穿以脾胃为中心、以平为期、以衡为治的辨证思路。《素问·平人气象论篇》云："平人之常气禀于胃，胃者平人之常气也，人无胃气曰逆，逆者死。"陈修园总结《伤寒论》的治疗原则，言："保胃气、存津液。"因此，治病当以固护脾胃之气为本，脾胃病的治疗更是如此。

3. 本是正气

《黄帝内经》云："正气存内，邪不可干。"又曰："邪之所凑，其气必虚。"廖教授认为：正气是人体正常的生理之气，要维持人体正气，必须五脏六腑各司其职，其气不虚不亢、相互为养、相互克制，经脉血脉通畅，营卫之行不失其常，则人体不受外界邪气的影响而无病，是谓"阴平阳秘，精神乃治"；而疾病就是正气失正、阴阳失调的结果，故治疗的根本是恢复正气、协调阴阳。

（四）以通、和为法

胃肠皆为腑，六腑以通为用；脾为土脏，居中调和，厚载万物，濡养五脏六腑。因此，治疗脾胃病以通、和为法。

1. 通法

通即疏通、畅通之意，《辞海》释为"贯通，由此端至彼端，中无阻隔"。中医学常用此意来概括病理和治法，故通法是一种调畅气机、畅通气血、祛除病邪、恢复正气的治疗方法，凡诸不通之证皆可用之。"六腑以通为用"，廖教授尤其重视通畅胃腑，其所用通法乃"通六腑、畅气机"之意。"百病生于气也"，故调畅气机为疾病治疗大法。胃肠为腑，以通为用，腑通则气畅，故胃肠病的治疗以通为法。通法有调节情志、调畅气机、通调水道、化积通腑等具体用法。

2. 和法

和乃中和之意，是通过和解或调和作用以协调脏腑，使脏腑之气达到不虚不亢的状态。脾胃属土，居中央以溉四旁，长养五脏六腑。国医大师路志正提出脾胃病的治疗应"持中央，运四旁，怡情志，调升降，顾燥润，纳化常"的学术观点，也包含和法的具体运用。《素问·六微旨大论篇》曰："亢则害，承乃制，制则生化。"病是脏腑之气的偏盛偏衰、阴阳失和的结果。和就是协调脏腑功能，恢复正常的生克制化，使阴平阳秘。对于脾胃系疾病，廖教授主张在中医学整体观念指导下，遵循"治中焦如衡"及阴阳平衡、"邪去正自安"等原则，运用综合调理的方法，不偏不倚，使之恢复至和谐、平衡的生理状态。和法立法的基本出发点应该立足于恢复人体原有的"和"的状态。廖教授通过对前人经验的总结及临床再认识，指出"和"应包括人与自然调和、人自身心态的调和及疾病之后的药物运用调和。

（五）遣方必有据

廖教授常言："千方易得，一效难求。"从古到今，方剂不可胜数，每一张方都有其适应证。在临床中通过患者的症状、体征及其他方法找到用方的依据，是取得疗效的关键。廖教授认为，临床用方依据有三个层次，即症状、病机和体质。

1. 据于症状

《伤寒杂病论》曰："伤寒汗出，解之后，胃中不和，心下痞硬，干噫食臭，胁下有水气，腹中雷鸣，下利者，生姜泻心汤主之。"又曰："伤寒五六日，中风，往来寒热，胸胁苦满，默默不欲饮食，心烦喜呕，或胸中烦而不呕，或渴，或腹中痛，或胁下痞硬，或心下悸，小便不利，或不渴，身有微热，或咳者，与小柴胡汤主之。"如此条文比比皆是，可见仲圣遣方用药多是以症状为依据的。廖教授在临床中对于有特异性症状的患者，直接以症状为依据使用方药，如：胃病剑突下硬痛者，可考虑小陷胸汤；胀而不适、痛不甚者，考虑泻心汤类；反流性食管炎之咽部如有痰、咳吐不爽者，考虑半夏厚朴汤；心烦失眠者，考虑温胆汤；胃肠痉挛疼痛者，多考虑芍药甘草汤；胆胃疾病、柴胡证具备者，考虑柴胡汤类；等等。尽量遵从原方原文的方证。

2. 据于病机

《素问·至真要大论篇》曰："故《大要》曰，谨守病机，各司其属，有者求之，无者求之……必先五胜，疏其血气，令其调达，而致和平。"病机学说始于《黄帝内经》，发展于金元，是以症状、体征为基础进行综合分析得出以脏腑、经络、八纲、六淫等为纲领的病机分类，简称为证，再以证为依据来进行治疗，此乃中医治病的特色。廖教授在遣方用药中注重以脏腑特性为前提、均调寒热、平衡虚实的诊疗方法，擅长用简单方药组合调理各种脾胃肝胆病，注重通过养护脾胃来平衡各脏腑功能，祛邪扶正，达到愈病疗疾的诊疗目的。如：胃阴虚者，考虑益胃汤；胃寒证者，考虑良附丸；胃热者，考虑三黄泻心汤；寒热错杂者，考虑半夏泻心汤类；脾虚者，考虑六君子汤；脾气下陷者，考虑补中益气汤；脾阳虚者，考虑理中汤；寒湿者，考虑平胃散、藿香正气散；湿热者，考虑三仁汤、茵陈蒿汤；肝郁者，考虑四逆散、柴胡疏肝散；肝郁脾虚者，考虑逍遥散；等等。如此，使失常的气机得以恢复、脏腑功能得以协调，适时为度。

3. 据于体质

体质学说近年甚为流行，然早在《黄帝内经》《伤寒论》时代就有体质之论，至今不衰。《灵枢·阴阳二十五人》按五行对人体进行了分类；《伤寒论》中有"淋家""衄家""喘家"等称谓，即指体质。廖教授虽无体质之论，但在实际临床运用中是有考虑体质的，即在临床诊治过程中，面对有些患者临床表述太多或不太清楚、症状复杂而无章时，常根据患者体形、肤色、临床表现、易患疾病、舌象、脉象等综合考虑，以人为本开具处方，不治病而治人。对于有特殊体质的患者，可直接针对体质开具处方，如：形体肥胖、身体困重、舌苔厚腻的中年饮酒男，可先考虑藿朴夏苓汤；对于形瘦而面黄、胸胁常满胀、咽干口燥的妇女，可考虑柴胡类方。

（六）用药求王道

王纶在《明医杂著》中言："洁古制枳术之丸，东垣发脾胃之论，使人常以调理脾胃为主，后人称为医中王道，厥有旨哉！"枳术丸为《金匮要略》之枳术汤变化而来，消补兼施，补重于消，使患者脾胃之气自然恢复。东垣论脾胃以补脾胃之气为主，补中有散，助春升之气，使人之生机自然旺盛。两者均立足于脾胃，立足于正气，故被称为医中王道。廖教授用药处处固护正气，调理脾胃，使脏腑气机调畅，以平为期；用药力求平和，谓药力仅为助力，当以人为本；药味精当，剂量适中，以效为度。

（七）小结

廖教授治疗脾胃病知其所主，察其所变，治其根本，通和为法，临床为据，东垣为师；立足于脾胃正气，权治于中焦之衡。廖教授指出：气机调畅，脏腑协调，水道通畅，血脉通行，营卫之行不失其常，则百病无以为生，此非独治脾胃之法，百病皆可参而为之。

廖志峰辨治急性肾炎经验

（撰稿：毕学恭，编审：武正权、廖挺）

急性肾炎属中医之"水肿"病范畴。元·朱丹溪分其为"阳水"和"阴水"两大类。急性肾炎多属"阳水"；慢性肾炎多属"阴水"。其病与肺、脾、肾三脏相关，然究其本质，乃气化失常所致。对于急性肾炎的辨证施治，学术上多有争论，有人认为证属阳水，为有余。廖志峰老师从事肾病研究数十载，对本病的治疗独具匠心，屡屡获效。他认为，临床中单纯邪盛者为一部分，另外属本虚标实之候。专事攻伐，对部分证候未免正愈伤而邪愈不能去也。吾辈随其所学，得益匪浅。兹将先生对本病的中医药辨治经验介绍如下。

（一）急性水肿期

（1）风热型始则面目浮肿，继则四肢或全身浮肿，小便赤少，发热少汗，微恶风，头胀痛，口渴，咽喉肿痛，或咳嗽。舌红，苔薄黄而腻，脉弦滑而数。尿常规有红细胞、蛋白或少量白细胞、管型。治宜疏风清热，宣肺利水。方用银翘散合麻黄连翘赤小豆汤化裁：荆芥、薄荷、蝉衣、芦根、牛蒡子、竹叶、银花、连翘、赤小豆、桑白皮、蒲公英。腹胀纳呆加厚朴、苍术、陈皮、焦楂；红细胞多加白茅根、茜草、大小蓟；蛋白多加益母草、地龙等。

（2）风寒型先见眼睑浮肿，然后遍及全身，小便短少，恶寒发热，头痛无汗，腰痛，全身骨节疼痛，口不渴，或咽痒咳嗽，吐痰稀白。舌质红，苔薄白而润，脉浮紧。尿常规有红细胞、蛋白或白细胞、管型。治以疏风散寒，宣肺利水。方用华盖散加味：麻黄、羌活、防风、杏仁、桑白皮、苍术、陈皮、茯苓、猪苓、苏叶、蒲公英。恶心加竹茹、半夏；腹胀加厚朴、枳壳；蛋白多加益母草、地龙等。

（3）热毒型全身浮肿，尿少赤痛，口苦便干，或有皮肤湿疮、牙龈、中耳、咽喉部感染。舌红，苔黄，脉滑数。尿常规有蛋白、红细胞、白细胞。治宜清热解毒，清肺利水。方用麻黄连翘赤小豆汤加减：麻黄、连翘、银花、赤小豆、桑白皮、焦栀子、黄芩、土茯苓、前胡、陈皮、蒲公英。便秘加大黄；湿疮加苦参、白鲜皮；中耳炎加龙胆草；牙龈肿加升麻、生石膏等。

（二）急性恢复期

（1）脾胃气虚型神疲体倦，腰膝酸软，纳少便溏，面色萎黄，尿清长。舌质淡，苔白，脉虚弱。尿常规有蛋白、红细胞或黏液丝。治宜补益脾肾，固摄精微，方用参芪地黄汤加减：党参、黄芪、山药、熟地、山萸肉、茯苓、泽泻、丹皮、杜仲、菟丝子、芡实、益母草、蒲公英。脾气下陷加升麻、柴胡；腰膝冷痛加肉桂、桑寄生、仙灵脾等。

（2）肝肾阴虚型眩晕耳鸣，腰膝酸软，足跟疼痛，五心烦热，面色潮红。舌红少津，脉细数。尿常规有红细胞及少量蛋白，往往血压偏高。治宜滋阴清热，补虚摄血。方用知柏地黄汤加减：知母、黄柏、生地、山药、山萸肉、丹皮、旱莲草、女贞子、白芍、当归。尿蛋白多加益母草、地龙；红细胞多加白茅根、大小蓟、蒲公英；血压高加桑叶、菊花、钩藤、草决明等。

（3）湿热瘀结型胸中烦闷，腹胀纳少，身重困倦，口苦咽干，小便短赤，大便干结或不畅。舌质红或有瘀斑，苔中根黄厚而腻，脉沉细滑。尿常规有蛋白、红细胞或少量白细胞。治宜清热利温，化瘀止血，方用小蓟饮合三仁汤加减：银花、连翘、赤小豆、大小蓟、焦栀子、竹叶、生地、萹蓄、益母草、蒲公英、杏仁、薏苡仁、白蔻仁。大便干结或不畅加大黄、枳壳；呕吐纳少加竹茹、半夏、焦楂等。

（三）病案例举

张某，女，14岁。1999年6月5日初诊。3天前开始发热（38.5℃），恶风，头痛微汗，咽痛口渴，咳嗽少痰，曾服病毒灵，VC银翘片等药，虽汗出而症状不解。今晨起面目及双下肢浮肿，尿赤少，尿常规：蛋白+，红细胞+++；血象：白细胞12×10^9/L，中性0.85，淋巴0.15；血压：18/12kPa。舌边尖红，苔薄黄微腻，脉浮滑数。证属风热袭肺，气化失常，治宜疏风清热，宣肺利水。方用银翘散加减：荆芥6g，薄荷6g，防风6g，牛蒡子6g，前胡10g，蝉衣6g，桔梗6g，银花15g，连翘10g，桑白皮10g，竹叶6g，赤小豆15g，芦根15g，桑叶10g。4剂后热退肿消，尿常规蛋白转阴，唯红细胞（+），血象正常，血压12/8kPa，舌淡红，苔薄白，脉弦细。表证已除。二诊治宜补益脾肾：党参10g，白术10g，黄芪15g，芡实10g，茯苓10g，山药15g，山萸肉10g，苡米仁15g，陈皮10g，枸杞10g，白茅根15g，蒲公英15g，甘草6g。服药8剂后症状消失，尿常规正常，守方继服10剂，以固疗效。

廖志峰运用六味地黄汤治疗杂病经验

（撰稿：章彩凤，编审：武正权、廖挺）

廖志峰主任医师是甘肃省名老中医，甘肃省中医学会内科专业委员会主任委员，从事医疗工作 50 余载，积累了丰富的临床经验，擅长结合理、法、方、药辨证论治，在消化系统疾病、肝胆系统疾病、肾脏病、内分泌疾病、风湿病的诊治方面颇有建树。笔者有幸跟师学习，浅识廖志峰主任医师在治疗思路上受张仲景、李东垣等的影响较大，治疗脾胃病善用半夏泻心汤、吴茱萸汤、藿朴夏苓汤、四君子汤、补中益气汤，治疗肾脏病、糖尿病常用六味地黄汤、肾气丸等六味类群方，治疗肝胆类疾病善用小柴胡汤、大柴胡汤等经方。现将廖志峰主任医师运用六味地黄汤治疗杂病的经验介绍如下。

（一）方剂溯源

六味地黄汤又名地黄汤，见于宋·钱乙《小儿药证直诀》，由《金匮要略》中崔氏八味丸减温阳之附片、肉桂，易凉血之干地黄为补肾益精之熟地黄而成，组方为熟地黄、茯苓、泽泻、山药、牡丹皮、山茱萸。方中熟地黄填骨髓、长肌肉、生精血，山茱萸味酸，补养肝肾、涩精，两药味厚，为阴中至阴，故善滋阴、补肾水；山药入脾、肾两经，既补肾固精，又补脾胃，助后天之本生化有源，三药相配，肝、脾、肾皆补，即所谓“三补”。泽泻味甘咸、性寒，甘以湿化，咸以水化，寒以阴化，可使邪浊从水脏而化；牡丹皮味苦辛、性寒，苦能入血，辛能化水，寒能泄热，可清相火；茯苓味甘，健脾渗湿，以制水脏之邪；此三药合用，既泄湿浊又降相火，所谓“三泻”。钱乙、刘防等将此方用于治疗儿科疾病，如慢惊风、虚寒类疾病。朱震亨用此方治疗咳嗽、虚损、小便不利等病。《医方考》载：“肾虚移热于肺，咳嗽者，此方主之。有足心热，内股热，腰痛，两尺脉虚大者，病源于肾虚也。”赵献可在继承前人经验的基础上，将此方灵活用于治疗咳嗽、小便不利、喘证、哮病、发热、吐血、小便失禁、梦遗、耳聋耳鸣等病，并认为一切肾虚不能制火的病证皆可用六味地黄方治疗。《医学心悟》载此方可治疗虚劳、消渴、头晕、腰痛、耳聋耳鸣、产后喘粗、痰饮、咽喉疼痛、中风等 10 余种病证。至现代，六味地黄汤已不局限于上述病证，医家们根据整体观念、辨证施治的原则将此方灵活运用于临床各科。

地黄主要分为生地黄、熟地黄和鲜地黄，三者炮制方法不同，而作用机制也有所差异。生地黄是由块根经过烘干而得，具有清热凉血、养阴生津功效，多用于衄血、阴虚内热、骨蒸潮热、舌绛、烦渴者，生地黄含有大量梓醇，可改善糖尿病肾病，降低血糖；多糖也是生地黄的有效成分之一，其可激活免疫系统，还可抑制肿瘤细胞增殖。熟地黄由干地黄蒸制而得，具有水火一体之性，内涵阴阳。《冯氏锦囊秘录》曰："（熟地黄）九蒸九晒方熟……盖禀北方纯阴之性而生，非太阳与烈火交炼则不熟也。"故熟地黄性温，归肝、肾经，具有益精填髓、大补血虚功效。药理学研究证实，熟地黄含氨基酸、地黄素、糖类、梓醇等多种微量元素，可提高机体免疫力，有抗炎、抗衰老、抗氧化、促进造血等作用。山茱萸为山茱萸科植物山茱萸的果肉，味酸、性微温，具有补肝肾、涩精气、固虚脱的功效。《药品化义》载："山茱萸，滋阴益血，主治目昏耳鸣，口苦舌干，面青色脱，汗出振寒，为补肝助胆良品。"药理学研究表明，山茱萸含有萜类、苷类、糖类、有机酸类、酯类和鞣质等成分，具有抗炎、抗氧化、抗肿瘤、提高免疫、保护生殖功能、保护神经细胞、保护心肌细胞不受损害等作用，主治糖尿病、高血压病及冠心病等。山药为薯蓣科植物薯蓣的干燥根茎，是食疗保健的常用之品。山药味甘、性平，入脾、肺、肾、胃经，具有补脾养胃、生津益肺、补肾涩精之功效。药理学研究表明，山药含有淀粉、多糖、脂肪酸、微量元素、氨基酸、山药素类化合物等成分，临床常用于治疗糖尿病、肾炎、癌症等疾病。泽泻味甘淡、性寒，常用于治疗水肿、少尿、腹泻、头晕、尿浊、淋证等病证。药理学研究表明，泽泻具有利尿、抗尿结石、抗动脉粥样硬化、抗肾炎、调节免疫功能和肝保护活性等作用。茯苓属于多孔菌科植物，味甘淡、性平，具有健脾宁心、渗湿利水之功效。药理学研究表明，茯苓含有多糖及其他各种衍生物，可抗氧化、抗炎、护肝、抗肿瘤、调节免疫、降糖、抑菌、改善抑郁等。牡丹皮为毛茛科植物牡丹的干燥根皮，味苦辛、性微寒，具有滋阴降火、解斑毒、利咽喉、通小便功效，可用于治疗吐血衄血、热入营血、夜热早凉、痈肿疮毒、跌仆伤痛、无汗骨蒸、经闭痛经等。药理学研究发现，牡丹皮含有酚及单萜、三萜、酚苷类及其苷类等复杂化学成分，具有降糖、抗心律失常、抑菌、抗炎、提高免疫力、保护心血管、抗肿瘤等作用。

综上，六味地黄汤不仅对肾脏有益，对血糖、高血压病、炎症、肿瘤、肝功能改善、神经系统调节等皆有较好的疗效。廖志峰主任医师临床常将此方灵活用于治疗各类疾病，证属肾阴不足、阴虚火旺者，疗效显著。现举经典验案如下。

（二）验案举隅

1. 过敏性紫癜性肾炎

患者，女，11岁，2009年7月4日初诊。患者双下肢散在出血点1年，常腹痛、腹泻，无关节疼痛，无发热、牙龈出血。查尿常规结果显示：尿蛋白（++），潜血（+）。口服氯雷他定、泼尼松治疗后，症状仍时轻时重。近1周上述症状再发，空腹时伴恶心，夜间盗汗，头晕，血尿。舌红、少苔，脉细。复查尿常规结果显示：尿蛋白（++），潜血（+）。西医诊断：过敏性紫癜性肾炎。中医诊断：紫斑，阴虚火旺兼瘀证。治宜滋阴益肾、化瘀解毒，给予六味地黄汤加味。组成：生地黄、仙鹤草、金银花、牛蒡子、瞿麦、茜草、山萸肉各15g，牡丹皮、紫草、连翘各10g，水牛角、山药、白芍各20g，白茅根30g，甘草5g。7剂，水煎服，早晚分服。患者服药后双下肢出血点消退，随证加减继服20剂后，口干，偶有乏力，皮肤出血点基本消失。尿常规检查示：尿蛋白、潜血均为阴性。

按语：过敏性紫癜是学龄期儿童最常见的自身免疫反应介导的全身性小血管炎，可累及皮肤、肾脏、关节、消化系统及神经系统等，四季均可发病。中医无过敏性紫癜性肾炎病名，根据其临床表现可归于"紫斑""阴阳毒""肌衄""血尿""溲血"等范畴。本案患儿由于长期服用激素导致脾胃之气受损，脾虚失运，出现腹泻、腹痛等症；统血失常，血溢脉外而发为紫癜。紫癜性肾炎初期不会累及肾，多由外来之邪侵袭，损伤血络，出现双下肢散在出血点；病情进一步进展及肾，致肾藏精功能失常，精关不固而使精微物质外泄出现蛋白尿。廖志峰主任医师认为，该病初期治疗应清利湿热、化瘀解毒，切勿过早补益，本案患儿紫癜日久致脾肾亏虚，以肾阴虚为主，选方六味地黄汤加味。方中生地黄、牡丹皮、水牛角滋补肾阴、清热凉血，为君药；山药、山萸肉、白芍疏肝健脾、化生精血，为臣药；金银花、连翘清上焦之火，白茅根清热凉血，瞿麦利尿通淋，紫草、茜草、牛蒡子凉血止血，上七味为佐药；仙鹤草补虚止血；甘草调和诸药。服药7剂后，患者双下肢出血点明显减少，无新出血点，自觉乏力、口干，故去寒凉之品水牛角、瞿麦，加黄芪、石斛以益气养阴。服药20剂后，患者出血点基本消失，食欲欠佳，偶感乏力，去凉血之紫草、白茅根、金银花，加白术、茯苓益胃健脾，顾护脾胃，倍量黄芪以资气血化生。此外，廖志峰主任医师在诊察肾损害时，尤其注重患者近期有无感冒，详查其咽喉部与乳蛾大小及颜色变化。

2. 高血压病

患者，女，69 岁，2019 年 8 月 24 日初诊。患者高血压病病史两年余，长期头晕，最高血压达 175/110mmHg（1mmHg ≈ 0.133kPa），平素手足心热，心烦易怒，夜间盗汗，口燥咽干，大便干结，曾服用苯磺酸氨氯地平片、叶酸片、阿托伐他汀等药物，血压控制尚可。近期血压忽高忽低，头晕耳鸣，夜间盗汗，双下肢浮肿。舌紫暗、苔白，脉沉细。西医诊断：高血压 2 级（高危级）。中医诊断：眩晕；肾阴不足、肝火上炎证。治以滋肾填阴、平肝潜阳，给予六味地黄汤加味治疗。组成：夏枯草、决明子、干益母草各 30g，山药、泽泻、茯苓、川牛膝各 20g，生地黄、山萸肉、防己、远志各 15g，牡丹皮、黄芩各 10g，甘草 5g。每日 1 剂，水煎服，早晚分服。服药 1 周后患者头晕、夜间盗汗、手足心热、心烦易怒均好转。随证用药 14 剂后，血压降至 130/92mmHg，效果显著。

按语：本案患者阴虚日久，上气不足，髓海失养，发为头晕耳鸣。"无虚不作眩"，虚是高血压病患者眩晕、头痛的重要原因，手足心热、心烦易怒、夜间盗汗属典型的肾阴亏虚、虚火上炎之症。方中生地黄、山药、山萸肉疏肝健脾、化生精血，牡丹皮、泽泻、茯苓渗湿泄浊，川牛膝清热凉血、补肾阴、引火下行，黄芩泻火明目、燥湿，夏枯草清肝明目。服药 1 周后，患者头晕止，夜间盗汗及下肢浮肿消失，自觉双眼干涩，情绪波动后易头晕，去泽泻、干益母草、防己等利水渗湿药，加天麻、生地黄以平肝息风、凉血生津。服药 14 剂后，患者诸证明显缓解，血压控制可。临证时，廖志峰主任医师善用决明子、夏枯草、天麻等清肝明目以控制血压，认为高血压病的治疗仅靠西药控制容易出现反弹、波动，而中医强调辨证论治、整体观念，对于改善高血压引起的各种症状，疗效较理想，另外六味地黄汤除补益肾阴虚外，还可提高机体免疫力，减少尿频。

3. 2 型糖尿病

患者，女，54 岁，2019 年 7 月 9 日初诊。患者自觉口干，尿频量多，每日 7~8 次，饮水量、食量均正常，平素手足心发热，寐少梦多。口服二甲双胍缓释片、阿卡波糖控制血糖。舌暗红、少苔，脉细数。空腹血糖 7.9mmol/L，糖化血红蛋白 8.8%。西医诊断：2 型糖尿病。中医诊断：消渴（下消）；肾阴亏虚、虚火上炎证。治以滋阴益肾、泻火除烦，予以六味地黄汤加味治疗。组成：天花粉、柏子仁、炙黄芪、蒲公英各 30g，山药、茯苓各 20g，生地黄、山萸肉、知母、黄柏、葛根各 15g，牡丹皮 10g，甘草 5g。每日 1 剂，水煎服，早晚分服。服药 10 剂后患者自觉口干缓解，夜寐正常，手足心午后偶有发热，空腹血糖 6.5~6.9mmol/L，餐后 2 小时血糖 9.3mmol/L。辨证用药 20 剂后获显著疗效。

按语：2 型糖尿病属中医"消渴"范畴。本案患者因素体阴虚、禀赋不足，致津液亏损、燥热偏盛，发为消渴。《严氏济生方》曰"消渴之疾，皆起于肾"，肾元虚损，膀胱统摄无力，水谷精微运行失常，下泄膀胱，则尿量频多；手足心发热，寐少梦多，舌暗红、少苔，脉细数均为下消肾阴亏虚之象，因此选用六味地黄汤加减治疗。方中生地黄、黄柏、知母清虚热、益肾阴；山药、山萸肉敛肾阴以束膀胱，减轻尿频之症；葛根、天花粉生津止渴。服药 10 剂后，患者诸证已平，偶有腰部酸困不适，初诊方基础上去黄柏、知母，加杜仲、牛膝以健腰膝。廖志峰主任医师辨治此类病证尤重脾肾，认为痰、瘀亦为该病的病理因素，故治疗以养阴清热、填精益肾、益气生津、活血化瘀等为治则，以减缓疾病进程。

4. 肾病综合征

患者，男，52 岁，2019 年 6 月 5 日初诊。患者双下肢间断性浮肿，大量蛋白尿两年余。经常服用泼尼松（现维持剂量为每次 15mg，每日 1 次）控制病情，定期复查尿常规，尿蛋白持续（++）或（+++），感冒后易复发，每年发作 3~4 次，发作时均住院治疗。患者 2 天前因感冒后再次出现下肢浮肿加重，夜尿频，夜间盗汗，激素控制不佳，查尿蛋白（++），24 小时尿蛋白定量 3.8g。舌质红、苔少，脉细数。西医诊断：肾病综合征。中医诊断：水肿；阴虚火旺、浊瘀内蕴证。治以滋阴泻火、除湿化瘀，予以六味地黄汤加味治疗。组成：白茅根、天花粉、牡蛎（先煎）各30g，茯苓、泽泻、瞿麦、白芍、山药各20g，生地黄、山萸肉、干益母草各15g，牡丹皮10g。每日1剂，水煎服，早晚分服。服药7剂后患者双下肢浮肿消退，无盗汗。随证服药15剂后诸证好转，尿蛋白（＋），其余诸证皆减轻。

按语：肾病综合征归属于中医"水肿"范畴，病位在肾，与脾、肺关系密切。本案患者肾气不足，温煦失调，膀胱开阖失司，故夜间尿频，加之其长期服用激素，激素为燥热之品，久服必会伤阴，出现阴虚之证，日久损伤肾络，出现瘀滞现象。该病初期为阴伤兼夹湿热浊毒，进而气阴耗伤，最后可发展为阴阳俱损。本案患者症状反复，多为肾病综合征急性发作期。方中生地黄、牡丹皮滋阴、清虚热，茯苓、泽泻渗利水湿健脾，山药、山萸肉益肾敛阴，天花粉生津止渴，白茅根、瞿麦、益母草凉血化瘀利水，彰显了"湿热不除，蛋白难消，瘀血不祛，肾气难复"的学术思想。全方辨证准确，疗效较佳。

（三）小结

六味地黄汤补中有泻，泻中有补，以补为主，该方中地黄的应用，各代医家持有不同意见，唐代以前的医者常用干地黄，唐以后则两者皆用。《医方论》言："此方非但治肝肾不足，实三阴并治之剂。"因此，临床医师在应用六味地黄汤时，应不拘泥于古，牢记药性，灵活加减。

廖志峰主任医师从脾论治糖尿病胃轻瘫

（撰稿：郭晓颖，编审：武正权、廖挺）

糖尿病胃轻瘫（Diabetic Gastro paresis，DGP）是糖尿病的常见慢性并发证之一。DGP发病机制学说众多，如胃平滑肌细胞凋亡学说、糖尿病神经病变等，但确切机制尚未阐明，临床多给予促胃动力治疗，虽有一定程度缓解作用，但易复发，且药物不良反应往往限制其在临床中的应用，一定程度上影响了DGP的合理治疗。因此，临床采用中医中药治疗DGP意义深远。廖志峰主任医师系甘肃省名中医，中国中医科学院博士生导师（师承专业），人事部、卫生部确定国家级名老中医经验继承指导老师。他从事中医临床工作50余年，具有深厚的中医理论功底和丰富的临床经验，在消化系统疾病、肝胆系统疾病、肾病、风湿病、糖尿病的治疗方面颇有建树，论治脾胃病，尤其在运用经典理论辨证论治疑难杂证方面独树一帜。笔者有幸随师侍诊，获益颇多。现将廖老从脾主肌肉论治DGP的经验介绍如下：

（一）病因病机

传统中医理论认为DGP属中医学"消渴"兼"痞满""腹胀""呕吐"等范畴，国内学者普遍认为脾胃虚弱是本病的共同病机。廖老师认为消渴日久，脾胃虚弱，脾胃升降不能维系平衡，清阳不升，脾阴不降，壅塞中焦，尤其独损"脾主肌肉"的功能，导致痞满。藏象理论认为，人体是以五脏为中心的藏象系统，是一个以五脏与相应的体、华、窍相关联的和谐整体。正如《素问·六节脏象论篇》云："脾、胃……其充在肌。"《素问·宣明五气篇》云："五脏所主：脾主肉，肾主骨，是为五主。"《素问·痿论篇》云："脾主身之肌肉……脾气热，则胃干而渴，肌肉不仁。"以上引文无论是其"充"还是"所主"，都说明了脾胃功能活动主要看外在的"肌"之功能体现，或外之"肌"是里之"脾胃"活动的外在表现，其探讨脾胃功能活动主要看肌之"体"是否丰满、强用，以提供机体各部之营养，肌之"用"是否解利，以利营养的输布，它阐明了脾胃在诸脏腑功能发挥中与肌肉的功能密不可分。

"脾主肌肉"是中医脾胃学说的一个重要组成部分，一方面是指通过运化、散精的生理功能把津液输布到肌肉组织以达到营养百骸的作用。正如《素问·五脏生成篇》云："脾主运化水谷之精，以生养肌肉，故主肉。"《太平圣惠方》曰："脾胃者，水谷之精，化为气血，气血充盛，营卫流通，润养身形，荣于肌肉也。"《四圣心源》中亦云："肌肉者，脾土之所生也，脾气盛则肌肉丰满而充实。"是故脾气盛，肌肉所主健运，肌肉营养充足，则胃肠肌肉壮实丰满，并正常发挥其收缩蠕动之功能。另一方面是指肌肉组织与脾属于同一系统，具有类似的功能，脾的生理功能下降，同样肌肉（包括骨骼肌、心肌、胃和小肠黏膜的平滑肌等）组织的吸收运化功能也会下降，以致出现糖尿病临床中的"一少"表现，正如《素问·太阴阳明论篇》云："今脾病不能为胃行其津……故不用焉。"因此，胃肠肌肉得不到水谷精微及津液的滋润、润养，则出现胃肠平滑肌萎弱不用等表现。廖老结合 DGP 现代医学发病机制所要，临证时每从脾主肌肉立论，益气健脾则脾气坚强、肌肉充养，收缩功能亦复，同时考虑脾胃升降之枢，辛开苦降则中焦疏壅，痞满自除。

（二）治则治法

1. 辨证论治，陪护后天，治宜健脾为先

脾为"后天之本""气血生化之源""脾为太阴，乃三阴之长"，故伤阴者，脾阴首当其冲。消渴病的病机以阴虚为本，病理表现为阴液亏少，故在临床辨证施治以脾阴为重。正如陈修园所说："治阴虚者，当以滋脾阴为主。"近代医家张锡纯亦说："脾阴足，自能灌溉诸脏腑也。"《素问·经脉别论篇》亦曰："饮入于胃，游溢精气，上输于脾。脾气散精，上归于肺，通调水道，游溢精气，下输膀胱。水精四布，五经并行。"可见脾气虚，脾运失健，水谷精微转运乏源，饮食水谷不能消化吸收、布散，胃肠肌群失润，蠕动阻于中焦，日久成"痞满"之证。《脾胃论·脾胃虚实传变论》曰："元气之充足，皆由脾胃之气无所伤，而后能润养元气。"廖老也非常尊崇李杲以脾胃为中心的理论，在治疗 DGP 时从脾主肌肉理论出发，重视脾胃，辨证施治特别注意顾护脾胃，强调"内伤脾胃，百病由生""存一分胃气，便有一分生机"，调护须培补脾胃，调摄需注意饮食，皆治疗尤以健脾为先。

2. 辛开苦降，疏通中焦，治宜调畅为要

中焦如衡，脾胃居于中焦，是升降的枢纽。脾主升，胃主降，升降相因；脾属阴，胃属阳，阴阳互根，相为表里，二者在生理上相互联系，病理上相互影响。脾以升为健，胃以降为和，正如张元素在《医学启源》中所言："脾者土也……消磨五谷，寄在胸中，养于四旁……胃者，脾之腑也……人之根本，胃气壮则五脏六腑皆壮。"痞满在病机上既有以实为主之胃气不降，也有以虚为主的脾虚不运，所谓"实则阳明，虚则太阴"，久之又多呈虚实夹杂之象。廖老认为脾胃功能失调，升降失职，壅阻中焦，发为本病。临证应从脾胃二脏为切入点，强调脾胃升降之枢，治宜兼顾舌脉，调畅为要。

（三）病例举隅

孙某，男，64岁。2016年4月21日就诊。自诉糖尿病17年余，近2月来，纳谷不多，食后心下逆满，腹胀，时见呕吐，经常反酸，大便干结，数日一行，偶有腹泻，身疲体弱，疲乏无力，自觉气短，睡眠欠安，睡而不宁。舌淡，苔白腻，脉细弱，重按无力。系久病体弱，脾胃不健，纳谷虽少，运化无权，遂致食后胀满，胃气上逆，时见呕吐，属脾胃虚弱、寒热错杂之证，先拟益气健脾、和胃降逆为治，方选半夏泻心汤加减。处方：法半夏10g，干姜10g，黄连10g，黄芩10g，潞党参20g，白术20g，茯苓10g，香附20g，高良姜5g，厚朴10g，枳壳20g，砂仁5g，丹参10g，焦山楂20g，炒莱菔子20g，甘草6g。上药水煎，服用6剂，二诊即见痞闷、腹胀减轻，但仍时见呕吐、反酸，舌淡、苔白、脉细弱，遂以上方加浙贝母15g、海螵蛸30g、生炒麦芽10g以抑酸开胃助运，口服数剂后并炼药成丸，随访至今，未再复发。

按：DGP使脾胃平滑肌收缩、蠕动功能受损，失于和谐，则即可因脾胃不和而出现心下痞满，恶心呕吐，脘腹胀满疼痛等寒热错杂、清浊升降失常之脾胃不和证，又可见有中气虚弱、脾胃中焦气滞等夹证。方中半夏、干姜辛温苦降，散寒除湿而运脾、和胃降逆而止呕；黄芩、黄连苦寒泻降，泻热清胃除痞；党参、白术、甘草等甘温补气，补益脾胃，以治中焦气虚。合用成方，补泻兼施以调虚实、辛开苦降以复升降、温清并用以调寒热，从脾及脾主肌肉论治，尤其适用于DGP以脾胃虚弱、寒热错杂之证。

学术概述

脾胃学说的形成与发展

脾胃学说理论起源于秦汉，发展于金元，形成于明清时期。经历代医家的不断补充、发展，已形成一个著名的学术流派，并且越来越受到历代医家的重视。中医认为，脾胃为水谷之海，气血生化之源，人体脏腑经络、四肢百骸的正常活动全赖脾胃提供的水谷以滋养，故有"后天之本"之称。脾胃学说理论不仅在消化系统疾病防治方面有重要的指导意义，它在各科疾病的防治中，也得到了广泛的应用。因此，全面、系统地整理、总结脾胃学说的产生、发展的历史进程及前贤所取得的丰富经验和研究成果，对提高中医临床疗效有十分重要的价值，现将其基本内容与发展情况概述如下：

一、《内经》为脾胃学说奠定了理论基础

《内经》《难经》对脾胃的解剖、生理、病理、诊断、治疗以及预防，都有较深刻的论述，分述如下：

（一）对脾胃形态的认识

《灵枢·肠胃》中说："胃纡曲屈，伸之，长二尺六寸，大一尺五寸，径五寸，大容三斗五升。"又如《灵枢·平人绝谷》中说："胃大一尺五寸，径五寸，长二尺六寸，横屈，受水谷三斗五升，其中之谷常留二斗，水一斗五升而满。"

《难经·四十二难》中明确指出："脾重二斤三两，扁广三寸，长五寸，有散膏半斤，主裹血，温五脏，主藏意。"又说："胃重二斤一两……盛谷五斗，水一斗五升。"这些资料所描述的脾胃与现代医学的脾胃相类似，但亦有不同。例如称脾有散膏半斤，与现代医学的胰脏类似，胃则与现代医学的胃大致相同。这在距今几千年有此认识，是相当难能可贵的。

（二）对脾胃生理的认识

1. 脾胃主水谷精微和津液的运化

《素问·灵兰秘典论》中说："脾胃者，仓廪之官，五味出焉。"又如《素问·阴阳应象大论》说"谷气通于脾"，再如《素问·五脏别论》说"胃者，水谷之海，六府之大源也"，这对于脾胃功能做了精辟的论述。《素问·刺禁论》说"脾为之使，胃为之市"，又如《素问·玉机真脏论》说"脾为孤脏，中央土以灌四傍"，再如《素问·经脉别论》说："食气入胃，散精于肝，淫气于筋。食气入胃，浊气归心，淫精于脉，脉气流经，气归于肺，肺朝百脉，输精于皮毛……饮入于胃，游溢精气，上输于脾，脾气散精，上归于肺，通调水道，下输膀胱。水精四布，五经并行。"这些论述，明确指出了脾胃具有运化水谷精微和津液的功能，从而内养五脏六腑，外养四肢百骸、皮毛筋肉。

2. 脾胃为气血化生之源

《灵枢·决气》说"中焦受气取汁，变化而赤是谓血，"又如《灵枢·邪客》说："五谷入于胃也，其糟粕、津液、宗气分为三隧。故宗气积于胸中，出于喉咙，以贯心脉，而行呼吸焉。营气者，泌其津液，注之于脉，化以为血，以荣四末，内注五藏六腑……卫气者，出其悍气之剽疾，而先行于四末分肉皮肤之间而不休者也。"再如《灵枢·营卫生会》说："中焦亦并胃中，出上焦之后，此所受气者，泌糟粕，蒸津液，化其精微，上注于肺脉，乃化而为血，以奉生身，莫贵于此，故独得行于经隧，命曰营气。"以上经文说明脾胃与人体气血的旺盛密切相关，虽然人体气血的化生是一个非常复杂的过程，它与五脏六腑都有关联，但关键在于脾胃。

3. 脾胃主肌肉而充养四肢百骸

《素问·痿论》说"脾主身之肌肉"，全身的肌肉，都有赖于脾胃运化的水谷精微及津液的营养滋润，才能壮实丰满，并发挥其收缩运动的功能，正如张志聪注释《素问·五脏生成》所说："脾主运化水谷之精，以生养肌肉，故主肉。"

人体的四肢，同样需要脾胃运化的水谷精微及津液的营养和滋润，以维持其正常的生理活动。故称"脾主四肢"。脾气健运，则四肢的营养充足，活动轻劲有力；若脾失健运，转输无力，则四肢的营养缺乏，可见倦怠无力，甚或痿废不用。所以《素问·太阴阳明论》说："四肢皆禀气于胃而不得至经，必因于脾乃得禀也。今脾病不能为胃行其津液，四肢不得禀水谷气，气日以衰，脉道不利，筋骨肌肉皆无气以生，故不用焉。"即是说明四肢的功能正常与否，与脾气的运化和升清功能是否健旺密切相关。

（三）对脾胃病因病机的认识

1. 病因

疾病的诱发因素，不外乎六淫、七情、饮食、劳倦所伤等等。风雨寒暑属外感六淫之邪，饮食喜怒则属于内伤致病因素。

（1）外感六淫，寒湿湿热为重风寒暑湿燥火六淫之邪，皆可伤害脾胃而致病，其中以寒湿湿热为甚。湿之来源，不外内外两因素，外湿来自久居湿潮、涉水淋雨、雾露暑湿等等，皆可使外在湿邪侵袭人体而发病。内湿乃由内生，如恣食生冷，素嗜酒茶，或脾阳不足运化无权，导致水湿停聚，失于蒸发所致。正如《素问·至真要大论》所说"诸湿肿满，皆属于脾，及土湿受邪，脾病生焉"，《素问·百病始生》说："风雨则伤上，清湿则伤下。"湿邪害土，常夹他邪，如夹风邪，始伤肌肤，终侵脾土；夹寒则为寒湿之邪，湿困脾阳，夹暑则为暑湿之邪，夏日暑湿氤氲，害人最甚。

（2）内伤七情，忧虑抑郁多见。《素问·疏五过论》中说："离绝菀结，忧恐喜怒，五脏空虚，血气离守。"指出过度情志刺激，可使脏腑气机升降失常，气血功能紊乱。又《素问·阴阳应象大论》说"思伤脾"，《素问·举痛论》说"思则气结"，都强调指出过度忧思，可使脾胃气机郁结不畅，功能紊乱，引起腹胀纳呆，呕泄食少，四肢困乏诸证。

（3）饮食不节，过食偏食易伤。过度饥饿，可使脾胃失去水谷之气的充养而虚弱；而过度饱胀则可使饮食停滞于内而壅塞不通，《素问·痹论》说"饮食自倍，肠胃乃伤"，及《素问·生气通天论》说"因而饱食，经脉横解，肠澼为痔；因而大饮，则气逆"，已明确说明此观点。饮食五味养人胃气，以化生血气，充养脏腑，维持人体正常的生理活动，正如《素问·生气通天论》中说："谨和五味，骨正筋柔，气血以疏，腠理以密……长有天命。"若五味偏嗜过度，亦可损伤脾胃，五味偏嗜可使脏气偏胜而发病，如"味过于酸，肝气以津，脾气乃绝"，"味过于苦，脾气不濡，胃气乃厚"等等。又如甘味本可益脾胃，若过食甘味亦可引起脾胃之气的壅滞而发病。此外，若偏嗜酒酿，可酿湿生热，损伤脾胃；偏嗜肥甘，可生痰生热，阻滞脾胃运行，伤其中焦；偏嗜生冷，可伤及脾阳。

（4）劳逸过度，起居不时。过度劳累可以耗伤脾胃之气，《素问·举痛论》有："劳则气耗"之说。李东垣也说："劳役过度，则损耗元气。"过度安逸也可以损伤脾胃之气，使气血运行不畅，脾胃功能呆滞，食少乏力，精神萎靡。《内经·宣明五气篇》中说"久卧伤气""久坐伤肉"，元气与肌肉二者皆为脾所主，因此过逸也会导致脾胃病。

2. 病机

关于脾胃病的病机，在《内经》中涉及寒热虚实等多个方面。如《素问·藏气法时论》说："脾病者，身重、善饥、肉痿，足不收，行善瘛，脚下痛，虚则腹满肠鸣，飧泄，食不化。"故腹满、飧泄、饮食不化为脾家虚实常见之证。《灵枢·五邪》说："邪在脾胃，则病肌肉痛，阳气有余，阴气不足，则热中善饥；阳气不足，阴气有余，则寒中肠鸣腹痛。阴阳俱有余，若俱不足，则有寒有热。"《素问·刺热篇》说："脾热病者，先头重颊痛，烦心颜青，欲呕身热，热争则腰痛不可俯仰，腹满泄，两颔痛……"又说"脾热病者鼻先赤"，《素问·调经论》说"脾藏肉……形有余则腹胀经溲不利，不足则四肢不用"，《灵枢·师传》说"胃中热，则消谷，令人悬心善饥，脐以上皮热；胃中寒，则腹胀"，以及《灵枢·邪气藏府病形篇》说"面热者，足阳明病"等等。

（四）提出"治未病"理论

《内经》说："圣人不治已病治未病，不治已乱治未乱。夫病已成而后药之，乱已成而后治之，譬尤渴而穿井，斗而铸锥，不亦晚乎？"以"渴而穿井，斗而铸锥"强调防重于治的思想，诠释"治未病"的含义及其科学内涵。

1. "治未病"的含义

"治未病"就是预先采取措施，防止疾病的发生与发展。它的含义非常广泛，根据《内经》有关论述，以及《中医大辞典》的解释，《内经》"治未病"的基本含义有三：① 预防疾病。如《素问·刺法论》说："正气存内，邪不可干，避其毒气。"如该文记载用小金丹防瘟疫。其中的辰砂、雄黄，是辟瘟防疫的常用药物，可免受疫疠的传染。② 早期治疗。《内经》指出"上工救其萌芽"（《素问·八正神明论》）如见头目眩晕，大拇指或次指麻木，或口眼和肌肉不自主地跳动，为中风预兆，必须先防治。③掌握疾病发展的趋向并尽早防治。五脏之病，可以互相传变，应顺势而为，先安未受邪之地，如《金匮要略》谓："见肝之病，知肝传脾，当先实脾。"

2."治未病"的内容和方法

《内经》"治未病"的内容和方法包括：未病养身，防病于先；见微知著，治病萌芽；已病早治，防其传变；瘥后防复。《内经》"治未病"体现了中医预防为主，防重于治的思想。

3.预防脾胃病的方法

《素问·上古天真论》云："其知道者，法于阴阳，和于术数，食饮有节，起居有常，不妄作劳，故能形与神俱，而尽终其天年，度百岁乃去。"《内经》关于养生的主要理论是非常适合脾胃病的调护的。而对于脾胃病的预防调护，重点强调"食饮有节"！故人以"五谷为养，五畜为助，五菜为充，五果为益"；"五味稍薄，则能养人，令人神爽"，但都"不可过也，过则成病矣"。《素问·师传》说"食饮者，热无灼灼，寒无沧沧。寒温中适，故气将持，乃不致邪僻也"，《灵枢·本脏》说："寒温和则六腑化谷，风痹不作，经脉通利，肢节得安矣。"

（五）脾胃病的治疗原则

《内经》对于脾胃病的治疗原则提出很多真知灼见，如《素问·藏气法时论》说"脾恶湿，急食苦以燥之"，"脾欲缓，急食甘以缓之，用苦泻之，甘补之。"《素问·痿论》中指出"治痿者独取阳明"，《素问·阴阳应象大论》也说："中满者泻之于内""其实者，散而泻之"，《素问·六元正纪大论》也提到"土郁夺之"。这些治疗原则，一直指导着后世医家的临床实践。在治疗方面提出了"脾瘅者，口中甘"，"治之以兰，除陈气也"，"胃不和则卧不安，半夏秫米汤主之"等行之有效的方药。

由此可见，不论是脾胃解剖、生理、病理，还是诊断、治疗、预防，在《内经》中都有阐述，后世脾胃学说衍化发展的各种学术观点都可以在《内经》中找到雏形。所以，据此可以说是《内经》奠定了脾胃学说的理论基础。

二、《伤寒杂病论》发展了脾胃学说

《伤寒论》与《金匮要略》二书，有关脾胃证治的论述较多。《伤寒论》397

条原文中有关脾胃病症状的论述有 218 条，占全书原文的一半以上。在 82 种类症中，有关脾胃症候的有 26 种。全书 112 方中，有 60 个方剂主治或兼治脾胃病症。《金匮要略》中有两篇专述脾胃病证治，关于脾胃病的证治方药，几乎贯穿《伤寒论》和《金匮要略》多个章篇中。其对脾胃学说作了重要的补充和发展，主要有以下几方面：

（一）对《内经》理论的发挥

张仲景明确提出"四季脾旺不受邪"，认为脾不主时而旺于四季，脾胃不虚则心肝肺肾气旺，不为外邪所侮，可免生疾病。重申了"见肝之病，知肝传脾，当先实脾"的论点，重视脾胃在肝病治疗中的预防作用。并从六经的理、法、方、药等方面探讨脾胃病的内涵，认为六经病症的发生多取决于脾胃的盛衰，治疗时立法、组方、用药、服法应处处顾护脾胃，诊察脾胃之气的盛衰可测知疾病的传变及预后，药后饮热粥、禁生冷和久病的调、补、和、清之法均意在顾护和恢复胃气。

（二）《伤寒论》相关脾胃病的几个辨证特点

（1）症同而虚实不同的鉴别诊断 "……腹满时痛者，属太阴也，桂枝加芍药汤主之，大实痛者，桂枝加大黄汤主之"（279 条）。示人在出现同样症状时，须详细鉴别虚实的不同。

（2）病证不同而症状类似的鉴别诊断 "按之痛，寸脉浮，关脉沉，名曰结胸也。……如结胸状，饮食如故，时时下利，寸脉浮，关脉小细沉紧，名曰藏结"（128 条）。上述不同的病证均见硬满，按之痛的症状，条文中通过脉象、饮食、大便情况以区别之。

（3）病症轻重程度不同的鉴别诊断 "……手足濈然汗出者，此大便已硬也，大承气汤主之……若腹大满不通者，可与小承气汤微和胃气"（208 条）。该条文是从外表症状鉴别出胃肠病变的不同程度。

（4）药物的治疗性诊断 "若不大便六七日，恐有燥屎，欲知之法，少与小承气汤，汤入腹中，转矢气者，此有燥屎也，乃可攻之；若不转矢气者……不可攻之"（209 条）。"食谷欲呕，属阳明也，吴茱萸汤主之，得汤反剧者，属上焦也"（243 条）。以试服药物观察病情之变化，以判断病情，决定下一步的治疗方案。较之现代服硝酸甘油，服秋水仙碱以判断冠心病心绞痛与痛风性骨关节炎的治疗性诊断，亦属先行。

（5）进食后机体的反应性诊断"凡厥利者，当不能食，今反能食者，恐为除中。食以索饼，不发热者，知胃气尚在，必愈"（332条）。此文从观察进食后的症状表现，以判断病证的预后安危。

（6）以脉证变化判断病证的自愈与未愈"下利脉数，有微热汗出，今自愈，设复紧，为未解"（361条）。

由上可见，《伤寒论》中相关脾胃病的诊断是十分丰富实用的，并始终贯穿着辨证论治的精神。

（三）创制了脾胃病的一系列治法与方药

由于张仲景天资聪颖，加之"勤求古训，博采众方"，他在《伤寒杂病论》中提出了许多治疗脾胃病治法与方药，谨录如下：

解表和胃法：如葛根加半夏汤。

泻下通腑法：如三承气汤，大黄附子汤，麻子仁丸等。

温中祛寒法：如理中汤等。

和胃降逆法：如旋覆代赭汤等。

调和胃肠法：如半夏泻心汤等。

疏肝理脾法：如四逆汤等。

补中益气法：如黄芪建中汤等。

益胃生津法：如麦门冬汤等。

温肾暖脾法（代表方）：真武汤。

温阳利湿法：如苓桂术甘汤。

清利湿热法：如茵陈蒿汤。

降逆止呕法：如橘皮生姜汤。

温中降逆止痛法：如大建中汤。

温中驱寒止痛法：如附子粳米汤。

温经止血法：如黄土汤。

行气消胀法：如厚朴七物汤。

上述这些治法与方药，可谓概括了脾胃病虚实寒热的主要论治，奠定了脾胃病的证治基础。

三、金元四大家对脾胃病的贡献

金元时期，对脾胃病的研究有了长足发展，其中最著名的有刘完素、张从正、李杲、王好古、朱震亨等著名的医家。在学术上，他们各有特点，代表了四个不同学派。刘完素主张"火热致病"，善用寒凉药物，故称作"主火学派"或"寒凉学派"；张从正主张"病由邪生"，善用"汗""吐""下"攻邪法，故称作"攻下学派"；李杲主张"内伤脾胃，百病由生"，善用"益气升阳"法，故称作"脾胃学派"或"补土学派"；朱震亨主张"阳有余阴不足论"和"相火论"，善用"养阴降火"法，故称作"养阴学派"。

（一）张从正创立攻邪派

张从正（字子和，号戴人，睢州考城人），精于医理，其学本于《内经》《难经》《伤寒论》，私淑刘完素。著有《儒门事亲》一书，凡15卷，为其代表作。主张攻邪，反对妄用温补，力主"邪气加诸身，攻之可也"，要祛邪正始能安。其思想主要表现在"三法六门"，即以汗、吐、下三种攻邪之法，以驾驭风、寒、暑、湿、燥、火六种外邪。由于善用攻邪之法疗病，被后世誉为攻邪派宗师。清代医学家王孟英对其评价甚高，称"亘古以来，善治病者，莫如戴人"。程杏轩《医述》说："张戴人，医之奇杰也。"

1. 重视邪气致病

张氏论病，首重邪气。他在《儒门事亲·汗下吐三法该尽治病诠》中说："夫病之一物，非人身素有之，或自外而入，或由来而生，皆邪气也。"对于邪气的由来，张氏明确地指出有：天邪、地邪、人邪三类。张氏治病以攻邪为主。邪气侵犯人体有虚实两端，但"夫邪之中人，轻则传久而自尽，颇甚则传久而难已，更甚则暴死。若先固其元气，以补剂补之，真气未胜而邪已交驰横骛而不可制矣。"故指出："今予论吐汗下三法，先论攻其邪，邪去而元气自复也。况予所论之法，谙练日久，至精至熟，有得无失，所以敢为来者言也。"

2. 吐下两法在脾胃病治疗中的应用

（1）吐法

张氏以《内经》论著及仲景专方为根据，再将他临证所得而摸索出治疗上焦实证，最轻快最有效的方法，称为"吐法"。脾胃病方面的适应证有宿食在上脘、宿食酒疾在上脘、痰积在胸中等。临证常用吐法有催吐、探吐、鼻饲、取嚏等，方剂有三圣散、瓜蒂散、郁金散等。

注意事项：适可而止。涌吐之药，或丸或散，中病则止，不必尽剂。止吐时若呕吐不止，因于藜芦的，可用葱白汤解。因为瓜蒂或其他草木药者，可用麝香汤解；因于矿石类药物者，可用甘草贯众汤解。体虚，用理中汤；气逆者，宜服大黄甘草汤，随证治之，进行解救。

（2）下法

《儒门事亲·凡在下着皆可下式》中说："人之食酸、咸、甘、苦百种之味，杂凑于此，壅而不行，荡其旧而新之，亦脾胃之所望也""陈莝去而肠胃洁，癥瘕尽而荣卫昌，不补之中，有真补存焉。"张氏据此提出"下法"，在临床中具有很高的应用价值。

脾胃病方面的适应证有凡宿食在胃脘，皆可下之；一切所伤之物在胃脘，如两手脉迟而滑者，内实也，宜下之；目黄、九疸、食劳，皆属脾土，可下之，宜茵陈蒿汤；大积大聚，大病大秘，大涸大坚，下药乃补药也，等。临证常用的下法有利尿、泻水、清热、寒下、温下等治法。常用方剂有八正散、五苓散、承气类、舟车丸等。

注意事项：张氏在《儒门事亲·凡在下着皆可下式》中指出："急则用汤，缓则用丸，或以汤送丸；中病即止，不必尽剂，过而生衍；沉积多年羸劣者，不可服徒动之药；虚中积聚者，只可五日一服。"

张氏的攻下治疗思想，在中国的医学史上，占有举足轻重的地位，对后世医学的发展具有极大的影响。我们应该继承、发扬张氏的学术思想，使汗、吐、下三法，尤其是吐法，在新的时代，重新发出璀璨的光芒，在攻克急、危、重症方面，应做出新的贡献。

（二）易水学派深入地阐发了脾胃学说

易水学派是中医学术流派中一个非常重要的学派。该学派在脏腑病机、辨证治疗理论以及临床用药理论方面都取得了巨大的成就，对后世医学理论的发展产生了深远的影响。易水学派是以探讨脏腑虚损病机为主要方向，善以补益法调治内伤病的一支流派。特别是对脾胃病的认识尤为深刻，创立并且丰富、发展了脾胃学说。最先倡导此方法的，是金代易州名医张元素，他以养胃气为家法，人称"易州张氏学"，之后得其学生李东垣的扩充发挥，遂形成以调治脾胃为中心的临床风格，故后世称为"易水学派"。

1. 张元素提出脏腑议病辨证说

易水学派的开山张元素（字洁古，金代易州人）是一位具有革新思想的医家。他有感于当时医生执古方以疗今病的习俗，在《医学启源》中提出："运气不齐，古今异轨，古方今病，不相能也。"他主张从实际出发，强调根据脏腑寒热虚实辨证用药。张元素对脾胃学说的贡献，也主要体现在他的脏腑辨证学说。张氏之学，素重《内经》和仲景之说，他在学习经典著作的基础上，接受了前人的学术经验，通过长期临证实践，自成了以脏腑寒热虚实分析证候病机和治疗的理论体系——脏腑议病说，并以之作为其学术思想的中心。张氏对脏腑辨证的研究，是既能得其要领，而又较为系统。如他在《医学启源·五脏六腑除心包络十一经脉证法》中说："夫人有五脏六腑，虚实寒热，生死逆顺，皆见形证脉气，若非诊切，无由识也。虚则补之，实则泻之，寒则温之，热则凉之，不虚不实，以经调之，此乃良医之大法也。"他对人体的五脏六腑（除心包络外），分别从一个脏一个腑的正常生理、病理变化、演变预后，以及治疗用药等四个方面，根据《内经》等典籍理论，结合自己的医疗实践，系统地进行了论述，建立了以寒热虚实为纲的脏腑辨证体系，论证了《内经》"四时皆以胃气为本"的重要性。他的学术观点重在脾胃，他倡导的养正除积的治疗思想与方法，不仅被后世医家所推崇和发展，亦为弟子李杲所本，成为脾胃论的学术渊源，对脾胃学说的产生，做了理论上的准备。

2. 李杲承前启后，创脾胃学派

李杲（字明之，晚号东垣老人）是"金元四大家"之一。他从学于易州张元素，在脏腑辨证的启示下，创"内伤脾胃，百病由生"的论点，对中医学术的发展，是有卓越贡献的。他的外感与内伤辨证体系，至今对临床仍有一定指导意义，特别是内伤疾病，从损伤脾胃元气加以论述，并独树一帜地创立了脾胃学派，后人称之为"补土派"。其在治疗上的成绩，如补中益气、升阳散火、升阳除湿、益气活血、内托消肿等，尤其是甘温除热的法则，直到目前仍然广泛应用于临床，疗效显著。东垣先生对中医理论的贡献，主要体现在强调脾胃的作用上。他认为脾胃能"运化水谷""升阳益气""生血统血"等。七情、六淫之邪都可以致脾胃为病。病则生食积、痰饮、水肿、瘀血等。其中心思想是土为万物之母，脾胃为生化之源。李氏学说主要有以下几个论点：

（1）内伤脾胃，百病由生

李氏论病强调元气为人生之本，脾胃为元气之源，人体的健康和疾病都源于脾胃。他在《脾胃论》中说："真气名元气，乃先身生之精气也，非胃气不能滋之。"历观诸篇而元气之充足皆由脾胃之充养，而后才能滋养元气。若胃气之本弱，饮食自倍，则脾胃之气即伤，故而元气亦不能充，而诸病即生；若饮食失节，寒温不适，脾胃乃伤，一旦脾胃受伤，互乱互作，故病遍身，壮热，头痛目眩，肢体沉重，四肢不收，怠惰嗜卧，为热所伤，中气不能运用，故见四肢困怠等症。深刻地论述了脾胃在人体的重要作用，人体之五脏六腑四肢百骸皆赖脾胃升清降浊以滋润之，即为"脾胃为后天之本"之意。李氏此说是汉代张仲景《金匮要略》中"四季脾旺不受邪"说的进一步发展。

从中西医结合的临床实践中体会到，脾胃论治的适用范围相当广泛，除了能治疗消化系统疾病之外，属于循环系统、呼吸系统、泌尿系统、内分泌系统、神经系统、血液系统等的多种疾病，都有采用治脾胃而收到良好效果的例子。

（2）脾胃是气机升降的枢纽

升降理论来源于《内经》。升降浮沉是阴阳运动的基本形式。《素问·阴阳应象大论》说："清阳出上窍，浊阴出下窍；清阳发腠理，浊阴走五脏；清阳实四肢，浊阴归六腑"又说："清气在下则生飧泄，浊气在上则生𫗦胀，此阴阳反作，病之逆从也。"其从生理和疾病两方面论述了阴阳升降的重要性，但未涉及具体脏腑。

李东垣十分重视阴阳升降的理论，并将之应用于临床。他认为，人体的生命活动从根本上讲是元气的升降出入运动。脾胃居中州，是精气升降运动的枢纽。他在《脾胃论·天地阴阳生杀之理在升降浮沉之间论》中说："万物之中，人一也，呼吸升降，效象天地，准绳阴阳。盖胃为水谷之海，饮食入胃，而精气先输脾归肺，上行春夏之令，以滋养周身，乃清气为天者也；升已而下输膀胱，行秋冬之令，为传化糟粕，转味而出，乃浊阴为地也。……或下泄而久不能升，是有秋冬而无春夏，乃生长之用陷于殒杀之气，而百病皆起。或久升而不降，亦病焉。"他把《内经》升降理论具体运用到了脏腑。

脾属太阴主升运，将水谷精微之气上输心肺，流布全身；胃属阳明主降纳，使糟粕秽浊从下而出，一升一降，使人体气机生生不息。李东垣重视脾胃的升清降浊作用，提出"清浊之气皆从脾胃出"，若脾胃升降功能失常，则百病由生，此即"损伤脾胃，真气下溜，或下泄而不能久升……而百病皆起"之意。由此可见，李东垣的脾胃学说不仅从脾胃生化之源来立论，而且从脾胃阴阳升降与人体整体关系角度展开，强调脾升胃降是全身气机的枢纽。他还认为，脾气升发占主导地位，居主要矛盾。只有脾气升发，水谷之气才能上行，阴火才不致上乘，元气才会充沛，人体才能健康无病。在治疗上他更侧重于升的一面。他制定的方剂，如补中益气汤、升阳益胃汤、黄芪人参汤、调中益气汤、补脾胃泻阴火升阳汤、清暑益气汤等均以补脾升阳为主。李东垣的脾胃升降理论在清代王鸣冈的《吴医汇讲》"辨脾胃升降"一文中得到充分的阐释。王氏从生理、病理和治疗三个方面论述了脾胃升降的理论：脾之清气不升，就会出现泄泻、久痢、脱肛、阴挺、下血等病症；胃之浊气不降，则发生呕恶、呃逆、嗳气、呕血等病症，二者是对立统一的关系。然脾胃之升清降浊，升清是占主导地位的，并由此推论到张仲景的大青龙汤、小青龙汤和越婢汤的组方意义，认为凡是发越阳气、清气的，均可谓之升清。

上述方剂中以补中益气汤最著名。此方以人参、黄芪、甘草等甘温之品以补中益气；白术甘燥以健脾；当归质润辛温入血以配参芪，气为血帅，血为气母，补气为主配以血药，当归质润以配白术之燥，使补阳不致有所偏；陈皮行气以反佐参芪，足见配方含有朴素的辨证法思想；本方加入升麻与柴胡有画龙点睛的作用，这不能不归功于升发脾阳这一指导思想了。补中益气汤的主药应为参芪，而黄芪更是主药中的主药，但如果不用升、柴，升提之力便大为逊色，这是临床实践反复证明的事实。在升提这一思想的指导下，近几十年来，报道用补中益气汤治疗子宫脱垂、胃下垂等病的疗效是肯定的。

（3）相火为元气之贼

李东垣秉承《内经》人以胃气为本的思想，在他的著作《脾胃论》和《内外伤辨惑论》中提到："盖人受水谷之气以生，所谓清气、荣气、卫气、春升之气，皆胃气之别称也……苟饮食失节，寒温不适，则脾胃乃伤；喜怒忧恐，劳役过度，而损耗元气。脾胃虚衰，元气不足，而心火独盛。心火者，阴火也，起于下焦，其系于心，心不主令，相火代之；相火，下焦胞络之火，元气之贼也，火与元气不两立，一胜则一负"，又说"脾胃气虚则下流于肾，阴火得以乘其土位。"这一论述集中体现了李东垣对"阴火"的认识，他认为心火即是阴火，此火起于下焦相火，即下焦胞络之火，为元气之贼。

明代张景岳对李氏这一论点有异议，认为于理不通。《景岳全书·论东垣脾胃论》中说："夫元气既损，多见生阳日缩，神气日消，何以反助心火？脾胃属土，得火则生，何谓火胜则乘其土位耶？且人之元气，本贵清和，寒固能病，热亦能病。而因劳动火者，固常有之，自不得不从清补，若因劳犯寒，而寒伤脾胃者，尤酷尤甚。第热症显而寒症隐，真热症易辨，假热症尤不易辨也。矧元气属阳，热为同气，邪犹可制；阴为阳贼，寒其仇也，生气被伐，无不速亡，由此观之，寒与元气，尤不两立。"从中医的传统理论来说，张景岳的理论是较符合的。但《脾胃论》中一再提及火与元气不两立，再三提及火乘土位。考用其方，又往往于升阳药中加入黄芩、黄连，并制订"补脾胃泻阴火升阳汤"。可见李氏的这一论点是有实践作根据的。

（4）内伤发热辨

《内外伤辨惑论》对阴证、阳证、脉象、寒热、手心手背热、头痛、四肢……等详论内伤与外感的鉴别之后说：脾胃之证"与外感风寒所得之证颇同而理异。内伤脾胃乃伤其气，外感风寒乃伤其形，伤外为有余，有余者泻之，伤内为不足，不足者补之。汗之、下之、吐之、克之皆泻也；温之、和之、调之、养之皆补也。内伤不足之病，苟误认作外感有余之病而反泻之，则虚其虚也。……惟当以甘温之剂补其中，升其阳，甘寒以泻其火则愈。《内经》曰：劳者温之，损者温之。盖温能除大热，大忌苦寒之药泻胃土耳，今立补中益气汤。"用甘温药以治发高烧的病人，虽然这种治法的适应证不算多，但的确是值得人们注意的一项理论与经验。

临床上，一般对于发热特别是高热的病人，首先应从外感、实热证等去考虑问题。在治法上，多从解表、清热等方面着手。而对那些久热不退的病症，也多使用养阴清热法。李氏学说提醒我们还要注意脾胃损伤的发热证，甘温法能除大热。此后，有关这方面的方药，不局限于补中益气汤，还有归脾汤、升阳益胃汤、桂附八味丸等方剂。对此，邓铁涛先生认为，甘温除大热有其特定的含义，即指气虚抑或阳虚所致的发热。其发热程度可随阳气虚衰、虚阳亢奋的程度不同而不同，亢奋程度重的则发高热，否则发低热。因此，体温表上是否显示发热或高热，不能作为我们是否采用甘温除大热法的依据，关键在抓住气虚或阳虚这一本质，这也说明了为什么不必拘泥于补中益气汤，而可以采用升阳益胃汤、归脾汤、桂附八味丸等其他方剂的道理。

由此可见，李氏的脾胃学说来源于实践又能指导实践。但在实际应用中，对于升脾阳与降阴火的辨证关系；甘温除大热的治则和机理；内伤饮食用药的宜忌，如何通过进一步研究，阐明这一理论及脾胃的实质，通过何种途径使治疗脾胃的方药能够得到广泛的应用，这些都值得我们做深入地研究。

（5）论形气有余、不足与补泻之理

李杲是具有改进"古方今病"的创新精神、研究脾胃学说的理论家和实践家。李氏的脾胃学说经过明清以来医家的补充与发扬，得到了发展。例如提出"东垣详于治脾略于治胃，详于升脾，略于降胃，详于温补，略于清滋"。华岫云也曾说："盖东垣之法，不过详于治脾，而略于治胃也"或"以治脾之药笼统治胃。"有人认为东垣对降火的解释，也有些牵强之处。这些论篇，反映了后世医家对《脾胃论》既肯定了它的卓越贡献，也指出了它的不足之点，确是中肯的评论。

（三）王好古提出阴证论

王好古（字进之，号海藏，元代赵州人），初师事张元素，后从李杲学习，得张、李二家之传。王氏著书颇丰，其中《阴证略例》为其代表作。对脾胃学说发展的主要贡献是：

1. 提出阴证论，补充李氏"辨阴证阳证"理论的不足

王好古在学术上虽然受到张元素和李杲的影响，但他认为张元素只是泛泛地以脏腑证候病机和治疗作为其研究的主题，而未突出重点；李杲研究脾胃学说，其重点在阐发"饮食失节，劳倦伤脾"所造成的"阴火炽盛"的热中病变，而对内伤冷物造成"阴证"的病变，论述还不够全面。因此，他重视脏腑内伤阳气虚损的一面，发挥为阴证论，这就补充了李杲"辨阴证阳证"理论之不足。

2. 阐述了阴证的病因病机

王氏认为"人本气虚实"是决定"阴证"是否发病的主要原因。他说："有单衣而感于外者，有空腹而感于内者，有单衣空腹而内外俱感者，所察轻重不一，在人本气虚实之所得耳；岂特外寒饮冷，误服凉药而独得阴证哉！重而不可治者，以其虚人，内已伏阴，外又感寒，内外俱病，所以不可治也。"也即言，外感寒，内饮冷，都是外因；"人本气虚实"是内因，这才是决定发病的因素。若人本气实，则虽感寒饮冷，均不足以使人致病；人本气虚，虽感寒饮冷不甚，或既未感寒，又未饮冷，但因"内已伏阴"，则亦可以发为阴证。当然，人本气

虚也包括人的脾胃之气本虚在内，而且感寒饮冷又常易损伤或加重脾胃之（阳）气虚，故王氏这一论点，对发展脾胃学说和指导临床，是很有意义的。

3. 在补脾阳的启示下论治阴证

由于阴证病因在于"阴气虚寒"，故"温补"当为治阴证大法。在选方用药方面，肾阳不足，当以温肾回阳，但不宜升发。用药重在附子、肉桂、硫磺等温热之品。选方重在回阳丹、返阴丹、火焰散、霹雳散、正阳散等诸方出入。治脾肾阳虚，当以温补脾肾，用药重在附、桂、姜、乌之类。选方重在附子散、肉桂散、白术散等出入。故脾肾双温是治阴证的关键。

王氏应用温补方药治疗某些急性病后期以及厥逆、痰饮、水肿、泄泻、腹痛等一些慢性疾患，效果颇佳。

（四）罗天益以"三焦"论治脾胃

罗天益（字谦甫，元代真定人）从李杲学医十余年，由于罗氏潜心苦学，得其真传，终于成为当时一位颇负盛名的医学家。罗氏的唯一代表作为《卫生宝鉴》，发挥了脾胃内伤学说。

1. 详论脾胃内伤病因病机

罗天益在脾胃内伤的病因病机方面，着重提出脾胃所伤尚有饮伤与食伤之分，劳倦所伤有虚寒与虚热之辨。就食伤而言，他认为"食物无务于多，贵在能节，所以保冲和而遂颐养也。若贪多务饱，饮塞难消，徒积暗伤，以召疾患。盖食物饱甚，耗气非一，或食不下而上涌，呕吐以耗灵源；或饮不消而作痰，咯唾以耗神水。大便频数而泄，耗谷气之化生，漫便清利而浊，耗源泉之浸润。至于精清冷而下漏，汗淋漓而外泄，莫不由食物之过伤，滋味之太厚。如能节满意之食，省爽口之味，常不至于饱甚者，即顿顿必无伤，物物皆为益"。饮伤者，乃是指饮酒过度，"夫酒者大热有毒，气味俱阳，乃无形之物也"，"酒入于胃，则络脉满而经脉虚，脾主于胃行其津液也。阴气者，静则神藏，躁则消亡，饮食自倍，肠胃乃伤。盖阴气虚阳气入，阳气入则胃不和，胃不和则精气竭，精气竭则不营于四肢也。"（《卫生宝鉴·卷四·饮伤脾胃论》）劳倦耗伤元气是脾胃内伤的另一个重要因素，但有中阳亏损，寒从内生之"虚中有寒"和元气下流，阴火上冲之"虚中有热"的不同病理转归。这些比李杲脾胃之证"始病热中，若未传为寒中"之论，又更加详尽。

2. 运用三焦气机变化分析疾病

由于罗氏重视三焦的气机，因此，在临证中他常用三焦气机的变化分析疾病。在审证用药方面，罗氏有辨治上、中、下三焦之分。《卫生宝鉴》的"泻热门"和"除寒门"两篇中，罗氏论述了"中焦热""中焦寒"的区别，较完整地提出了中焦审证用药的模式。中焦热多表现为脾热目黄、口不能吮、胃中实热，以及各种热毒或中食毒、酒毒治宜泻火解毒，调和脾胃，以调胃承气汤、泻脾散、贯众散等方。中焦寒多表现为脾胃冷弱、心腹疼、呕吐泻利、霍乱转筋、手足厥冷。腹中雷鸣、饮食不进等证，治宜温中散寒，以附子理中丸、大建中汤、二气丹等方为主。

3. 主张甘辛温补治疗脾胃内伤

罗氏对脾胃内伤病的治疗，本着《内经》"脾苦湿，急食苦以燥之"，"脾欲缓，急食甘以缓之，用苦泻之，甘补之"的精神，主张甘辛温补，慎用寒凉，并反对滥用下法。他说：健脾者必以甘为主。《黄帝内经》说："荣出中焦，卫出上焦是也。卫为阳，不足者益之必以辛；荣为阴，不足者补之必以甘，甘辛相合，脾胃健而荣卫通"，"缓中益脾，脾不足者以甘补之，补中助脾，必须甘剂。喜温而恶寒者，胃也，寒则中焦不治。《内经》说：寒淫所胜，平以辛热，散寒温胃，必以辛剂。"罗氏从理论上阐明了甘辛温补之剂在治疗中的重要意义。临床上他对历代医家甘温补中之剂也特别推崇，并结合临证加以化裁，创制新方。如他治疗伤湿，因过汗亡阳，复误下，以致狂乱抽搐，所拟之人参益气汤，即在东垣人参益气汤的基础上，去五味加当归、白术、陈皮、黄柏而成。关于慎用寒凉，反对滥用下法的主张，罗氏在《卫生宝鉴·药误永鉴》中作了深入地阐发，其目的在于扭转轻易使用下法的时弊。如他分析高郎中之弟媳产后食冷物腹痛，误下致死案时说："凡医治病，虚则补之，实则泻之，此定法也。人以血气为本，今新产血气皆损，胃气虚弱，不能腐熟生硬物，故满而痛也，复以寒剂攻之，又况乎夏月阴气在内，重寒相合，是大寒气入腹，使阴盛阳绝，其死何疑。"《难经》说："实实虚虚，损不足而益有余，如此死者，医杀之耳。"从上述病例可以看出，罗氏对脾胃疾病的治疗，不仅和李杲完全一致，而且还具有其独到见解。

（五）朱丹溪临证重视"胃气"

朱丹溪（字彦修，浙江义乌人），金元四大家之一，其关于脾胃方面的论述不多，因此现代脾胃研究论著多未提及。朱丹溪上承东垣之法，然不拘泥其对脾胃之治，不尽采用东垣方，其治病处方自有特色，临证极为重视"胃气"，无论用药寒热温凉，论病轻重缓急，处处突出胃气。

1. 清养脾胃，顾护胃气阴精

丹溪认为："胃气者，清纯冲和之气，人之所赖，以为生者也。若谋虑神劳，动作形苦，嗜欲无节，思想不遂，饮食失宜，药饵违法，皆能致伤。"因此，临证用药当顾护胃气阴精，勿使过用辛香燥热，寒凉生冷，以免损伤胃气，耗劫阴液。又谓："胃为水谷之海，多血多气，清和则能受，脾为消化之气，清和则能运"，"阴主静，内外两静，则脏腑之火不起，而金水两气有养，阴血自生，肠胃津润，传化合宜。"朱丹溪认为脾胃为多血多气之脏腑，故用药当清和，唯有清和之气，方能健运脾胃，助脾胃运化水谷。在《局方发挥》中反复强调脾胃不宜辛香燥热。此论实际上开创了后世脾胃养阴学说之先河。"清养"脾胃之思想体现于其临证用药，朱丹溪认为"气有余便是火"，故治病注重条畅气机、扶持元气，使中气复而元气足，阴火敛而相火降。朱氏认为补阴精必补胃气，脾胃得以"清养"，方能收养阴之功。临床择用人参、白术等甘温补气之品，可敛降有余之相火。

2. 甘温助脾，益气扶正补虚

丹溪上承东垣脾胃论思想，但又不拘泥东垣之方。综观《名医类案》中所录的丹溪病案，可发现人参、白术、甘草、黄芪出现频率较高。人参与白术性甘温，能补脾益气，两者合用能健脾燥湿，助脾运化，人参兼能益气生精，性温而甘，能养胃中气阴，以达阳生阴长之功。黄芪益气补脾，兼能升提脾中清气，升清方能降浊，只有升降有度，脾胃方能运化正常。甘草性甘平，能益气补中，缓解止痛，调和诸药，祛痰止咳，其性甘能补能和，能润泽胃阴又能补益脾气。

3. 调气健脾，温通解郁祛邪

丹溪学术思想的重要部分"六郁学说"，即是气血痰湿食火诸郁乃是致病的邪气。"气血冲和，万病不生，一有怫郁，诸病生焉。故人身诸病，多生于郁。"这一段名言强调人体脏腑阴阳的平衡、和谐和顺畅的状态受到破坏、阻滞，以气郁为先，其他郁证相因为病，气、血的郁滞是导致发病的重要因素。人以气和为本，气和则病无由生。故丹溪在临证用药多着重调气解郁，其用药多甘温，以甘能益气，而温能行气之故。病虽言六郁，但侧重于气郁为主。气郁则易致湿滞，在气郁之基础上，多食则伤脾。脾与胃相为表里，功能主运升清，为营养生化之源，五脏六腑和四肢百骸皆赖之以养，且有益气统血，主肌肉四肢，化痰化湿等重要生理功能。故脾土伤而其气不能转输渗利，气郁则升降失司，可致食滞、血郁、湿郁、痰郁，再加上郁久化火，可生火郁。故临证处方，丹溪多健脾行气以条畅气机，而不是一味用行气之药，而是实脾土、健脾气、调气机以助运化而祛邪解郁。丹溪创立的治郁证名方越鞠丸（苍术、香附、川芎、神曲、栀子）就体现了这一点。

四、明清时期脾胃学说得到进一步发展与完善

明清时期，名家辈出。他们根据个人的理论造诣和临床经验，对脾胃学说又有新的补充和发展。

（一）薛立斋强调"人以脾胃为本"

薛己（字新甫，号立斋，吴郡人），为"精通十三科"医家，以《内科摘要》为其代表作。薛己的学术观点，是在深入研究前人学术思想的基础上，并结合个人临证心得总结而成的。在当时元末明初，世医浪学丹溪之法，恣用知、柏，流弊日深的情况下，薛氏敢于提出新的观点，在理论上重视脾胃，注重脾胃与肾和命门的关系，在治疗上善于温补，对明代以后诸医家逐步对肾和命门的进一步探索有着直接的关系，薛氏本人不失为一位对明代医学发展有较大影响的医家。

1. 治病求本

《内经》提出"治病必求于本"，薛己遵循《内经》的思想，亦十分重视这一点。他治病求本的思想主要反映在两个方面：

（1）强调运用辨证论治法，求疾病之本

薛氏在《明医杂著》注中说："凡医生治病，治标不治本，是不明正理也。"强调辨证求本、治病求本的重要性。他还说，"洁古张先生云：'五脏子母虚实，鬼邪微正，君不达其旨意，不易得而人焉'。"薛氏在这里借用张元素之语，表明在临床上，要把人体当成一个整体看待，五脏之中，任何一脏的病变，除与本身有关，还存在着他脏对其的影响，脏腑之间存在着生克乘侮、子母相生的多种关系，再加上邪气与正气的交争，更应加以辨析。

（2）强调人以胃气为本

《内经》中提出"有胃气则生，无胃气则死"。金元医家李东垣强调"内伤

脾胃，百病由生"，薛氏在前人的学术思想基础上，加以继承发挥，在《明医杂著·丹溪治病不出乎气血痰郁》一书中指出："人以脾胃为本，纳五谷精液，其精者入营，浊者入胃，阴阳得此，是谓囊龠，故阳则发于四肢，阴则行于五脏；土旺四时，善载乎万物，人得土以养百骸，身失土以枯四肢。"由此可知，治病之根本在于恢复正气，补养脾胃就成为治病之根本，所以薛己提出"胃为五脏本源，人身之根蒂"。

2. 首次提出"脾统血"论

《内经》中没有提到"脾统血"，只有"脾主营"，《难经》也只有"脾裹血"之词，而薛立斋在注解《妇人良方》中说："愚按经云，脾统血，肝藏血""血者水谷之精气也，和调五脏，洒陈六腑，在男子则化为精，在妇人上为乳汁，下为血海，故虽心主血，肝藏血，亦皆统于脾""若脾不能摄血，用六君子加川芎、当归。"可见"脾统血"之语是薛氏首次提出的。现代名医姜春华曾对此做过查考，证实此说。

3. 滋其化源

薛氏指出："当补脾土，滋化源，使金水自能相生。"黄履素在解释薛氏滋化源之论时说："化源者何？盖补脾土以滋肺金，使金能生水，水足木自平而心火自降。"薛氏滋化源之治法，意在通过补脾胃以达到补四脏之目的，所以他说："症属形气病气俱不足，脾胃虚弱，津血枯涸而大便难耳，法当滋化源。"虽然，薛氏滋化源之论重在实脾胃，但他对滋化源的具体治疗方法并不局限于脾胃。他根据肾、命门与脾胃的关系，认为在直接治理脾胃之外，还当求之于肾和命门，故常用六味丸、八味丸加减出入。

4. 温补脾胃

薛氏在论述疾病之病机时，十分强调从脾胃之虚分析。他曾说："人之胃气受伤，则虚证蜂起。"又说："设或六淫外侵而见诸症，亦因其气内虚而外邪乘袭。"说明不论内伤外感引起的疾病，都与脾胃虚损有关。在具体治疗上，薛氏主张"脾胃为气血之本，若阳气虚弱而不能生阴血者，宜用六君子汤；阳气虚寒而不能生阴血者，亦用前汤加炮姜；若胃燥热不能生阴血者，宜四物汤；若脾胃虚寒不能生阴血者，宜八味丸"（《明医杂著·医论·丹溪治病不出乎气血痰郁》）。"内伤发热者，因饮食过量，劳伤过度而损耗元气，阴火得以乘其土位，故翕翕然而发热，宜用补中益气汤以升其阳。若因劳力辛苦，入房不节，亏损精血，虚火妄动而发热者，宜用六味地黄丸以补其阴；不可以认作有余之火而用黄柏、知母之类也"(《明医杂著·医论·劳热》)。"阳虚发热者，宜补中益气汤以升补阳气；阴虚发热者，宜用六味地黄丸以培补阴血。总论二症，虽有阴阳气血之分，实则皆因脾胃阳气不足所致，其发热属形病俱虚，余故禁服黄柏、知母，恐复伤阳气耳"(《明医杂著·医论·内伤发热》)。以上可见，薛己不仅接受了李东垣脾胃病阴火上乘而致内伤发热，用补中益气的治法，而且对人体不论阳气不足，还是内有虚火燥热，均主张以温补之法升发脾胃之阳气，使阳生阴长，人体气血阴阳得以恢复，形成温补脾胃的治疗特点。当然，对于火衰土弱的虚寒证，又指出可以补火生土，强调了肾和命门对脾胃的温养作用，发东垣所未发。

（二）张景岳提倡"治五脏以调脾胃"

张介宾（字景岳，浙江绍兴人），为明代温补学派之中坚，以注重先天肾和命门，倡导温补命门而著称医林，然其对脾胃学说之贡献也是十分突出的。张氏认为脾为中土，灌溉四旁，脾胃含五脏之气，五脏亦含脾胃之气，所谓"互为相使"，五脏有可分和不可分的关系。故各脏皆有脾胃病，治五脏可以安脾胃。故指出："善治脾者，能调五脏即所以治脾胃也；能治脾胃而使食进胃强，即所谓安五脏也。"

从五脏的相互关系来说，《景岳全书·卷八·脾胃》中说："如肝邪之犯脾者，肝脾皆实，单平肝气可也；肝强脾弱，舍肝而救脾可也。心邪之犯脾者，心火炽盛，清火可也；心火不足，补火以生脾可也。肺邪之犯脾者，肺气壅塞，当泄肺以苏脾之滞；肺气不足，当补肺以防脾之虚。肾邪之犯脾者，脾虚则水能反克，救脾为主；肾虚则启闭无权，壮肾为先。至若胃司受纳，脾主运化，若能纳而不化，此脾虚之兆易见；若既不能纳，又不能运，此脾胃之气俱已大亏，即速用十全大补、六味回阳等剂尤恐不及，而尚欲以楂、苓、枳术之类，冀为脾胃之永赖乎？是以脾胃受伤，但使能去伤脾者，即俱是脾胃之药。此中理奥机圆，姑举此以见其概，而随宜应变，诚有非言能尽悉者。且诸药入口，必先入胃而后行及诸经，若妄用相妨相碍等物，亦岂有既入其腑，能不先犯脾胃，而竟走他脏者乎？倘不明此理，而徒执一二成方曰：此可攻邪，此可健胃，则其胸次可知矣。"张氏以上的论述，是值得我们重视的，它不仅适用于治脾胃，而且也可引申到治五脏。

（三）李中梓首倡"脾为后天之本"论

李中梓（字士材，号念莪，又号荩凡居士，明末华亭人），李氏读书无数，积五十年之经验，治病无不中，常获奇效。其论述医理，颇能深入浅出。所著诸书，多能通俗易懂，最为初学、登堂入室之捷径，这在当时可称是一套最完整的中医教材。因而在吴中医界广为传诵，成为明清间江南一大医家与宗师，在中医学的普及方面作出较大贡献。

1.首倡"肾为先天之本，脾为后天之本"论

李中梓认为，治病求本，即要掌握生命之本。而生命之本，不外乎先天之本与后天之本两个方面。先天之本在肾，"肾为脏腑之本，十二脉之根，呼吸之本，三焦之源，而人资之以为始者也"。肾精充盛，则脏腑之精充足。而元气又是诸气之本。无论脏腑之气，经脉之气，均以元气为根。故要保全生命，必须保护先天肾中精气。与此同时，后天脾胃也是十分重要的。他说："饷道一绝，万众立散。胃气一败，百药难施。一有此身，必资谷气，谷气入胃，洒陈于六腑而气至，和调于五脏而血生，而人资之以为生者也。故曰后天之本在脾。"其基本思想，与李东垣脾胃为元气之本的认识相一致。既人在生长过程中，需时刻依赖水谷之气的不断资养，五脏六腑由于水谷之气的不断资养才得以发挥其功能作用。而水谷之气的化生有赖于脾胃，故脾在人体生命活动过程中至关重要。

2.先后天并重的治疗学论点

李氏在诊断、治疗诸方面，十分重视先后二天亏损的调治。认为脉法需强调胃、神、根。胃气与肾气之盛衰，是人体生命之根本。故诊脉需重视脉中胃气与肾气之盛衰，方是诊法中最关键之处。至于治疗，李中梓则接受李东垣、赵献可、薛己诸家之说，从脾肾先后二天入手。故其在《医宗必读·肾为先天本脾为后天本论》中说："治先天根本，则有水火之分，水不足者，用六味丸壮火之主，以制阳光；火不足者，用八味丸益火之源，以消阴翳。治后天根本，则有饮食劳倦之分，饮食伤者，枳术丸主之。劳倦伤者，补中益气汤主之。"六味、八味二方，本为赵献可善用补肾命水火之剂，而枳术丸、补中益气汤又是李东垣补脾胃之神剂。薛氏宗二家之说，先后天并重，李氏对此十分赞尝，故说"每见立斋治症，多用前方，不知者妄议其偏，惟明于求本之说，而后可以窥立斋之微耳"。因此，其治病宗薛氏之法，取方于六味、八味、枳术、补中益气诸方之间，效果显著。

李中梓治病脾肾并重，可谓在虚损病证的治疗中，求得其本，集前人诸家理论与经验之大成者。其学一传沈朗仲，二传马元仪，三传尤在泾，均为明清时期较有影响的大医家，与李氏之学的影响不无关系。

（四）汪绮石提出"阳虚三夺统于脾"

汪绮石为明末人，生平履贯无从考。在所著《理虚元鉴》中提出"阳虚三夺统于脾"之论，其学术思想源于《内经》，并受到《金匮要略》和《脾胃论》重要影响而形成。汪氏在阐述"阳虚三夺统于脾"之理时，首先从精、气、火三者之间的关系而论，其论甚为精辟。他认为"盖阳虚之证，虽有夺精、夺气、夺火之不一，而以中气不守为最险"。因为"有形之精血不能速生，无形之真气所当急固，此益气之所以切于填精也。回衰甚之火者，有相激之危，续清纯之气者，有冲和之美，此益气之所以妙于益火也"。其次，他认为"脾气为诸火之源，安得不以脾统哉"，则顺理成章得出"阳虚三夺统于脾"。他结合自己的临床实践而列举了阳虚致劳的一些见证，进一步阐述"阳虚三夺"与脾的关系，例如痿证、痹证等病的治疗和预后皆从脾胃的强弱而视之，若胃不纳，脾不健，则病势难愈，若脾胃尚和，则精、气、火可相继而生，病情有望恢复。

（五）叶天士创立胃阴学说

叶桂（字天士，号香岩，江苏吴县人），补充和完善了中医脾胃学说，全面推动了中医脾胃学说的发展。

1. 提出脾胃分治理论

叶氏认为，脾与胃虽同属中土，但其功能有别，喜恶不同，故提出了"胃喜润恶燥"的观点。他指出："太阴湿土，得阳始运，阳明燥土，得阴自安，以脾喜刚燥，胃喜柔润也。"不仅指出了脾与胃的不同特性，弥补了东垣温补脾阳学说之不足，而且为创制养胃阴一法奠定了理论基础。他认为东垣升降之法，常用四君、异功、补中益气汤等是针对脾气虚所设，对胃腑而言，提出"腑宜通即是补，甘濡润，胃气下行，则有效验"。如《医案·脾胃》陈案曰："知饥少纳，胃阴伤也。宜麦冬、川石斛、桑叶、茯苓神、蔗浆以养胃阴。"强调治胃不可采用温燥治脾之法。因此，叶氏指出脾胃应该异治。

2. 创立胃阴学说

纵观《临证指南医案》中对内伤杂病的辨治，叶氏对《脾胃论》推崇备至，提出"脾胃为病，最详东垣""内伤必取法乎东垣"。他指出："土旺四季之末，寒热温凉随时可用，故脾胃有心之脾胃、肺之脾胃、肝之脾胃以及肾之脾胃"。在温病的治疗中，特别强调滋养脾胃之阴，认为温病存得一分阴液，便留得一分生机。叶氏明确提出"胃易燥""胃为阳明之土，非阴柔不肯协和"的论点，并总结出导致胃阴不足的四种因素：素体阴虚，或年老液亏，复加外感温热燥邪，劫耗胃阴；禀质木火偏生，烦劳郁怒，五志过极，阳升火炽，燔灼胃阴，或失血后阴伤生热；五味偏胜，过食辛辣温燥之品；误治，如辛散劫阴，燥热助火。

叶氏养胃阴多用甘平或甘凉濡润之品，使津液来复，通降自成，具体方法如下：

（1）甘凉濡润，清养胃阴

本法主要由性味甘平与甘凉生津药物组成，用于胃阴亏虚的病证，散见于《临证指南医案》胃脘痛、不食、脾胃门。证见不饥不纳，或知饥少纳，或烦渴思凉饮，口苦便艰，舌嫩少津，脉细略数等，临床表现以胃阴亏虚较甚，燥热未清为其特点，治宜甘凉濡润法。甘凉可以解燥热，濡润可以养胃阴，从而达到清养胃阴的目的。津液来复，则胃的通降功能得以复常，所谓"胃宜降宜和"，这是他的一大发明。常用北沙参、麦冬、石斛、玉竹、天花粉、生甘草、蔗汁等甘凉濡润、养阴生津之品，而使胃阴顺降。配用粳米、糯米、南枣等甘平益胃、补益脾气之味，以助升运。

若胃气不顺，便艰便秘明显，叶氏则又每取脾约丸之半，用麻仁、甜杏仁、生白芍、大麦仁等敛阴润肠之品，濡润肠道。不主张用攻下，因"腑宜通即是补"，胃之阴液得以濡养，则胃气自然通顺。叶氏将此法称作"通法"，这是他的用药擅长之一。

（2）养胃醒胃，必先制肝

本法主要见于《临证指南医案》木乘土、吐血门等，用于肝胃阴伤，神伤思虑，木火升腾，风阳扰胃者。证见胁痛，恶心，干呕善噫，气塞心痛，头目眩晕，肢体麻木，咽干唇赤，舌绛或舌光剥，脉弦左数。临床表现除有肝胃阴液不足表现外，尚有风阳上扰，横逆犯胃症状。对于这种中虚木贼之候，治疗较为棘手。疏肝理气则虑其辛燥伤阴；补中益胃则恐其壅逆呆滞。叶氏处理，很有经验，提出"用药忌刚用柔"。主张在调养中焦的同时，必先制肝，也就是养胃平肝法。并认为术、甘之守，升、柴之升，竟是脾药。若用于肝胃阴伤者，是鲜能奏效。因为"肝为刚脏，宜柔宜和。胃为阳土，宜凉宜润"。酸能制肝，敛阴生津，甘能令津还。常用阿胶、生地、白芍等以养肝柔肝。用人参、麦冬、知母、粳米、秫米、茯苓、小麦、南枣等，益胃养胃。用木瓜、乌梅、五味子、川楝子、桑叶、橘叶等，选择一二味以制肝木。如肝风内动、眩晕欲仆者，则加牡蛎、天麻等，以平风阳。若神伤思虑等精神因素所致者，叶氏又常用柏子仁、茯神、远志、酸枣仁、川贝母等，安神宁心之品，择其一二味，作为配伍。

（3）甘凉养胃，上以供肺

本法即培土生金法，亦即是《内经》"虚则补其母"的方法。散见于《临证指南医案》咳嗽、吐血等篇，证属肺胃阴虚者。究其原委，叶氏认为，主要有阳盛之体，或患燥热之证，或病后伤及肺胃之阴，或误治伤津等，导致胃津日耗，不司供肺。肺胃阴虚，易生内热。故临床以胃阴亏虚和肺燥证为其证候特点。常见：咳嗽，为呛咳，舌咽干燥，喉间燥痒，咯痰不利，痰中带血丝，或气逆咯血，音低气短，口渴，思得凉饮，食不甘味，大便燥结，舌干唇红，舌红无苔，或有裂纹，脉细弱略数。此时治疗，叶氏认为，不宜用异功散、参苓白术散等，以补土生金。因为这是治脾之药，用于脾气虚者。亦不宜"见咳治肺"，否则"生气日惫矣"。提出"甘凉养胃，上以供肺"的治疗原则，所谓"滋救胃液以供肺，惟甘寒为宜"，"先令其甘凉，令其胃喜，仿经义虚则补其母"。甘药胃喜，即可以培土，甘凉（寒）即可以养胃生津，可以退燥热，是土旺生金也。

（4）清养胃阴，制阳止血

血证不外寒热虚实，而阴虚有热者，最为棘手，决非一般止血剂所能奏效。叶氏治血症，别具匠心。清养胃阴，制约阳动阳升，从而达到血止的目的，这是一个与众不同的用药思路，值得我们效法。常用于咳血、衄血等，证属胃阴亏虚，络损血溢上窍者。临床见证，既有胃阴亏虚证，如口干不欲饮，饥不欲食，舌光或有裂纹，无苔，或有低热。又有出血证，如咳血，或痰中带血丝，或衄血，量少色鲜红。此时治疗，叶氏主张"胃药坐镇中宫为宜"，以"静药可制阳光之动"。大忌苦寒、温燥、滋腻。所谓坐镇中宫之胃药，叶氏多取甘寒之品，如北沙参、麦冬、玉竹、石斛等阴静之药，养胃阴，清虚热，制阳动。至于止血药的运用，叶氏在辨证的基础上，针对病机用药，适当配用一二味凉血止血药，或活血止血药，真正做到辨证施治。并告诫我们，"莫见血以投凉"。他常用的止血药值得我们效法，如活血止血的三七、桃仁、丹参、牛膝、藕节等。凉血止血的丹皮、荷叶汁，以及用降气顺气的苏子、降香、郁金等，这些都是深得"降气即所以降火""降气即所以止血""止血不忘活血化瘀"之旨，竭力避免寒凉遏抑留瘀之弊端。

综上所述，脾胃学说自《内经》到近代历经2000多年，是其不断发展、充实和完善的形成过程，是历代医家在长期的医疗实践中共同总结出来的一种学术观点。脾胃学说内容丰富，所涉及的领域较广，对临床医学贡献很大。就当前来看，对预防医学、基础医学等有关免疫问题有很大启发，值得深入研究。

脾胃病辨证特点

在脏腑辨证中，作为"后天之本"的脾胃具有重要的地位，其证型表现多样而繁杂，典籍所述，各有异同。现将脾胃病辨证特点结合廖老的临床经验整理如下，从脾胃病的生理、病理及临床特点进行阐述，为脾胃病的治疗提供更广阔的空间。

一、对脾胃生理、病理的认识

中医认为，脾胃、小肠、大肠是人体消化食物水谷精微的主要脏器，在生理情况下，食物入口，主要依赖胃的受纳和腐熟，脾的运化和输布，小肠的受盛化物和分清泌浊，大肠的传化糟粕。所有脾胃、小肠和大肠的功能，同时又受其他脏腑的调控，如肝的疏泄和转枢，肾的温熙和滋养，才能完成食物的消化、吸收、化生为人体所需的水谷精微和气血津液，以充养五脏六腑，四肢百骸，故称"脾胃为气血生化之源""后天之本"。

从各个脏腑的功能特点来看，主要表现为：胃主和降，脾主升清，小肠主分清泌浊，大肠主传导，肝主疏泄，肾主关约等。由此可见，与消化系统有关的各个脏腑在生理功能上存在着相互依存和彼此制约的关系，并以经络气血为媒介相互联系和传递信息，形成一个协调统一的整体，以上这是言其生理之常，若是出现病理之变，则可以产生一系列临床症候。

胃失和降则胃不受纳，浊气上逆，引起食欲减退，胃脘疼痛，脘腹胀闷，嗳气呃逆，恶心呕吐；脾失健运则脾气不升，水谷不化，引起神疲乏力，腹胀泄泻，水湿留滞，久泻脱肛；小肠欠顺达，则清气不上，浊气不下，引起腹部胀痛，恶心呕吐，便秘泄泻；大肠不传导，则糟粕不利，引起肠鸣腹痛、大便溏泄，或里急后重、大便秘结；肝失疏泄则肝胆不和，土壅木郁，引起胸肋胀满，腹痛不适，呃逆反酸，抑郁不舒，肾失关约，则火不生土，水湿泛滥，引起腹中冷痛，下利清谷，四肢水肿。

二、病机辨证及治法方药

中医对于胃肠功能障碍疾病的病机认识，主要是根据脾胃、大小肠功能失常而导致疾病发生发展的一系列变化，主要包括脾胃、大小肠和肝肾等脏器的本身功能或其相互关系的失调。我们对胃肠动力障碍性疾病的治疗主要是依据辨证论治原则，随证型之不同，遣方用药为之变。

（一）气机阻滞及理气解郁法

1. 气机阻滞

六腑以通为用，胃及大小肠皆属于腑，故均以通为顺，各种内外致病因素作用于脾胃、大小肠皆可导致气机阻滞，引起传化失常，出现胃失和降，脾失健运，小肠欠顺达，大肠不传化，肝失疏泄，肾失关约等一系列变化，并且可以相互影响。例如胃失和降则受纳失职，影响小肠的降浊不利。脾失健运，可招致肝气郁结，出现土壅木郁之证，所以古人云：胃脘胀痛之症，有因情志所伤、饮食失调或外感风寒等，总之无不关于气。因此治痛治胀之要，无论虚实，皆可以理气为先。当然，在气滞的基础上进一步形成湿阻、食积、火郁、痰结、血瘀诸证，则在利气的同时，结合祛湿、消食、清火、化痰和通瘀等治法。气机阻滞、升降失司为其主要关键，脾运胃纳，脾升胃降，两者相互为用，胃纳为脾运的基础，脾运为胃纳行其津液，若是脾气不利，胃气不降，则传化无由，津液不生，壅滞成病，不仅所进之食糜不能顺利下行、移送给小肠及大肠，而且消化之水谷精微亦不能转输全身，导致整个消化运动功能紊乱，产生一系列疾病。

2. 理气解郁法及方药

理气解郁法具有疏通气滞、消除郁结的功能，主治气滞郁结的病证，中医认为气运行于全身，气化在生理情况下代表全身和各脏腑的功能正常，气滞在病理情况下代表功能性疾病的动力障碍，其临床症候因部位不同而表现各异，但以疼痛、胀满为主。气滞的治疗原则是理气解郁，其代表方剂有枳实导滞丸、木香顺气丸、气滞胃痛冲剂等。

（二）脾虚胃弱及健脾和胃法

1. 脾虚胃弱

脾胃为病，多见虚弱，其原因有二：一是先天禀赋不足，脾胃素体亏损，每当受到内外邪之侵袭，则易于发生脾虚胃弱。二是后天护理失调，如外受寒湿所伤、饮食不节、劳累过度等致使脾胃内伤。

李东垣曾说过，脾胃内伤，百病由之而生。所以临床上所见之胃肠运动功能障碍性疾病，多见脾胃虚弱之证。可能病之初期可以表现为肝郁气滞证或湿热内蕴证，但病程日久，久治不愈，则发生脾气受损，由实转虚，虚实并见，或由虚转衰，气损及阳及致脾胃虚寒。

脾胃属土，土因木而达，脾与肝为木土相克的关系，脾胃虚弱则必招致肝木克伐，临床上形成肝郁脾虚之证。根据文献统计，此在胃肠功能障碍性疾病中乃常见证型之一，如患者思虑过度，精神抑郁，症见肝失疏泄，肝气郁结之证，若在肝郁的基础上，又见胸肋胀满、腹胀腹痛、嗳气呃逆、纳呆早饱、便溏无力等症，则形成肝郁脾虚证。

2. 健脾和胃法及方药

健脾和胃法具有健脾助运，和胃降逆的功能，主治脾胃虚弱的病症，运用于脾失健运、胃失和降而产生的腹泻便溏，脘腹胀满，纳呆食少，全身无力，四肢疲惫的症状。

其代表方剂有四君子汤、补中益气汤、黄芪建中汤、吴茱萸汤、旋覆代赭汤、丁香柿蒂汤、香砂养胃汤和建中汤等，其药理作用能兴奋消化功能，排除胃肠积气，反射性地促进胃机能，增强蠕动，止呕镇吐。

健脾药中人参、党参、白术能补中益气，三药均能增强平滑肌的张力，白术作用平和，有缓和胃肠运动的一面，可治疗慢性泄泻，但在较大浓度时，又能增强胃肠推送能力而帮助消化，干姜、吴茱萸、肉桂、荜茇、小茴香等，性味均较辛辣，大多具有祛风和胃的降逆作用。对于脾虚湿困症患者，脾阳为湿所困，则出现食欲不振、消化不良、脘腹胀闷、舌苔厚腻等症状，常用方剂有藿香正气散、平胃散等。芳香化湿药如藿香、佩兰、厚朴、豆蔻、草果等，含有芳香挥发油，有驱风排气作用，可刺激胃肠运动，加强其推进性蠕动，有助于胃肠内容物的排空，此即中医所谓的"醒脾"功能，而厚朴、苍术的苦味健胃作用，对促进食欲也有作用。

对于脾虚食滞证患者，可以在健脾助运的基础上，加上消积导滞、降逆和胃的药物。主要用于宿食不消而引起的脘腹胀满、消化不良、食欲不振等症，如鸡内金、山楂、谷芽、麦芽和神曲等。根据近代药理研究，这类药物含有脂肪酶、淀粉酶及多种维生素，确有促进消化、增强食欲的作用。对于脾胃虚寒患者，脾阳不足，水谷不化，可以出现腹泻便溏、脘腹胀满、全身无力、四肢厥冷、遇寒则发的症候，可以应用温中散寒的方药，其代表方剂有附子理中汤和吴茱萸汤。

（三）湿热蕴结及燥湿清化法

1. 湿热蕴结

脾主运化水湿，若运化失健，则水湿停滞，故脾喜燥恶湿，外湿困阻必致脾失健运，湿从中生，多因脾气虚弱，湿邪易生难去，每多蕴结，阻滞脾胃功能，并可寒化或热化。若湿从寒化后则表现寒湿征象，引起腹胀便溏，纳呆食少，身体困重，头蒙如裹，舌苔白腻等症。若湿从热化，则表现湿热征象，引起脘腹痞满、呕恶厌食、嗳气呃逆、舌苔黄腻等症。若湿邪留滞于大小肠，湿热或寒湿下注大肠，可致泄泻不爽，腹中满痛，肠鸣腹痛，便结难解，舌苔黄腻。脾胃湿热蕴郁日久，每可伤阴，导致阴虚湿热之复合病机。中焦寒湿困阻，易于伤阴，致使脾阳衰惫，而成阳虚寒盛之证。

2. 燥湿清化（温化）法及方药

燥湿清化法具有燥湿清热的功能，主治湿热蕴结型，但这种湿热不是急性发作，炽盛暴注的湿热，多是由于脾虚湿困、湿蕴化热形成湿热蕴结，病程日久，湿热交织，湿邪留恋难去，易于迁延不愈。其代表方剂为香连平胃散、葛根芩连丸、加味香连丸、左金丸等。方剂中多用黄连、黄柏、苦参、苍术、黄芩、秦皮等。胃肠湿热证中若是热性呕恶用左金丸，热性泄泻用香连丸，黄连、黄柏、黄芩除有抑菌作用外，黄连能缓解胃肠紧张性收缩，黄柏则能增强家兔离体肠管的收缩，使收缩幅度增高和促进胰液分泌。

燥湿温化法，具有燥湿、温化的功能，主治寒湿蕴结型，由于湿从寒化，寒湿互结而形成此证。其代表方剂有胃苓汤、不换金正气散等。在健脾温中的基础上，加苍术、藿香、蔻仁、砂仁等药，既能温化寒湿，又能健脾和胃，促进脾升胃降，痛泻自止。

（四）气滞血瘀及活血祛瘀法

1. 气滞血瘀

脾胃气机阻滞，上下不能相通，不通则痛，不通则胀，不通则呕恶呃逆，不通则反酸反胃。气滞日久，可由气及血，由经入络，由外而里，若影响及于血分，则形成气血俱病，经络不利，形成瘀血之证。

瘀血是由于血行失度或血脉运行不畅而形成的一种病证。瘀血一旦形成，又可作为一种致病因子，引起种种病证。胃肠功能性疾病之瘀血多由于气机阻塞，进而波及血分所致，即所谓"初病在气，久必入血""气结则血凝"。

脾胃病之瘀血形成常与脾胃功能受损有关，如脾胃气虚，无力推动血液运行，血必因之而发生郁阻，脾虚不摄，则血不循经而溢于经外，虽经止血仍不得消散，蓄而为瘀，脾胃阳虚，阳虚生寒，寒凝脉络，脉络挛急，血流不畅，涩而为瘀；脾胃阴虚或肠道津亏，阴虚生内热，热煎熬津液，血流稠黏，难以流通而成瘀；脾胃内伤，运化失常，气机失宣，阻于血络，血滞成瘀等。凡此种种瘀血，多因脾胃功能失调，气机阻滞而致，一般多见气滞与血瘀并存，单纯瘀血较少。

2. 活血祛瘀法及方药

活血祛瘀法具有疏通血液瘀滞、增强血循环的作用，主治各种病因引起的瘀血证，临床上单纯瘀血证比较少见，多和其他证型并存，故活血祛瘀法也可分为益气祛瘀、行气祛瘀、利湿祛瘀、清热祛瘀等法，代表方剂有血府逐瘀汤、核桃承气汤、调胃承气汤等。

方药中桃仁、红花、三棱、莪术、元胡、郁金等能比较规律性的引起肠管兴奋，加强收缩，提高张力。桃仁、红花合用的作用比单用为好，三棱、莪术合用既能提高肠管张力，又能保持一定的收缩幅度，具有两者的优点。另外，理气药与活血药同用，如枳实与三棱、桃仁结合，既有活血药的提高张力的作用，又保持有效收缩的作用，川芎、丹参、赤芍和五灵脂等能对抗乙酰胆碱作用，解除肠肌痉挛性疼痛，乳香、没药、元胡有较强的镇痛作用。

总之，活血药大多具有提高肠管张力的作用，而理气药大多具有双向调节作用，因此对于胃肠运动机能亢进的气滞作痛，多用理气药为宜，对于胃肠运动功能降低的瘀血作痛宜用行气化瘀药为宜。

三、有关辨证的掌握

有关胃肠动力障碍性疾病的辨证，廖老强调，要注重抓住病机的要领，就可以对辨证分型有比较深入的认识，由于中医理论本身的灵活性和个体性，很难对辨证做到完全规范化和标准化，关键在掌握其实质，兹依据多数文献报道，大致可归纳为肝郁气滞、脾虚胃弱、湿热蕴结、气滞血瘀等证型。其中以肝郁气滞型为疾病初发时期的基本证型，随着病情发展，则可以衍生出其他证型，或为兼证，或为并病，一般多为本虚标实，寒热错杂；其病位在脾胃、大小肠，涉及肝肾，由气及血，由实而虚。

同时本病在内外病因的影响下，由于社会生活节奏加快，精神较为紧张，加上饮食失节、寒热不调等因素的综合作用，引起肝气郁结，情志不舒，肝木克土，脾虚木乘，继而出现脾胃升降失司，胃纳脾运不利，大小肠传导失职，最终产生整个胃肠道气机传导阻滞，导致胃肠运动功能紊乱，或表现为胃食管反流，或引起胃功能消化不良，或产生肠易激综合征等。

四、脾胃病诊治临床体会

针对脾胃病病因病机的多样性及兼夹症的多变性和复杂性，廖老在组方用药治疗上提出如下几点体会：

1. 治疗胃脘痛要"谨守病机，各司其属"

审病辨证，辨证治病。胃脘痛是多种脾胃病的主要症状，中医辨证与西医辨病相结合，重视现代研究，才能进一步提高中医药疗效。恢复脾胃的生理功能，脾主健运，其性升清，为阴脏，喜燥恶湿，病多从寒化；胃主受纳腐熟，其气主降，为阳脏，喜润恶燥，病多从热化。脾胃受病，升降失司，寒热失调，运化失职，则见湿邪困阻，湿热蕴结，痰食交结，在临床上出现胃脘痛胀、痞满嘈杂、泛酸等症。治疗目的在于重建脾胃生理功能，使阴阳相合、升降相因、润燥相济。

2. 调整气机升降

如中虚气陷或气滞气逆并见，嗳气呕恶，少腹胀坠，大便溏泄，甚则脱肛，常用升麻配沉香，柴胡配枳壳，藿香配半夏，荷叶配茯苓，菖蒲配厚朴等。

3. 兼顾活血通络

胃病初病多在气，久病入络，此为常理，然而治胃病在气分者亦加入一二味血分药物，如丹参、赤芍、川芎、桃仁、红花、当归等。因慢性胃炎的胃黏膜充血、水肿或伴糜烂出血，胃壁组织缺氧，营养降碍，中医学认为气主煦之、血主濡之，气药少佐血药，有利于改善供血状况，促进康复。

4. 消补并用，润燥相宜，动静结合

把握补脾不滞气，如黄芪配陈皮、白术配枳壳；养胃不助湿，胃燥脾湿并现，则用石斛配藿香、麦冬配半夏、花粉配薏苡仁、芦根配荷叶等。同时在运用辛温香燥药物时，掌握疏肝不忘安胃，理气慎防伤阴的原则。对于虚寒相兼，实多虚少，宜用扁豆、山药、太子参等平补之品，实症用消法，也每权衡轻重缓

急，体现了用药轻灵、顾护脾胃的特点。

5. 胃以通降为顺，治胃勿忘通降胃腑

六腑以通为用，气血凝滞，不通则痛，胃痛是由于胃脘通降失司，胃气阻滞所致，治宜通降胃气，即恢复胃的气血通畅和食浊下降的生理功能。这里的"通"不仅是通腑之意，而是广义的"通"，对气滞而言，疏肝理气是通，对瘀血而言，活血化瘀是通，对食积而言，消积导滞是通，对寒凝而言，温胃散寒是通。

6. 慎别药物

脾胃病治疗讲究药物的选择，如和胃常用白芍、荷叶、陈皮等；益胃常选石斛、玉竹、沙参等；养胃常用麦冬、佛手、藿香等；清胃常用青皮、丹皮、黄连等；温胃常用桂枝、吴萸、细辛等；健胃常用白术、茯苓、山药、苍术等；开胃常用砂仁、厚朴、草蔻等。同时重视药性的轻灵、平和。因脾胃为气机升降的枢纽，胃脘痛患者每每可见气机阻滞、逆乱等异常表现，用药上唯其轻灵平和才能达到调整气机的作用。因药物本身亦有赖于脾胃的消化、吸收，若用药过于滞重，反会加重脾胃的负担，不利于疾病的治愈，故提出六不过用原则，即补勿过腻，攻勿过峻，热勿过燥，寒勿过苦，疏勿过散，敛勿过涩。此外，在药味、药量方面，方药对症，量适力专、不主张大而全的用药方法。

7. 强调"治中焦如衡，非平不安"

一方面必须根据患者的虚、实、寒、热等的偏胜偏衰，以药物偏性纠正病理之偏性，使脾胃功能达到正常的平衡状态；另一方面，必须针对中焦脾胃在生理特性和功能上矛盾对立统一的特点，用药时予以兼顾而不失之偏颇。脾胃病患者的具体病情虽然有异，但是通补兼施、升降同调、润燥兼顾、寒热并用、气血同治以及动静结合等乃是应当遵循的组方原则。

8. 重视舌脉之观察

脾胃病脉象之虚实，舌苔之厚薄，对临床治疗用药，亦有重要参考价值。倘若患者临床表现多为虚象，但诊其脉滑数，在用补药中应加入清热化滞之味；倘若临床表现以实象为主，而诊其脉缓不足者，应于其方药中加入补气之味；虚人舌苔黄厚腻，此乃胃肠夹滞热与湿，应先以消导为主；体胖人舌苔白、质淡，用辛热药止痛无碍。

9. 顾及相关脏腑，不忘整体观念

《内经》云"论心痛，未有不兼五藏为病者""病在中，傍取之"，有胃痛者，

常法治疗，胃痛不减，须按兼夹症状，病因病机及相关脏腑的联系详尽分析，如有因积劳积损，忧思不遂，心脾郁结，又犯寒气，或饮食不调，胃脘隐痛连绵，经久不愈，按揉、熨火缓解，伴心悸少寐，可用归脾汤加减。似嘈非嘈，心烦懊恼，饥劳更甚，得食稍安，腰酸倦怠，形色青黄，脉缓虚弱，可用甘温养血、补肾培土、和中安胃法，选用熟地黄、枸杞、当归、杜仲、川断、肉桂等。肝阳上亢兼见眩晕、心悸、心下空悬，加生白芍、酸枣仁、珍珠母、钩藤、白蒺藜等。

10. 辨病与辨证互参，护膜和抑酸同用

胃脘痛病人中，胃、十二指肠溃疡病人约占 1/3，溃疡的形成是由于胃、十二指肠黏膜的保护因子和攻击因子的平衡失调所致，胃溃疡的发病以黏膜的保护因子作用减弱为主，而十二指肠溃疡的发病则以攻击因子的作用为主，其中高酸分泌起主要作用。护膜可加强黏膜的屏障作用，抑酸则减弱了黏膜的损伤因素，两者均能促进溃疡面的愈合，且能止血、止痛。视溃疡部位不同，护膜与抑酸应有所侧重，一般胃溃疡以护膜为主，活动期辅以抑酸；十二指肠溃疡则以抑酸为主，佐以护膜。护膜者选用凤凰衣、木蝴蝶、白芨等；抑酸者，属寒用煅乌贼骨、白芨，属热用瓦楞子、白芨等，其中白芨抑酸、护膜、止血具备，为治溃疡病之要药。

11. 药物加强辅以心理治疗

现代医学认为，紧张、焦虑、恐惧等强烈感情与不良的情绪使大脑皮层兴奋过度，可引起神经细胞衰竭，以至发生超限制性抑制，从而使皮层产生停滞性兴奋灶。而皮层中枢神经发生紊乱，尤其是自主神经（植物神经）中枢失常可引起胃肠功能障碍，使胃肠机能失调，随后可发展为胃或十二指肠溃疡病。待溃疡已经形成，则病灶又可通过体内感受器不断向大脑皮层发出不良信号，加深皮层功能的损害，造成恶性循环。如果高级中枢神经损害不严重，没有引起器质性病变，有时导致胃肠分泌与运动机能的紊乱，成为胃肠神经官能症状。在胃部主要表现为反酸、嗳气、厌食、上腹饱胀、疼痛等症状，所以在治疗用药的同时，一般都要考虑其有无情志不和的病因，适当给予心理疏导。

脾胃疾病是临床的常见病和多发病，中医对脾胃疾病的治疗历来具有独特的优势，中医学的振兴，提高疗效是关键，而疗效的提高，还有待今后进一步挖掘研究，为脾胃病的治疗开拓更广阔的空间。

脾胃病用药特点

脾胃病学经过历代医家的充实和发展，形成了自己独特的理论体系。理、法、方、药均有其自身特点，尤其在用药上形成了非常鲜明的特色。廖老在临床极其强调脾胃病的用药特点，简要整理如下：

一、药合时宜，勿伐天和

天人相应的整体观是中医学的一大特色，是几千年来支撑中医理论的支柱之一，《灵枢·岁露论》说："人与天地相参也，与日月相应也。""天"即"天地万物，自然环境"之意，"天人相应"则指的是自然界与人的关系，其中包括：自然界有统一的物质基础；人的生命有赖于自然界赋予的物质与条件才能生存；自然界的变化可以直接或间接的作用于人体，而机体则相应的产生反应，这种作用和反应包括了季节气候、昼夜晨昏、区域环境等因素对人体生理病理的影响及机体的有关应答。揭示了人的生命和天地自然环境动态的统一性。这种动态的统一性正是中医学能够保持其临床疗效的原动力。先圣仲景将《内经》中天人相应的观点直接运用到了医学临床，从其脉法、诊断，以及具体的治疗用药都有体现。金元四大家创造的独特理论，与"天人相应"的观点是密不可分的。刘完素研究五运六气，认为五运主病、六气为病之说；李东垣效法自然四时升降浮沉的规律，才深刻领悟到脾胃为精气升降之枢纽；张从正观察天地人，创三邪理论，把病因分为三类：天之六气风暑水湿燥寒；地之六气雾露雨雹水泥；人之六味酸苦甘辛咸淡。天之六气和地之六气泛指天气和气候，人之六味则统指饮食致病因子。并且指出此三类病因致病时是有部位分别的，天之六气致病时多在人体之上部；地之六气致病时多在人体之下部；人之六味致病时多在人体之中部，根据发病部位和症状不同，则分别采用汗、吐、下三种不同的治疗方法。即张氏所谓"处之者三，出之者亦三也"；朱丹溪以日月盈亏，阐述阳有余而阴不足论。正如金元名医刘河间所说："一身之气皆随四时五运六气兴衰而无相反矣。"生理如此，病理即是这种天人相应的状态被打破而出现的异常表现。所以我们在认识疾病，分析病情时要充分考虑时令气候的影响。《内经》反复强调这一观点。如《素问·至真要大论》"审查病机，无失气宜""谨候气宜，无失病机"。足证"气宜"与病机不可分割，而气宜的含义之一就是指时令、气候的影响。在治疗方面，《素问·阴阳应象大论》说："治不法天之纪，不用地之理，则灾害至矣。"并具体在《素问·六元正纪大论》提出了"用寒远寒，用凉远凉，用温远温，用热远热，食宜同法，有假者反常。反基者病，所谓时也"。并且指出"热无犯热，寒无犯寒，从者和，逆者病，不可不敬畏而远之，所谓时与六位也"的用药原则。一直成为后世医家因时制宜的准绳。《素问·太阴阳明论》曰："脾者土也，治中央，常以四时长四脏，各十八日寄治，不得独主于时也。"说明中焦脾土虽不独主于四时，但却"四时长四脏"而旺于四季。脾胃之气外应于春夏秋冬，内应于五脏六腑，故四时之变可影响脾胃，脾胃虚弱则不能顺应四时，而产生相应的病变。脾胃乃后天之本，气血生化之源，通调一身之气机，治疗脾胃疾病，更应遵经之旨，药合时宜，勿伐天和。李东垣在《脾胃论》中有专篇《随时加减用药法》详细论述，大法遵《内经》"热无犯热，寒无犯寒"之论如春宜加风药；夏宜加黄芩、黄柏；秋宜加桂枝；冬宜加干姜、草寇之类，充分考虑了时令气候的影响因素。李东垣还根据四季变化及发病不同制定了四季时方。如春季脾胃之气不足，则生长之令不行，无阳以护其营卫，不任风寒，乃生寒热。治以"甘温之剂，补其中，升其阳，甘寒以泻其火"，以春季时方补中益气汤主之；长夏季节，"因饮食失节，劳倦所伤，日渐因循，损其脾胃"，脾胃元气虚弱，暑湿之邪乘虚袭人，可出现脾胃虚弱、暑湿内蕴之证，治疗当以长夏时方清暑益气汤主之；秋季肺燥当令，平素脾胃虚弱，值秋燥当令之季，湿热稍退，当清而未清，湿热有余，郁阻脾胃，使阳气不得伸展，脾胃借时令之邪伤肺，使肺气耗损，称为"肺之脾胃虚"，其病本在脾胃，病标在肺，治以秋季时方升阳益胃汤主之；值冬季，平素脾胃虚弱，阳虚积寒，值冬季时令，足少阴肾水反来侮土，先后天皆现虚弱，出现"肾之脾胃虚"，治以"辛热散之，复其阳气"，治宜冬季时方神圣复气汤。处方用药合乎时宜，是提高中医临床疗效很重要的一个方面。《内经》提出的"毋伐化，毋违时""必先岁气，毋伐天和"，为顺时用药提供了基本原则。

二、切中病机，辨证用药

脾胃为后天之本，气血生化之源。太阴脾土与阳明胃土互为表里，脾主水谷运化，胃主受纳腐熟，脾升胃降，燥湿相济，共同完成水谷的消化、吸收与输布。凡饮食不节，饥饱失常，寒热无度，或脾胃素虚，复食生冷，脘腹受凉，均可致使脾失健运，清气不升，或胃气失和，浊气不降。脾气不升不运则生化无端，胃气不降不化则传化无由，于是壅滞而变证峰起。脾胃一脏一腑，或虚或实，二者在病理上互为因果，常可波及其他脏腑功能，变生它疾。如脾阳虚衰、中气不足所出现的证候多为虚证；寒湿困脾、湿热内蕴所导致的证候则多为实证。因脾虚不运而水湿不化，水津敷布失常，水湿停聚，为肿、为饮、为痰又为因虚致实。因土壅木郁，或肝气郁滞，乘侮脾胃，致脾胃不健，脘腹胀满、胃脘痛，病久伤其中气，又为因实致虚。除此之外，肝、肾两脏与脾胃关系密切，在病理上相互影响，如肝主疏泄，脾主运化，肝随脾升，胆随胃降，肝之疏泄功能失于调达，即可影响脾的运化功能；胆胃功能失和，则胃气上逆，胆气郁滞；肾阳不足，失于温化，则脾阳虚衰，不能运化等等。广义的脾胃病还包括大肠、肝、胆、胰腺诸病。所以脾胃病的病机具体分析，错综复杂。想要提高临床疗效，就必须要切中病机，辨证用药。在临床为了避繁就简，抓住病机核心而能药证相合，总结笔者在临床的辨证用药规律，浅述如下：

（一）病位辨证用药

病位，即疾病发生的部位或场所，是正邪相争或机体损伤的具体位置。病位既包括了脏腑、组织等疾病的具体部位，又包括太阳、少阳等抽象的功能单位。明确病位后再恰当的选择药物，常能增强方药的作用疗效，起到事半功倍的效果。这是因为不同的药物有不同的专长，对不同的疾病，身体的部位、脏腑有其特殊的亲和治疗作用。早在《素问·宣明五气篇》中就有云："五味所入，酸入肝，辛入肺，苦入心，咸入肾，甘入脾，是谓五入。"而且《素问·藏气法时论》中对这五类药物的功效作了说明："此五者，各有所利，或散、或收、或缓、或急、或坚、或软，四时五脏……病随五味所宜也。"揭示了药物性味与不同脏腑之间的关系。后世医家徐大椿更是有《药性专长论》，对药物和病位之间的关系作了说明："药之治病，有可解者，有不可解者。如性热能治寒，性燥能治湿。芳香则通气，滋润则生津……桂枝则散太阳之邪，柴胡则散少阳之邪……麦冬则滋肺之阴，生地则滋肾之阴……雄黄则解蛇虫之毒，甘草则解饮食之毒……鳖甲之消痞块，使君子之杀蛔虫，赤小豆之消肤肿……此乃药性之专长……常用药之中，亦各有专长之功。"借鉴数千年药物使用的宝贵经验，易水学派张洁古依据《内经》理论，对药物的引经进行了深入探讨，创立了"归经"理论，他认为取各药性之长，使之各归其经，则力专效宏，同时明确指出了各经的引经药，如手足太阳经病的引经药为羌活、藁本；手足少阳经病的引经药为柴胡等。这一引经的原理，如尤在泾在他的《医学读书》中说："兵无向导则不达贼境，药无引使则不通病所。"充分说明了辨明病位之后，再选取效宏力专的药物治疗疾病，才能最大限度地发挥药物的治疗作用。脾胃系统病位的划分按脏腑定位则有在脾在胃，在肝在胆，在大小肠在胰脏之分；按六经辨证则有阳明，有太阴，有少阳，有厥阴；按部位划分则有偏上、在下之分。在用药上也存在差异，例如在祛除湿热病邪时，在脾时需要茯苓、薏苡仁、白术、苍术之属；在胃时需要黄连、白茅根、石膏、蒲公英之属；在肝胆则需茵陈、通草、夏枯草、金钱草之属；在小肠则瞿麦、竹叶、川木通、冬葵子之属；在大肠则需槟榔、大黄、白头翁、秦皮之属等等。六经辨证用药在《伤寒论》中张仲景已垂法千古：阳明如白虎、承气汤之类，太阴四逆、人参汤之类；少阳大小柴胡、黄芩汤之类；厥阴乌梅丸、当归四逆汤之类等等。按部位辨证用药更可遵经："在上者，因而越之，在下者，引而竭之。"用药思路更广，不再赘述。

（二）病性辨证用药

病性是指病理变化的本质属性，是导致疾病当前证候的本质原因，也可称为病因。病性辨证是指在中医理论指导下，对病人表现的各种症状、体征进行分析、综合，辨别病性的辨证方法，是对疾病当前病理本质的辨识，可直接指导立法、处方和治疗。也是脏腑等其他辨证的基础。病性包括六淫、气血、津液、阴阳、七情等证候。

1. 六淫之邪侵犯，辨证用药

六淫之邪侵犯人体，是人发生疾病的一个很重要的方面。脾胃病罹患六淫之邪又有其自身特点，这与中焦脾胃的特点是密不可分的。脾为太阴湿土，胃为阳明燥土，太阴湿土易感召湿邪，阳明燥土易化热化燥；太阴又是至阴之脏，易为寒邪所侵。所以中焦所患六淫邪气多为寒邪、湿邪、热邪、燥邪，或湿热胶着，或寒湿相合，或燥热燔灼。治疗时遣方用药则各有不同，若是寒邪则寒者温之，用温热之品如干姜、高良姜、小茴香、乌药等；湿邪则燥之、化之、渗之，但湿邪多与它邪相合为患，湿热则清化，寒湿则温化，清化如薏苡仁、黄连、滑石、茵陈之类；温化如白术、苍术、茯苓、桂枝、干姜之类；胃热则石膏、黄连、栀子、连翘之类；燥热则桑叶、玉竹、芦根、沙参之类。

2. 气血辨证用药

气血辨证用药在治疗许多疑难脾胃疾患时是一种非常重要的辨证方法。中焦乃气机斡旋的枢纽，是气血生化之源，阳明胃经还是多气多血之经，气和血本身失调以及它们之间的关系失调就会引起临床各种症状，用药也就因证而异。如脾胃气虚出现少气懒言，气短声低，精神疲惫，体倦乏力，头晕、自汗、动则诸证加剧则黄芪、党参、炙甘草等补气；气滞出现胸胁、脘腹等处胀闷疼痛，以窜痛、胀痛、攻痛为主，时轻时重，部位不定，按之无形，胀痛随嗳气、肠鸣、矢气而减，或随情绪变化增减则用柴胡、枳壳、青皮、木香等理气；气陷出现头晕眼花，气短疲乏，脘腹坠胀，大便溏稀，形体消瘦，内脏下垂，脱肛，则用升麻、柴胡、桔梗等升提；气逆出现呃逆，嗳气，恶心，呕血；头痛、眩晕则用半夏、代赭石、旋覆花、枇杷叶等降气；再如血瘀出现胃脘刺痛拒按、疼痛固定、夜间痛甚、肌肤甲错、腹部青筋显露、皮肤丝状红缕、舌下脉络曲张，则用莪术、丹参、蒲黄、五灵脂等活血化瘀；血寒出现畏寒，手足或少腹冷痛拘急，得温痛减，肤色紫暗发凉，或为痛经、经色紫暗，唇舌青紫，苔白滑，则用当归、细辛、桂枝、白芍等温通血脉；血热出现身热口渴，面赤，或见吐血、便血等各种出血，色深红，舌绛，脉数疾，则用黄连、黄芩、白茅根、藕节炭，或用槐花、地榆炭、紫花地丁、赤芍以凉血。甚至出现气血两病，如气滞血瘀、气虚血瘀、气血两虚、气不摄血、气随血脱证等等症候，不一而足，临证随证选药，恰当组方，才能提高临床疗效。

3. 津液辨证用药

津液辨证是指分析、判断疾病中有无津液亏虚或运化障碍的辨证方法。在脾胃疾患中津液亏虚主要是指胃阴亏虚，症状多见有胃脘烧灼嘈杂，易饥而不欲食，胃脘隐隐灼痛，咽干口燥，大便干结，手足心热。舌红或有裂纹，苔少，脉细弦等，可用沙参、麦冬、玉竹、花粉、桑叶、石斛等清补胃阴。而津液运化障碍所导致的脾胃病却较多，如《金匮要略》中提到的痰饮："其人素盛今瘦，水走肠间，沥沥有声，谓之痰饮。"再如脾之运化功能失职而出现鼓胀、痞满、泄泻、痢疾等等。在临床用药就要明辨运化功能障碍后津液的盛衰，要注意祛邪还要不伤正，赵羽皇在《古今名医方论》中有一段论述，给我们在处理津液运化障碍疾病时提供了一个思路，他说，"人身之水有二：'一为真水，一为客水'，真水者，即天一之所生；客水者，即食饮之所溢。故真水惟欲其升，客水惟欲其降"。所以在治疗运化障碍后出现的津液输布失常疾病时，在祛邪的同时应不忘回复脾胃的运化功能，使客水去而真水不伤。祛邪用泽泻、猪苓、车前子、通草，运化脾胃则用白术、半夏、茯苓、陈皮之类。使得客水去而津液复归正化，疾病得愈。

4. 阴阳辨证用药

阴阳辨证是八纲辨证的总纲，在疾病辨识过程中起着化繁就简、提纲挈领的作用，在脾胃系统疾病的治疗上，除了要辨阳虚、阴虚、阳亢、阴胜之外，还要注意存在阳郁、阴阳不和的情况。单纯的阴阳盛衰辨识较为容易，用药也简单，只要药性熟悉，能分清寒热，即不会出现原则性的错误。阳郁或阴阳不和的情况在中焦疾病中比较常见，比如阳郁出现手足不温，或腹痛，或泄利下重，脉弦。在《伤寒论》："少阴病，四逆，其人或咳，或悸，或小便不利，或腹中痛，或泄利下重者，四逆散主之。"药如柴胡、白芍、枳壳，后世发挥有柴胡疏肝散之类皆可。阴阳不和则出现胃脘痛而纳食稍安，饥饿时疼痛明显，得食后稍减，叶天士在《临证指南医案》说"痛而纳食稍安，病在脾络，因饥饿而得，当养中焦之营，甘以缓之，是其治法，归建中汤"。此类患者多为中焦虚寒，营阴不足，阴阳不和。以黄芪建中汤加减，药如黄芪、桂枝、白芍、当归等；甚则出现上热下寒的阴阳不调之候，此时可寒热并进，调和阴阳，半夏泻心汤是治疗此类证候的代表方。

（三）病势辨证用药

病势即疾病发展和演化的趋势或趋向。分而言之则有疾病发展的缓急之势、疾病的演变之势、病证动态之势。在治疗疾病过程中指明患者的病势是非常必要的，惟有如此，遣方用药才不致盲目。吴鞠通在《温病条辨》中曰："医者全在善测病情，宜多宜少，胸有确见，然后依经训约之，庶无过差也。"

疾病发展的缓急与病邪的强弱及正气的盛衰有关，邪盛而正气不足，则疾病发展凶猛，正气充足而邪气轻微则疾病发展缓慢，而要判断正邪的盛衰、病邪的传变发展、进退转归常常依据脉象、症状的变化，临床要根据邪正的关系选择用药，或审时度势超前截断，或防微杜渐预护其虚。如白虎汤证，脉洪大有力为其显症，若津气欲脱，初露端倪，脉现浮大而芤者，则方中加太子参预护其虚，以防津气外脱；若津气外脱，病势已急，脉散大者，则应合参脉散用之。再如阳明腑实证治法有急下存津与滋阴生津二法，区别用之，如何定夺？吴鞠通指出：

"脉沉实，正气未至溃败者，急下存津势在必然。脉虚大、邪热少而正气已损者，甘润救阴，刻不容缓。"

疾病的演变与病程、所患病邪以及患者的体质等关系密切。患病久治不愈，则必然损伤正气而邪陷更深，叶天士提出"久病入络"和"久痛入络"之说即是此理。如治疗胃脘痛，叶氏说："胃痛久而屡发，必有凝痰聚瘀。"治疗时要在辨证的基础上给予化瘀通络之品，丹参饮、失笑散可辨证选用。叶天士的卫、气、营、血辨证就是揭示了疾病一般的演变规律，临证之时，务必辨明患者目前病势是在气分，还是已经入络到达血分，用药要丝丝入扣，临证不可盲目，在气者，用血分之药，是药过病机，属超前治疗，徒伤正气；而在血分之病，只用气分之药，则药不及病，事倍功半。用药遵叶天士所言："在经者，辛香行气，入络者，辛柔化瘀。"辛香之品如香附子、陈皮、檀香、砂仁之类，辛柔化瘀则多用辛香理气之品，配以白芍、丹参、桃仁等柔润之品化血分之瘀。临床用药还要处理好气血之间的关系，时时不忘"气为血帅，血为气母"。

把握病证的动态变化是临床遣方用药的关键所在，一方面要根据疾病本身的传变发展规律来判断；另一方面要根据患者服药后舌脉及症状的变化来判断。例如在临床治疗许多热病需用辛凉之法除治，但又有轻剂、平剂、重剂的区别。这就需要把握病证的动态变化而选择用药。症状如但热不恶寒，或微恶寒，午后热甚，头痛，自汗而渴，咳嗽，脉动数或寸脉独大则用平剂银翘散；如果患者所见症候与上证比较，患者出现身不甚热而咳嗽明显，其病势较银翘散证轻浅者，则用辛凉轻剂桑菊饮，从该方药物组成来看，其清热透表之力稍逊于银翘散，故适用于外感风温病势较轻者；若出现脉浮洪，苔黄，渴甚，大汗出，面赤恶热者，其热势又胜银翘散证一筹，所以，虽然仍以辛凉一法为治，但必须用辛凉重剂白虎汤为治，方药寒凉之性远胜于银翘散。其病势有轻重之殊，故治法亦有轻重之别。中焦脾胃疾病的调治，要把握病证的动态变化，常常依据服药后舌脉、症状的变化，以脉症的前后变化判断疾病的趋势。这种以舌脉变化判断病势、指导用药的方法，在临床易于理解和掌握。根据药后变化来判断病势，指导下一步治疗的方法古已有之。如《伤寒论》第 209 条谓："若不大便六七日，恐有燥屎，欲知之法，少与小承气汤，汤入腹中，转矢气者，此有燥屎也，乃可攻之，若不转矢气者，此但初头硬，后必溏，不可攻之。"很多患者来诊，病机甚是复杂，往往寒热并见，虚实错杂，要辨出病机的主要矛盾，有时候并不容易，这就需要权衡用药，根据经验予以试投用药，若是切中病机，舌脉及症状必然向好的方向转归；若是不效或症状加重则需调整用药。

切中病机、辨证用药是中医治疗疾病的最根本特征，在脾胃病的治疗中，要根据患者个体的差异、所患疾病的特征，综合不同的辨证用药方法，才能不断提高临床疗效。

三、升降相因，调畅气机

清代御医黄元御阐述脾胃升降的重要性，甚是精当："人之中气，左右回旋，脾主升清，胃主降浊，在下之气不可一刻而不升，在上之气不可一刻而不降。一刻不升则清气下陷，一刻不降则浊气上逆。"升降是脏腑机能活动的基本形式，脾胃居于中焦，是升清降浊之枢纽，是气机调畅之根本。李东垣在其《脾胃论·天地阴阳生杀之理在升降浮沉之间论》里精当地论述了脾胃在升降运动中的作用："饮食入胃，化生元气""饮食入胃，而精气先输脾归肺……以滋养周身，乃清气为天者也，升已而下输膀胱……为传化糟粕转味而出，乃浊阴为地者也。"这里既指出水谷消化转运主要靠元气的升提，也指出了消化后糟粕水液推出主要靠元气的沉降。脾胃元气的升是主要的，即所谓："胃气升则寿，胃气降则夭。"故而全身气血的周荣，脏腑气机的升降，皆取决于脾胃的升降。因此在治疗诸多脾胃疾病的时候，用药时时不忘升降之品的相使而用，调畅气机，对提高疗效及疾病的转归有重要意义。升降之法在临证之时又有以降举升、以升制降、升降兼施之不同。

（一）胃气以降为和

张锡纯说："胃气以息息下降为顺""胃气不下行而转上逆……饮食入胃不能传送下行，上则为胀满，下则为便结。"推其致病之由，或因饮食失节，损伤胃气；或因情志失摄，肝胆气逆上干；或因肾虚不纳，阴邪上冲。对此种种气机上冲之证，视患者证候之不同，或竹茹、半夏、枳实；或杏仁、栝楼、苏子；或厚朴、枳壳、槟榔；或旋覆花、代赭石、枇杷叶等。张氏认为赭石能"镇胃气之上逆，制肝木之横逆，更能引浮越之相火下行，且能开胸膈，止呕吐，通燥结"。在临床辨证用之，取效甚捷。如若上逆之气机不可折降，则用通腑之品，如大黄、芒硝，腑气一通，上逆之气则可平降。平肝潜阳、补肾纳气、平冲降逆都属降法范围，药如草决明、石决明、代赭石、桑叶、灵磁石、补骨脂、桂枝等等，当然这又属法外之法。

（二）脾气以升为健

中气不足，气虚下陷者，李东垣补中益气汤乃中病之良方，常用黄芪、白术、升麻、柴胡等药，后世张锡纯效仿东垣创制升陷汤诸方，亦是升提下降之气机的良方，方中重用黄芪为主，既善补气，又善升气，白术健脾补气为之助。少佐以柴胡，升麻升举下陷之清阳，桔梗为药中舟楫，载诸药之力上行。诸药合用，寓升于补之中，可使脾胃健运，气虚得补，气陷得举，清阳可升。另外张氏还创有醒脾升陷汤，对脾气虚极下陷，枢机不旺，津液不得上达而下输之小便不禁效果甚宏。此方用黄芪、白术、甘草升补脾气，黄芪同桑寄生、续断升补肝气，人之胸中大气旺，自能吸摄全身气化，不使下陷，津液即能上达下输，归于正化。黄芪、白术、柴胡、升麻、桔梗是升提气机的要品，在临床辨证使用，效果理想。

东垣的《脾胃论》，还可以发现其善用风药，细读体会，临证运用发现诸多风药均有升提之能，如防风、羌活、独活、葛根、藁本等。其升提之能不一而足，以一己之管见，大略有如下几种：

1. 升发清阳，以泻阴火

东垣在《脾胃论卷上·脾胃胜衰论》中明确指出"泻阴火以诸风药，升阳气以滋肝胆之用，是令阳气生，出于阴分……阳本根于阴，惟泻阴中之火，味薄风药，升发以伸阳气，则阴气不病，阳气生矣"。

2. 升阳除湿，止泻治痢

李氏认为"寒湿之邪，从外入里，用淡渗之剂以除之，病虽即已，是降之又降，是复益其阴，而重竭其阳气，必用升阳风药即瘥"（《脾胃论卷下·调理脾胃治验·治法用药若不明升降浮沉差互反损论》）。临证遇到寒湿为患的泻痢，宗东垣之法用风药胜湿而升阳，效如桴鼓。

3. 升发清阳，以降浊阴

东垣在治疗大便闭塞，或里急后重，数至圊而不能便，告诫"慎勿利之，利之则必病重，反郁结而不通也。以升阳除湿防风汤举其阳，则阴气自降矣"（《脾胃论卷中·肠澼下血论》）。明代《奇效良方》中的润肠丸即是效仿东垣而制，用桃仁、当归、麻子仁和血润燥，大黄泻下通闭，羌活疏风升清，使清升浊降，则大便自通。

4. 升阳散火，以治火郁

李东垣根据《内径》"火郁发之"之旨提出"胃虚过食冷物，抑遏阳气于脾土，火郁则发之"（《脾胃论卷下·调理脾胃治验·治法用药若不明升降浮沉差互反损论》）。创制升阳散火汤，方中用人参、甘草补益脾胃元气，配伍防风、升麻、葛根、独活、羌活、柴胡等升散风药，以升发清阳而散郁火。火热重者，则配清热泻火之品，如补脾胃、泻阴火、升阳汤即是此例。临床上对不明原因的低热、纳食不馨、胃脘若无所苦却紧闷不舒的疑难杂症，东垣此法往往能达到令人惊喜的效果。东垣运用升散风药的意义是相当广泛的，除上述在脾胃病中的运用之外，还常用以治疗表证、风湿痹痛、头痛等九窍不利、消渴、痈疮肿毒、妇人经带异常、痔漏等等，此处不再一一赘述。由于对风药的运用是李东垣在其著作中的一大特色，是脾胃学说中用药的一大特点，临证辨证运用，效果肯定。

（三）升降逆乱

脾胃枢机不利，升降逆乱，清气不升，浊阴不降，以致胃脘闷痛、呕吐、泄泻等，遇此则必须升降并用，恢复脾升胃降的生理。代表方如半夏泻心汤之属，方中以辛苦的半夏为主，味辛而化痰散结，苦可降逆止呕，辅以干姜辛温祛寒，黄连苦寒泄热；佐以党参、大枣、甘温补益中焦；使以甘草补脾胃助健运而调诸药。诸药相配，寒热并用，辛苦并进，补泻同施，共成辛开苦降，调和寒热，以复中焦升降之职。临证之时还要慎辨气机的偏升偏降，寒热的胜负，虚实的盈亏，谨守病机以加减运用，方能起到应有的效果。如热胜则加大黄芩、黄连的用量而减少干姜剂量，相反的寒胜而热少则要重用干姜，黄芩、黄连少用或慎用；若实邪为患，则党参之属不利驱邪，应减量等等，全凭患者病机而定。人之一身，气机的升降出入全凭脏腑的生理功能而完成，人体之中除脾胃调节气机之升降，还有肝脏和肺脏配合调节，古人称此两脏的调节功能为"龙虎回环"。黄坤载在他的《四圣心源卷四·气积》中云："气盛于肺胃而虚于肝脾，故肺气可泻而肝气不可泻。气积胸膈右肋，宜泻肺胃以降之，气积脐腹左胁，宜补肝脾以升之，此化积调气之法也。"还有如肺气之升与大肠金气之降等等，各脏各腑在特定的病理条件下，都应注意调节其相对的升降功能。《素问·六微旨大论》曰："出入废则神机化灭，升降息则气立孤危。故非出入，则无以生长壮老已；非升降，则无以生长化收藏。"治疗疾病应时刻注意调节气机的升降，尤其在治疗中焦脾胃时更应如此，顺应脾胃的生理特点，临证之时才能取得满意的效果。在临床上往往会遇到气机乘乱、病机复杂的病症，此时就不应局限在一脏一腑上，而应注重全身气机的条畅，或降肺以助降胃，如在临床治疗顽固性的呃逆、呕吐，在降胃气的同时佐以降肺之属杏仁、枇杷叶、桑叶等等，效果显著；或条畅肝气以助脾升，辨证为肝郁脾虚之候，都可采用肝脾同调之法，当归、白芍、柴胡、薄荷等辨证而用，每每可取到满意效果。《伤寒瘟疫条辨》中有一个升降散（蝉衣、僵蚕、片姜黄、大黄），其曰："僵蚕、蝉蜕，升阳中之清阳；姜黄、大黄，降阴中之浊阴，一升一降，内外通和。"赵绍琴老先生曾用其治疗浅表性胃炎等多种疾病，效果很好，作为一种升降用药思路，述及于此，供同道参考。

四、调理致衡，用药兼顾

清代医家吴鞠通提出的"治中焦如衡"是对脾胃病诊治原则的概括和总结，脾胃居于中焦，是升降的枢纽，升则上输于心肺，降则下归于肝肾。《内经·经脉别论篇》说："饮入于胃，游溢经气，上输于脾，脾气散精，上归于肺，通调水道，下输膀胱，水精四布，五经并行。"《素问·玉机真脏论篇》说："脾为孤脏，中央土，以灌四旁。"张仲景以"阳明居中属土，万物所归"立论，这些经典理论说明，脾胃是位于中焦的枢纽之官，它的平衡是其他脏腑功能平衡的基础，具有重要的临床指导意义，临证当以"治中焦如衡"作为治疗脾胃病的主要指导思想，在临床有非常深刻的意义。"治中焦如衡，非平不安"，其本意是指外感病湿热证候的病因为湿热，病位在中焦脾胃，故治疗时应针对湿热轻重的不同及脏腑功能的偏盛偏衰，应用药物之药性、归经及功能纠正其偏胜偏衰，使中焦脾胃功能达到相对"平衡"状态。当然现在"治中焦如衡，非平不安"的治则已不局限于湿热温病，而是运用到诸多脾胃病辨治之中，成为了使中焦脾胃功能恢复正常，阴阳复归平衡的重要思想之一。常用的调理致衡法有刚柔相济、虚实兼顾、寒温得宜、补泻得法。

（一）刚柔相济

李东垣创立脾胃学说以来，大多以补益脾阳为主，他主张脾胃合治，详于治脾而略于治胃。后世受其影响，往往以治脾统治中焦疾病，用药以刚燥温补为主。至清代叶天士提出，"脾喜刚燥，胃喜柔润"，强调脾胃分治，重视滋养胃阴，在用药模式上以清养、滋养为主，叶桂根据胃的生理特性还指出"胃为阳土，非阴柔不肯协和"，用药也多以柔润清养为主。胃阴学说是脾胃学说的重要组成部分，它始于内经，倡于仲景，至叶天士则正式提出脾胃分治，将胃阴学说加以完善。他在《临证指南医案》中明确指出："太阴湿土，得阳始运；阳明燥土，得阴自安。"这些观点说明了脾胃的不同生理特点和治疗原则，因此脾胃当分开论治，用药应区别而施。但脾胃本为一家，同居中州，俱禀土德，岂可划界而治？临证二者不可偏废，既要重视脾气，也应重视滋养胃阴。根据脏腑的生理功能灵活运用，正如叶天士所说："脏宜藏，腑宜通，脏腑之体用有殊也。纳食主胃，运化主脾，脾宜升则健，胃宜降则和……仲景急下存津，其治在胃，东垣大升阳气，其治在脾。"一语道出脾胃的区别及内在联系。胃属阳土，脾属阴土，这是它们属性有别；脾宜升则健，胃宜降则和，这是它们生理功能的不同。由此决定二者在用药及治法上存在差异，先圣仲景急下存津以护胃之津液，李东垣升运脾阳以健运脾气。脾阳不足，胃有寒湿，固然宜温燥升运，当遵东垣。脾阳不亏，胃有燥火，则应用滋养胃阴，以叶氏为贵。但是临床辨证不能拘泥于"虚则太阴，实则阴明"之说。胃乏津液，脾将何以健运，若是脾有余湿，胃又何能独燥。何况脾阳本于胃阳，胃阴统之脾阴，脾胃二者难以分割。调治脾胃疾病，往往需要脾胃同调，用药则刚柔相济，以达到运脾安胃之目的。

1. 益气不忘养阴

脾气虚弱，机体劳损，需大补中气以健脾化运，凡补气之药大多偏于温燥，往往耗伤津液而使机体更损，再者津液亏虚，气无所托，徒补其气而效果不佳，此时在补气药中稍佐补阴、敛阴或养阴之品，如当归、麦冬、五味子等等，往往会收到意想不到的效果。李东垣在组方补中益气汤时就在方中配有当归，使得补气而不耗损津液，而且得气血互生之妙，正如张景岳所言："善补阳者，必于阴中求阳，则阳得阴助而生化无穷。"

2. 养阴不忘理气

胃阴亏虚，阳明化燥化火，此时应滋养胃阴，润燥清火，但是滋阴之品往往滋腻而碍脾伤胃，纯用此等阴柔滋腻之药，不但起不到益阴的作用，相反会导致脾胃呆滞，失于运化，所以在要用滋养胃阴的药物，往往要配以理气健脾之品，如陈皮、木香、砂仁等等，这样才能发挥养阴药物应有的功效。《温病条辨》中的沙参麦门冬汤就有这种特点，在沙参、麦冬、玉竹等滋阴之品中，配以芳香性温的白扁豆而达到滋阴而不碍脾。

3. 燥湿不忘护阴

太阴湿土，易召湿邪。诸多中焦疾病为湿邪所患，若祛湿邪，必用燥湿之品，寒湿苦温燥之，湿热苦寒泻之，此等药物用久或用之不慎必会伤阴。临证之时若是湿邪郁久化热，舌质鲜红，苔白腻或黄腻，应佐入适量护阴之品，如白芍、天花粉之类，使得湿祛而不伤阴，脾运胃安。

（二）虚实兼顾

"实则阳明，虚则太阴"，脾胃病有虚证也有实证，还有虚实夹杂证，但在一定条件下，胃实可以向脾虚转化，而脾虚也可以向胃实转化，实则泻之，虚则补之，虚实夹杂兼顾而治之，但应注意治脾兼顾胃，疗胃不伤脾。对于实多虚少，治实为主，兼顾其虚；虚多实少，治虚为主，兼顾其实。例如，李东垣所用枳实导滞丸、枳术丸、木香枳术丸、三黄枳术丸等，或重于补虚，或重于泻实，或攻补兼施。结合临床，脾虚夹有湿热、痰浊等病理因素是临床常见的情况，治疗时如果单从健脾着手，恐有腹胀、中满之虞，如单用苦寒通泄，又恐脾气受损，此时治疗宜虚实兼顾；往往用枳实消痞丸虚实兼顾，临证化裁，效果肯定。

（三）寒温得宜

脾胃对寒热的喜恶不同，在临床中调摄应注意平衡。《灵枢·师传》中，黄帝问曰："胃欲寒饮，肠欲热饮，两者相逆，便之奈何……"曰："便此者，饮食衣服，亦欲适寒温，寒无凄怆，暑无出汗，饮食者，热无灼灼，寒无沧沧，寒温中适，故气将持，乃不致邪僻也。""寒热中适，其气将持"当为可行之法。

就脾胃病治疗中药物的使用而言，苦寒药物可以克伐脾胃之气，温燥多容易升散助火。因而治脾亦不宜大温大热，若热之太过，势必损伤胃中津液而使阴液亏损，治胃亦不宜太凉太寒，如寒之太过，势必损及脾胃阳气而致中焦纳运失职。此外，应用苦寒辛热的时间也不宜太长，此即《素问·至真要大论》在药物性味论述中所讲到的"久而增气，物化之常也。气增而久，夭之由也"，必要时可以苦寒与辛温相配。在临床中，对于阳明实热的病证，可用清泻实热的药物，注意苦寒药物的选择和剂量，中病即止；反之，对于太阴虚寒的病证，亦是如此。对于脾胃寒热错杂情况，可寒热配伍，以达到寒温中适，如仲景之半夏泻心汤、连理汤、黄土汤之用法。临床治疗脾胃病，使用山栀、黄连、黄芩、附子、肉桂等大寒大热药物当谨慎，通常用量不宜大，可与辛温之吴茱萸、半夏等配伍。

（四）补泻得法

《素问·五脏别论篇》曰："水谷入口则胃实而肠虚，食下则肠实而胃虚，故曰实而不满，满而不实也。"胃肠是传化物而不藏的传化之官，临证可见虚证、实证、虚实夹杂证，治疗之时补益太过易阻碍气机，清泻太过又容易伤及中气。所以即使治疗脾胃虚弱、气血双亏、阴阳两需时也应佐以行气消导之品，如归脾丸中的木香、一贯煎中的川楝子、补中益气丸中的陈皮等等。治疗中焦实证需用泻法，但应不忘顾护胃气，适量佐以健脾和胃之品，如此补泻得法，方为万全之策。

五、补益中焦，甘药相求

《素问·至真要大论》曰："夫五味入口，各归所喜。故……甘先入脾。"可见，五味进入人体，各归其所喜之脏，故甘味之药，对于脾胃具有特殊的亲和作用。由此可知脏腑对药物有选择作用。故甘味之药的补养、缓和作用，一入脾经，即有补脾养胃之效。脾胃不足之证，根据"虚则补之"之则，常可以甘味之药调补。甘味之药，有甘温、甘寒之不同，配伍之后更有辛甘化阳、酸甘化阴、甘缓和营之异。临床应用各有不同，详述于下：

（一）甘温补气

适用于脾胃气虚之证，临床以四肢倦怠，脘腹胀满，食后纳呆，大便溏泻，少气懒言，面色萎黄，身体消瘦，或脘腹重坠，便意频数，或久泻脱肛，或子宫下垂，或长期低热为多见。临床以甘温之味，补脾胃之不足。常用药如炙黄芪、人参、党参、白术、山药、茯苓、甘草等。常用方如补中益气汤、四君子汤、六君子汤等。脾胃乃后天之本，气血生化之源，为五脏之本，故益气亦可生血，益气亦可生精，益气亦可固脱，益气扶正，亦可去邪。甘温益气之法，化裁活用，用药中的，是治疗慢性疾病的王道之法。

（二）甘寒养阴

用于胃阴不足之证，常见症状为口干舌燥，胃脘嘈杂，不思饮食，口渴心烦，大便干结，口舌溃裂，干呕呃逆，胃中灼热而痛，皮肤干燥，肌肉消瘦或干瘪无力，舌质红，苔少，或舌心无苔或绛舌，脉细数或弦数，亦可见消渴、噎隔、出血等证。治宜效仿叶天士甘寒（甘凉）滋润之法。常用药如沙参、麦冬、石斛、花粉、生地、玉竹、扁豆、苡仁、山药、茯苓、莲肉等，常用方如益胃汤、沙参麦冬汤、麦门冬汤等。

（三）辛甘化阳

适用于脾阳虚之证，本证常由脾胃气虚发展而来，也可因饮食失调、过食生冷或寒凉药物伤害脾阳所致，因阳虚而生寒，故又称脾胃虚寒证。症见脘腹冷痛而喜温喜按，纳食减少而腹胀怕冷，口淡不渴，四肢不温，大便稀溏，或兼有肢体浮肿，小便不利，或白带清稀而多，舌质淡嫩，苔白滑，脉沉细或迟弱。治宜温运中阳，常用药如桂枝、干姜、甘草、大枣、附子等，方如黄芪建中汤、小建中汤、理中汤等。

（四）酸甘化阴

适用于脾胃阴虚的疼痛证，从五味所入而言，"酸入肝……但是，酸味药与甘味药合用，又具有酸甘化阴、缓急止痛的作用，用于脾胃病，可以养阴益胃，酸味药有促进胃酸分泌、帮助消化的作用。所以，酸甘合化成阴，常用于中焦营阴虚弱的胃痛，常用药有白芍、乌梅、木瓜、甘草、饴糖、大枣等，临床常以仲景的芍药甘草汤为基础方。

（五）甘缓和营

适用于中焦营阴失和、阴阳两虚之证，本证常由于病久不愈，阴阳失和而导致中焦阳气不足而阴无以化，营阴不足而阳无以运。症见脘腹疼痛隐隐，痛有规律，或夜半而痛，或空腹饥饿而痛，时常畏冷，舌质淡嫩，苔白或白腻，脉细或濡弱。此法实际是辛甘化阳和酸甘化阴的合法以图阴阳并补，调理脾胃，缓急止痛。叶天士治疗此类病人，用甘缓之法，建中汤类调治，临床运用，实有良效。《临证指南医案》说"痛而纳食稍安，病在脾络，因饥饿而得，当养中焦之营，甘以缓之，是其治法，归建中汤"。在临床上对于脾胃虚寒性的胃溃疡及十二指肠球部溃疡运用此法效果肯定，常用黄芪、桂枝、炙甘草、当归、白芍、高良姜、香附子，临证化裁，屡试不爽。

当然，从甘味药的配伍特点看，还可以甘热相配来治疗许多脾胃病，只是此法已不属于补法。先圣仲景在《金匮要略》中甘热相配以缓寒盛里急。方如大建中汤，人参、胶饴建中缓急，配辛热之川椒、干姜以散里寒；又如用大乌头煎治寒盛腹痛、乌头赤石脂丸治阴寒胸痛、乌头汤治阴寒脚气疼痛，均配以白蜜而甘热驱寒法，不做详谈。

《素问·宣明五气篇》中有云："五味所入：酸入肝，辛入肺，苦入心，咸入肾，甘入脾，是谓五入"。"此五者，各有所利，或散、或收、或缓、或急、或坚、或软，四时五脏……病随五味所宜也。"（《素问·藏气法时论》）由此可见，《内经》强调药味必须与脏腑特性相结合而发挥补泻作用，药物入体后根据五脏的苦欲而有一定归向。如《素问·藏气法时论》云："肝欲散，急食辛以散之，用辛补之，酸泻之……心欲软，急食咸以软之，用咸补之，甘泻之……脾欲缓，急食甘以缓之，用苦泻之，甘补之……肺欲收，急食酸以收之，用酸补之，辛泻之……肾欲坚，急食苦以坚之，用苦补之，咸泻之。"脾居中宫，五行属土，五味甘合，中焦虚损，根据临床具体症候，选择与甘味药不同的配伍，才能提高临床疗效。

六、祛除实邪，药苦功著

脾乃太阴湿土，胃为阳明燥土。脾喜燥而恶湿，但易感召湿邪为其所困而为祸不轻；胃喜润而恶燥、但禀阳明之气伤津耗液而变证蜂起；甚则二者各禀其气而形成湿热胶着，寒热错杂之复杂症候。但中州属土，由脾所统，易为湿邪所祸，为害不轻。正如叶天士所说："在阳旺之躯，胃湿恒多，在阴盛之体，脾湿亦不少。"但宗经之旨，脾胃实证，当用苦味之药以泻之、下之为法。如《素问·藏气法时论》曰："脾主长夏，足太阴阳明主治。其日戊己。脾苦湿，急食苦以燥之。"说明脾若为湿邪所困，运用苦味药可燥湿运脾。又如《素问·至真要大论》曰："太阳之胜……以苦泻之，阳明之胜……以苦泻之""太阳之复以苦泻之、燥之、泄之""阳明之复，以苦泄之，以苦下之。"说明阳明过旺，燥气伤津耗液而成阳明里实证，苦味药又可泻之。苦味药要发挥这些作用，在临床可效仿古人灵活配伍，确实功效显著。仲景先圣承气法乃苦寒泻下之楷模，泻心法是辛开苦降的楷模；后世温病学派又创苦温燥湿法，轻苦微辛开郁法。当然苦味药又可直折其热而有泻火之能。略作述要，记录于此。

（一）辛苦开郁

辛苦开郁之法在温病学中运用非常广泛，叶天士在《温热论》中有论述："人之体，脘在腹上，其地位处于中，按之痛，或自痛，或痞胀，当用苦泄，以其入腹近也。必验之于舌，或黄或浊，可与小陷胸汤或泻心汤，随证治之；或白不燥，或黄白相兼，或灰白不渴，甚不可乱投苦泄。其中有外邪未解，里先结者，或邪郁未伸，或素属中冷者，虽有脘中痞闷，宜从开泄，宣通气滞，以达归于肺，如近俗之杏、蔻、橘、桔等，是轻苦微辛，具流动之品可耳。"在临床或以杏仁、桔梗开肺气以通调水道，使肺气宣则气机通利，或以陈皮、蔻仁流通中焦之气机，使气机畅达而湿邪不得停滞，湿浊得以宣化以提高临床疗效。此法适用于湿邪兼有气滞证。临床表现：身热不扬，肢体重楚，脘痞腹胀，纳呆呕恶，大便溏稀或黏滞不爽，舌苔白腻，脉濡。本证多由湿邪为患而兼有气滞郁阻中焦，脾胃升降失司而成。湿邪阻滞，气机不畅，热蕴中焦，不得发越，故身热不扬；湿浊弥漫于肌腠，则肢体沉重困楚；脾胃升降失司，中焦痞塞，故脘痞腹胀，纳呆不饥；胃气上逆，则恶心呕吐；湿浊阻胃，消化功能呆钝，湿夹食滞下注大肠，故大便溏滞不爽；舌苔白腻或黄白相兼，脉濡皆为湿浊内停之症。《温病条辨》中的加减正气散可参考应用。药如藿香梗、厚朴、杏仁、茯苓皮、广陈皮、神曲、麦芽、茵陈、大腹皮等等，既可祛除湿浊，又能宣畅气机。若湿邪弥漫于表，肢体重痛较甚者，可于方中加木防己、防风之属，疏通经络肌腠，以宣表气而止痛。

（二）苦温燥湿

适用于寒湿之邪困阻脾胃，或者湿热困阻中焦而湿重于热者也可权衡运用。症见脘腹胀满，不思饮食，口淡无味，呕吐恶心，嗳气吞酸，肢体酸楚，头目不清，困重嗜卧，甚则泻利，里急后重，舌苔白腻而厚，脉缓或滑。或者湿热并存而热象不明显，一派湿热困阻症候。此时就应该运用苦温之品或苦温相配以燥湿、化湿。常用药物如苍术、陈皮、厚朴、半夏、大腹皮、草豆蔻等，或者配以黄连、干姜之属，常以平胃散为代表方，苦味之药，有燥湿的作用，脾为阴土，喜燥恶湿，对湿困脾胃者，尤为适宜。

（三）苦寒泻火

苦寒之品，既能泻阳明实火，也能除中焦湿热，故适用于阳明实火和脾胃湿热之证，临床症见胃脘痞满，大便干结，腹胀腹痛，口干口臭，面红心烦，或有身热，小便短赤，舌红，苔黄燥，脉滑数，常用药如石膏、知母、黄芩、黄连、大黄、黄柏、栀子、龙胆草等。常用方如泻心汤、玉女煎、左金丸、三承气汤等，以苦寒直折，泻火解毒，苦而性寒者以清热泻火为主，而兼有燥湿的作用，故亦可用于脾胃湿热之证，如湿热发黄、湿热痢疾、湿热泄泻等，临床症见身目俱黄，头重身困，胸脘痞满，食欲减退，恶心呕吐，腹胀或大便溏泻，或里急后重，便下赤白黏液，舌苔厚腻微黄，脉象濡数或滑。常用药如茵陈、栀子、连翘、蒲公英、黄柏、马齿苋、败酱草等等。常用方剂如茵陈蒿汤、茵陈五苓散、清中汤等。

（四）辛开苦降

脾主升，胃主降。叶天士说"脾宜升则健，胃以降则和"。若中焦阴阳失调，寒热交错，虚实夹杂，致使脾气损伤，胃失和降，不能升清降浊，因而呕逆，下而泄利，气机不畅则痞满不舒。治当调理脾胃升降，消痞散满，寒热同用以和阴阳，补泻同施调其虚实，苦辛并进助其升降。本法使用于脾胃不和、升降失常、寒热错杂、气机痞塞中焦而致的痞症。症见心下痞满不痛，或干呕，或呕吐，肠鸣下利，舌苔薄黄而腻，脉弦数。代表方如半夏泻心汤之属，方中以辛苦的半夏为主，辛散开结，苦降止呕，以除痞满呕逆之证；辅以干姜辛温祛寒，芩、连苦寒泄热；佐以党参、大枣、甘温补益中焦；使以甘草补脾胃助健运而调诸药。诸药相配，寒热并用，辛苦并进，补泻同施，共成辛开苦降，调和寒热，补中扶正之功，以调畅中焦升降之职。

除此之外，后世医家还巧妙地将苦味药与淡渗利湿药配伍，治疗湿热胶结中焦，气机不展的棘手之证。临床表现：发热身痛，汗出热减，继而复热，渴不多饮，或竟不渴，胸闷脘痞腹胀，小便不利，大便溏滞不爽，舌苔淡黄滑腻，脉濡缓。本证乃中焦湿热裹结，胶滞难解。吴鞠通论此证之病机及治法云："内不能运水谷之湿，外复感时令之湿，发表攻里，两不可施。误认伤寒，必转坏证。徒清热则湿不退，徒祛湿则热愈炽，黄芩滑石汤主之。"确实切合临床。常用药如黄芩、黄连、滑石、茯苓、大腹皮、白蔻仁、通草、猪苓、淡竹叶等。正如吴鞠通所言："共成宣气利小便之功，气化则湿化，小便利则火腑通而热自清矣。"黄芩、黄连清热燥湿，以泻胶结之热；滑石、茯苓、猪苓、通草以淡渗利湿，并从湿中泻热，导湿热从小便而驱。大腹皮配白蔻仁辛开苦降，燥湿开郁，醒脾胃而宣展气机，使气行则湿化。此种配伍在于燥湿邪以展气机，通三焦而利小便，使胶结之湿热之邪分而祛之，如三仁汤即属此法。

七、补伐勿过，以平为期

（一）补而勿滞

脾以健运为常，胃以通降为顺。治疗上不仅对湿阻气滞、食积内停等实证，应以理气化湿、消食导滞以复脾之健运胃之通降。即使对脾胃之虚证，虽应以甘药补之，但是不能蛮补、壅补，须防有碍脾之健运和胃之通降。在补脾胃之剂中，常用甘药配以理气助运之品，如陈皮、积壳、木香、砂仁之类。

1. 补气勿忘行气

人体之气机，重在升降出入，重在流通。即便气虚需要补气，也应以调补为法。历代医家对补气之法都有深刻体会，补气之时往往佐以理气之品，如李东垣所制补中益气汤，配升麻、柴胡以升举清阳，陈皮以理气助运；升阳益胃汤中加羌活、防风以鼓动胃气。钱乙所制异功散用陈皮以理气健脾，六君子汤中用陈皮、法半夏以健脾理气化痰。归脾汤中用木香以梳理胃肠气机等等不一而足。

2. 滋阴切防滞腻

补而勿滞不仅对气虚、阳虚证用药须加以注意，即使是胃阴虚证用阴药也只宜清补、平补，忌用滋腻壅塞之剂，方能达到胃健纳旺的目的。经典方剂四物汤可谓是补阴的代表，其组方特点即是如此。胃阴亏虚常用的《温病条辨》中沙参麦门冬汤也是如此，沙参、麦冬、玉竹、花粉、桑叶、白扁豆一派清补之品，并未用过于滋腻的熟地、生地等，在临床运用时还应加入陈皮、砂仁之属而做到滋阴而不滞腻。

3. 补药不宜重剂

脾主运化，胃主受纳，脾胃既虚，纳化无力，饮食都不能正常纳运，更何况药乎？中虚则重味难支，故在药物用量，以及药味数量上应以轻为上。

（二）伐而勿过

脾胃之气的盛衰存亡，对于疾病的预后转归有着及其重要的意义。"有胃气则生，无胃气则死"。所以顾护胃气是调治中焦疾病很重要的一个方面。"顾护胃气"的思想早在《内经》中就已经受到重视，《素问·平人气象论》说"人以水谷为本，故人绝水谷则死"；《素问·玉机真脏论》说"五藏者，皆秉气于胃，胃者，五藏之本也"，说明胃气之盛衰有无，关系到人体的生命活动及其生死存亡。发展至金元时期，李东垣在《脾胃论·脾胃虚实传变论》中说："元气之充足，皆由脾胃之气无所伤，而后能滋养元气。若胃气之本弱，饮食自倍，则肠胃之气既伤，而元气亦不能充，而诸病之所由生也。"所以在治疗疾病过程中时时想到顾护胃气，尤其在治疗中焦实证时，运用攻伐之剂，中病即止，不必尽剂，或于祛邪剂中参以和胃之品，或于峻烈有毒方中伍以护胃之药，临证之时灵活运用，意在时刻顾护脾胃之气，使病退而脾胃不伤。

1.苦寒谨防败胃

苦寒药一般具有清热泻火、解毒燥湿的作用，若属胃火蕴结而致胃脘痞满，胃气不降而致呕逆，阳明腑实之腹胀便秘，正宜用苦寒的黄芩、黄连、大黄、栀子之属，以清胃降逆，泻热通便。左金丸、泻心汤、三承气汤是常用之剂。但用苦寒之品必须中病即止，不可长期使用，否则苦寒太过，败伤胃气，甚则化燥伤阴。

2.辛散注意耗气

辛味药物性善走散，一般具有发散行气的作用。若是脾胃气滞、血瘀、湿阻、食积之证，用之虽然对证，但过用、久用、重用，辛散过度必然耗伤正气，历代医家对此都十分重视。而胃气虚、胃阴虚之证，就更忌辛温香燥之品，非但耗气，更能伤津。叶天士有"存得一分津液，便有一分生机"的卓识，所以使用辛散耗气之品时不可过用、强用，不忘保护胃阴，不逆阳明喜润勿燥之性。使胃气和降，生理功能复常。

3.泻下不可伤正

临床常用的攻伐泻下之剂，多为苦寒、重坠、有毒、量大、峻烈之类，逐邪之力虽峻，而伤正之弊亦大。故仲景在《伤寒论》及《金匮要略》中众多方剂中都使用炙甘草、大枣、生姜来顾护正气，李东垣在《脾胃论》所制方剂中，亦用甘草、人参、大枣顾护正气。若用峻下攻法之剂，必与方中配以扶正之品。如十枣汤中之大枣；调胃承气汤中之炙甘草；黄龙汤中之人参、当归等等，根据患者体质选择用之。

由此可见，中焦疾病用药重在调和，回复脏腑的生理功能，使机体状态平衡，疾病得愈。《素问·至真要大论》中说"谨察阴阳所在而调之，以平为期"，又曰："皆随胜气，安其屈伏，无问其数，以平为期，此其道也。"运用药物纠正疾病的偏性，勿过与不及，做到以平为期。

八、诸脏统调，生克制化

张介宾在其《类经图翼》中曰"造化之机，不可无生，亦不可无制"，事物之间正因为存在着相生和相克的联系，才维持着自然界的生态平衡和机体的生理平衡。脾胃病治疗根据相生关系制定的治法众多。中焦疾病的许多疑难杂症必须诸脏统调，明白脏腑之间的关系，依据中医的五行学说，深谙造化之理，生克制化，使脾胃生理功能至于平和。中焦疾病通过他脏进行的方法有：益火补土法、抑木扶土法、培土制水法、佐金平木法、疏木理土法等等。

（一）益火补土法

益火补土法是根据五行相生关系提出的一种治疗方法。具体来说，若按五脏之间的关系讲，是通过温心阳达到补脾阳之目的。但是，从命门学说讲则是指命门之火（肾阳）不能温煦脾土，故益火之源是温肾阳补脾阳的一种方法。两种说法均有一定的临床意义。在五行学说中，心属火，脾属土，从而形成心脾之间母子关系。虚则补其母，故土虚时自当益火补土，即温心阳以补脾阳。肾为五脏之本，内寓真阴真阳，人体五脏六腑之阴都由肾阴来滋助，五脏六腑之阳又都由肾阳来温养。肾阳亦即命门之火；肾阴亦命门之水。肾阳为全身阳气之根本，肾阴为全身阴气之根本。所以，在命门学说的影响下益火补土法则是温肾阳补脾阳的一种治疗方法。脾主运化，既能运化水谷，又可运化水液。脾阳不足，运化无力，就会出现水谷不化、水液不行等病理变化。通过益火补土以助运化，而达到治疗的目的。

温心阳补脾阳，桂枝配甘草，辛甘化阳，是补益心阳的代表药组。仲景在《伤寒杂病论》中早有明示，如《伤寒论》64条云："发汗过多，其人叉手自冒心，心下悸，欲得按者，桂枝甘草汤主之。"运用益火补土法，桂枝配甘草已成功地运用到治疗脾阳不足所致诸证。代表方剂有小建中汤、苓桂术甘汤等。小建中汤虽阴阳并补，但以温阳为主。温阳是通过桂枝配甘草，温通心阳，以达到温中健脾之目的。苓桂术甘汤主治中阳不足之痰饮病。中焦阳虚，脾失健运，则湿聚成饮，变生它证。亦用桂枝配甘草，益心火补脾阳，脾复运化之职，则痰湿水饮生成乏源。

温肾阳补脾阳，温补脾肾适用于脾、肾虚寒所致之泻痢日久、滑脱不禁等病证。常用药物有补骨脂、肉桂、干姜等，代表方剂是四神丸、附子理中丸、真人养脏汤等。适用于肾阳虚衰，脾亦不暖，脾肾皆寒之症。药如补骨脂、肉桂、附片、干姜、肉豆蔻、仙灵脾等等，使真阳不亏以温暖脾阳。脾阳得复，运化正常。

益心阳补脾阳之"益火补土"法是以五行学说为理论依据，得到脏象学说的支持，是"虚则补其母"治疗原则下的具体治疗方法。温肾阳补脾阳之"益火补土"法是以命门学说为其理论基础，强调了肾阳为全身阳气之根本的重要性，具有广泛指导性，具有重要的临床意义，在临证之时应辨证选择而用。

（二）抑木扶土法

抑木扶土法是根据五行相克次序所确立的一种治法。肝属木、脾属土，抑木扶土法是针对肝旺乘脾、肝旺乘胃而设。是二者生理的生理特性决定了在病理状态的一种关系。肝脾之间的关系被历代医家所重视，早在《伤寒杂病论》中仲景先师就有"见肝之病，知肝传脾，当先实脾"的卓识，后世医家叶天士更是倡导肝胃同治，其曰："肝木宜疏，胃府宜降，肝木肆横，胃土必伤，胃土久伤，肝木愈横；治胃必佐泄肝，泄肝必兼安胃，治肝不应当取阳明。"所以抑木扶土法，实际上包括疏肝健脾、泄肝和胃、调和肝脾等具体治法，主要适用于肝强脾弱、肝强胃弱和肝脾不和、肝胃不和之病证。在临床上若患者症见胸胁胃脘疼痛，伴嗳气呕逆，吞酸嘈杂，苔黄，脉弦者多属肝火犯胃，治当清肝和胃，多用左金丸加减治疗，药用黄连、吴茱萸、栀子、黄芩、龙胆草等品；患者症见脘腹胀满不适，嗳气不欲食，呕逆频作，治当平肝益胃，常用旋覆花、代赭石、党参等治疗；若病肠鸣腹泻腹痛，泻后痛减，矢气频作，舌淡苔白，脉弦者，此实乃肝强脾弱之候，治以痛泻要方，药用白芍、白术、陈皮、防风等。

（三）培土制水法

又称培土治，指温运脾阳，或温肾健脾，以治疗水湿停聚等病证的治疗方法。因为肾属水，脾属土，脾虚不运则水无所制，水湿泛滥而致水肿胀满之证。当然使用此法，既要培补脾胃，厚其中焦之土，又要对水道进行疏导，惟其才能起到治水的目的。临床运用五苓散加减治疗此类病证效果尚可，常用药如炒白术、茯苓、党参、泽泻、猪苓、半夏、陈皮、车前子等等。

（四）佐金平木法

指清肃肺气以抑制肝气上逆的方法。肝气上冲于肺，肺气不得下降，出现气喘短息、胁肋窜痛、脉弦等症。用佐金平木法，肺气下降则肝气随之条达疏畅。常用桑白皮、杏仁、枇杷叶、桑叶、苏梗等药。临床对治疗肝木太旺，横克脾胃中土之病证可用此法进退调整，对久治不愈的慢性胃炎、十二指肠球部溃疡、慢性溃疡性结肠炎只要有肝气太过的病机，都可在处方时佐以此法，往往会起到意想不到的效果。

（五）疏木理土法

是通过调理肝气，恢复肝的疏泄功能而使中焦脾胃功能正常的一种方法，所谓治疗中焦不调理肝气非其治也。《素问·宝命全形论》曰"土得木而达"，中焦脾胃的升降、运化之职与肝的疏泄功能密不可分。临床根据患者病机选择不同的药物搭配方可起到应有的疗效。或者柴胡疏肝散、或者逍遥散、或者四逆散，谨守病机而进退调之。

当然人体的生克制化之理不仅仅只有上述几点，"亢则害，承乃制"，五脏的生克之理与自然界的化生之道、运气之理息息相关，遣方用药要注意脏腑之间的关系，整体进行调整，制其有余，益其不足，使五藏功能趋于平衡，治病才可效有所验。

总之，脾胃病用药特点是根据不同疾病的特点、病机的特征，由历代医家的经验总结而成，具有一定的规律性，临证之时要圆机活法，综合运用，才能提高临床疗效。

"和"法在脾胃病诊治中的应用

和法是中医临床治疗八法中的一种。和法是通过调和以达到消除病邪为目的的一种治疗方法。所谓调和者，是调整人体功能，使之归于平复之意，用于治疗脏腑气血阴阳不和或寒热失调，虚实夹杂的症候，故邪在少阳、肝脾不和、肠胃不和、气血不和、营卫不和等，都可用和法治之。

一、对"和"法的认识

（一）"和"的来源

现代中医诸多治法均源于《黄帝内经》。《黄帝内经》虽然没有明确提出具体的治法，但就其整体的思想和行文基调来看，无不充满"和"的思想。具体而言，"和"应该有三个内涵：

（1）人与自然的和谐，如《素问·上古天真论篇》中说"夫上古圣人之教下也，皆谓之虚邪贼风，避之有时""至人者……和于阴阳，调于四时""圣人者，处天地之和，从八风之理"。

（2）人的心态平和与内在和谐，"恬淡虚无，真气从之，精神内守，病安从来"。

（3）人对自身社会地位的认同和适应，"美其食，任其服，乐其俗，高下不相幕"。因此，保持正常的"和"即是维持健康的核心。如《素问·生气通天论篇》中说："是以圣人陈阴阳，筋脉和同，骨髓坚固，气血皆从，如是则内外调和，邪不能害，耳目聪明，气立如故。"

由此看来，"和"是良好健康的一种总的概括，同时"和"也是五脏活动的最佳状态。《灵枢·脉度》篇指出"肺气通于鼻，肺和则鼻能知香臭矣，心气通于舌，心和则能知五味矣，肝气通于目，肝和则能辨五色矣，脾气通于口，脾和则能知五谷矣，肾气通于耳，肾气和则能闻五音矣"。

（二）"和"的失常

《素问·六微旨大论篇》中说"其有至而至，有至而不至，有至而太过，何也？岐伯曰：至而至者和，至而不至来气不及也，而未至而至，来气有余也。应则顺，否则逆。逆则生变，变则病。又如《素问·五藏生成篇》中说"多食咸，则脉凝，泣而变色；多食苦，则皮槁而毛拔；多食辛，则筋急而爪枯；多食酸，则肉胝而唇揭；多食甘，则骨痛而发落，此五味之所伤也""不能正偃者，胃中不和也""胃不和则卧不安"。由此可见，"和"的状态遭到破坏时就是疾病的开始。能使人体失和的原因首推时令失和，时令失和使正常的六气成为至病的六淫，再次是阴阳失和。《素问·厥论篇》中说"阴气虚则阳气入，阳气入则胃不和，胃不和则精气竭，精气竭则不营其四支也"。

（三）"和"的恢复

《素问·六元正经大论篇》中说"从地之理，和其运，调气化，使上下合德，无相夺伦"，又如"夫经络以通，气血以从，复气不足，与众齐同，养之和之，静以待时，谨守其气，无使倾移，其形乃彰。生气以长，命曰圣王。……五代化，无逆时，必养必和，待其来复"。因此，"和"法立法的基本出发点应该立足于恢复人体原有的"和"的状态。在治疗上，把"和"放在重要位置，"谨和五味，骨正筋柔，气血以流，腠理以密，如是则骨气以精，谨道如法，长有天命。病愈而身体依然虚弱的人，应通过调养，使经络畅通，气血和顺以促进体内元气逐渐生长。"阴阳自和者，必自愈"，体现了以阴阳和谐为治疗的目的，以自和机能为立足之本的整体治疗思想，正是由于《内经》在和法立论上提供了充分的理论基础，而《伤寒论》从维护机体的自和机能出发，明确提出了和法，而且在这一治法指导下提出来以小柴胡汤为代表的一系列方剂，又特别重视顾护胃气。

（四）复"和"有其法

通过对前人经验的总结及临床认识，我们认为"和"包括人自然调和、人自身心态的调和以及疾病之后的药物应用调和。

人与自然调和：如"风淫所胜，平以辛凉，佐以苦甘，以酸收之。湿淫所胜，平以苦热，佐以酸辛，以淡泄之。湿上胜而热，治以苦温，佐以甘辛，以汗为故而止。火淫所胜，平以酸冷，佐以苦甘，以酸收之，以苦发之，以酸复之，热淫同。燥淫所胜，平以苦温，佐以酸辛，以苦下之。寒淫所胜，平以辛热，佐以甘苦，以咸泄之"。对如何通过调和药物的五味进而调和人的体质提出了总原则。《素问·藏气法时论》中说"肝苦急，急食甘以缓之。心苦缓，急食酸以收之，脾苦湿，急食苦以燥之。肺苦气上逆，急食苦以泄之。

人自身心态的调和，中医将人体自身的心态变化归纳为喜、怒、忧、思、悲、恐、惊，七情是人体对不同客观事物的反应。作为致病因素的七情，是指这些情志过于强烈，引致脏腑气血逆乱而发病。人的欲望是无穷的，纵欲无度则有损健康，甚至化生百病。如何做到喜怒有常，一是知足少欲，不妄想奢求，正常的心态，要有一定的满足感，对现实充满热爱，如《素问·上古天真论篇》云："美其食，任其服，乐其俗，高下不相慕"。二是要胸襟大度，不嫉妒苛求，做到与人和睦相处，生活在祥和的气氛中。三是慈悲为怀，广存仁爱之心，助人为乐。总之，体自人身心态的调和，应努力做到"恬淡虚无，真气从之，精神内守，病安从来"。

既病之后的药物应用调和，在具体的疾病应用中，"和"主要包括以下几个方面：

和解少阳，适用于邪在半表半里有少阳证，证见寒热往来、胸胁苦满、心烦喜呕、咽干口苦、苔薄白脉弦，代表方为小柴胡汤。

调和肝脾，适用于肝脾失调、情志抑郁、胸闷不舒、胁痛、腹胀、腹泻等病证，代表方为痛泄要方。

调理肠胃，适用于胃肠功能失调、寒热往来、升降失司而出现的脘腹胀满、恶心、呕吐、腹痛或肠鸣泄泻等证，代表方为半夏泻心汤、黄连汤等。

调和胆胃，由于胆气犯胃，胃失和降，症见胸胁胀满、恶心、呕吐、舌红苔白、脉弦而数者，代表方为蒿芩清胆汤。

二、历代医家对"和"法的论述

《素问·正气通天论》："圣人陈阴阳，筋脉和同，骨髓坚固非，气血皆从。如是则内外调和，邪不能害，耳目聪明，气立如故。""阴平阳秘，精神乃治，阴阳离决，精气乃绝"，故而人体的阴阳协调、内外调和、精神正常、身体健康，是一种"和"的状态。和解是和解少阳，治疗病邪在半表半里的一种方法，但尽此一意是不够的，"和"为调和意义则更广。《景岳全书》曰："病虚实气血之间，补之不可，攻之不可者，欲得其平，须从缓治，故方有和阵。""和方之剂，和其不和也"。

《温病条辨》中指出"治中焦如衡，非平不安"。在治疗中焦脾胃病中，"和"法充分体现了"如衡"和"非平不安"的学术思想。和法是清代程钟龄在《医学心悟》总结前人经验基础上将中医治疗法则归纳为：汗、吐、下、和、温、清、消、补八法。其中"和"法包括和解表里、调和营卫、调和气血、调和脏腑、调和寒热等多个方面。通过和解或调和的方法，使机体恢复动态平衡的"中和"状态。在和法中表、卫、气、腑、热为阳；里、营、血、脏、寒为阴。

《伤寒论》中不少条文虽未明言以"和"治之，但有关和法的方剂众多，其中以泻心汤类、葛根芩连汤、乌梅汤等都充分体现了"和"法的思想，因此也有，人称"和"是张仲景学术思想的核心，如升降相用，燥湿并用。在疾病中因为脾胃的相反相成的生理性质，每易形成错杂之症而导致临床多成慢性经过。"和"法可视为专为中焦脾胃病而设立，通过调和之法以达到中焦如衡。

三、近现代医家对"和"法的论述

岳美中认为，"和"法是指和解表里，疏通气血协调上下各方面，凡属补泻兼施，苦辛分消等都是。

蒲辅周认为："和解之法，具有缓和疏解之意，使表里寒热虚实的复杂证候，脏腑阴阳气血的偏衰偏盛归于平复，寒热并用，补泻合剂，表里双解，苦辛分消，调和气血，皆谓和解。"

任应秋认为："所谓和法，是具调理之意，故亦称和解者。凡病邪并不盛，而正气却不强时最宜用和解之法。"

秦伯未认为："和"是和解的意思，病邪在表可汗，在里可下，在半表半里，既不可汗又不可下，病情又正在发展，需一种和缓的方法来驱除病邪。故和法用在外感证方面，主要目的在驱邪外出。"在杂病方面用"和"法，可用调和肝脾的方法；可用辛开苦降和胃的方法；可用芳香化湿和中，"和"法的应用相当广泛，包括和解少阳、安内攘外、调理气血、舒畅气机、芳化和中等。

傅宗翰认为："和"法"意指法取中庸、用性不倚的药物组成，它是一个以和为主、以缓济急、以巧取胜的治疗策略"。具有和缓平衡、调和、淡化轻和的作用。

巢因慈认为：所谓和法与其他治法所用药物大多单纯划一是不同的，实际上它是由两种或两种以上治法组合成的复合法。

时乐认为："和法是比较特殊的一种，它既不像汗、吐、下、清那样专攻祛邪，又不似温补那样专事扶正，而且有双向调节作用。

马贻超认为：八法中的"和"法，只针对少阳半表半里为病机的特殊情况而设的一种治法，即使推而广之，厥阴主阴阳转换之枢，也有枢机的特点，故除柴胡汤外，疏达厥阴肝气之方如四逆汤、逍遥散的治法也可以说是"和"法。

综上所述，"和"法是一种寒热互用，苦心并进，补泻兼施，以调节人体阴阳、脏腑、气血的方法。

四、"和"法治疗脾胃病的理论基础

脾主运化，胃主受纳，脾主升，胃主降，两者之间的关系是"脾主胃行其津液"。脾气升，则水谷之精微得以输布，胃主降，则水谷及其糟粕得以下行。脾为湿土，胃为燥土，脾喜燥而恶湿，胃喜润而恶燥；脾为阴土，得阳则运，胃为阳土，得阴而安；脾与胃一脏一腑，一纳一运，一升一降，相辅相成，维持着正常的消化功能，饮食物的消化吸收是在脾胃运化结合、升降相因、燥湿相济的相互协调中完成的。由于脾胃在生理上的相互联系，因而在病理上互为影响。如脾为湿困，运化失职，清气不升，从而影响胃之受纳和降，可出现脘腹胀满、食少、恶心、呕吐等；如饮食不节、食滞胃脘、胃失和降影响脾主运化和升清，可出现腹胀泄泻等症。因此脾胃病的病机就其本脏而言，主要表现为纳运失调，燥湿不济，寒热错杂，升降失常，而尤以升降失常为重点。

肝为将军之官，主疏泄，条畅脾胃气机，"土得木而达"，肝性喜条达而恶抑郁，若肝气郁滞，横逆脾胃，运化不及，升降失调，则表现为脘胁胀痛，恶心、呕吐、腹痛、腹泻、纳呆、便溏等症。唐容川认为："木之性"主疏泄，而水谷及化，设肝之清阳不升，则不能疏泄水谷，渗泄中满之症，在所难免。

五、脾胃是五脏"和"的中心

（1）生命活动以气机和为前提，《素问·六微旨大论》云："升降出入，无器不有。非出入则无以生长壮老已，非升降，则无以生长化收藏。"五脏气机的出入贵在平衡，当升则升，当降则降，出入者，守其出入，升降者，守其升降，升降出入运动正常，人体就可以保持健康状态。中医治病是以药物四气五味不同的药性来纠正五脏气机的失调，《黄帝内经》有"辛甘发散为阳，酸苦涌泻为阴"的论述。

李时珍云："酸咸无升，甘辛无降，寒无浮，热无沉，其性然也。"外感风寒，用麻枝辛温发表，以调节气机出入之失和，驱邪外出。咳嗽气喘用收敛、降

气、止咳平喘之药，和降气升之过；里实便秘用硝黄下之，以调节气机升降之职；半夏泻心剂寒温升降、攻补并用，均是五脏和理论指导下形成的。

（2）五脏"和"以脾胃为枢轴，以三焦为动力和通道。张介宾《景岳全书》云"脾胃属土，为水谷之海，凡五脏生成惟此是赖者，赖其发生之气而上行。故由胃达脾，由脾达肺而生长万物滋溉一身"。

李杲认为：只有脾气升发谷气上行，才能使元气充足，生机活跃；若脾气不升，水谷下行，元气亏乏，机体发生病变，其善用升麻、柴胡、葛根等升提之品。

尤在泾在《金匮要略·心典》中云："中者，四运之轴，阴阳之机也。"黄坤载云："脾升则肝肾亦升，故水木不郁；胃降则心肺亦降，故金火不滞……中气者各济水火之机，升降金木之枢。"三焦为五脏气机的升降出入提供了动力和通道。

朱永年云："三焦之火游行于上下之间。"三焦出于脾胃，将水谷精微不断输送到全身。《经难·三十一难》云："三焦者，水谷之道路，气之所终始也。"

《经难·六十六难》云："三焦者，原气之别使也，主通行元气经历于五脏六腑。"原气即指生命的原动力，所以《灵枢·本脏》"肾合三焦"三焦蕴藏着肾之元气。脾胃和合，三焦通畅，为五脏气机的升降出入提供了动力，也为五脏功能的和合及水谷精微的输布提供了通道。

综上分析、研究古今医学论述并结合脾胃生理特性和病机特点，认为脾胃病往往脏腑同病、寒热互存、虚实夹杂、升降失调，并且与肝胆互为影响，病因多种多样，病机复杂多变，临证时单选一法治之，恐难取效。唯采用调和脾胃、调和肝脾、调和胆胃、调和肝胃、调和肠胃等和法，注重脏腑同治，寒温相宜，虚实同理，阴阳兼顾，从而达到脾胃升降有序，肝胆疏泄有度，以调理脏腑功能，调畅逆乱之气机，使阴平阳秘，元气生生不息，病势才能迎刃而解。

六、"和"法治疗脾胃病的临床应用

1. 调和脾胃法

调和脾胃法适用于脾胃不和，以脾胃升降功能失常为特点，以脘腹胀满、恶心呕吐、食少腹泻为主症，伴胃脘疼痛厌食、嗳腐吞酸、舌苔厚腻，脉弦滑，辨证属饮食积滞证；方用保和丸加减（在保和丸基础上加用白术、枳壳）以加强健脾祛湿、消食导滞之功效。保和丸来源于《丹溪心法·卷三》。倦怠身重，口淡无味，舌淡苔腻，脉沉濡，辨证属脾胃中焦湿阻，方用藿朴夏苓汤加减。藿朴夏苓汤来源于《医原》，是治疗四季湿邪的通用方剂，长时间食用肥甘厚腻之品后脾胃功能失调，脾虚则湿浊内生，用此方治疗中焦湿阻证，可进一步加强健脾化湿之功效，因为脾气升则人体的水谷精微才可输布到人体的各个脏腑。胃痛喜按，神疲乏力，舌淡苔白，脉虚弱，辨证属脾胃虚弱证，方用香砂六君子加减。香砂六君子汤是四君子汤的基础上加半夏、陈皮、木香、砂仁所组成，四君子汤是补气的基础方，方中加半夏、陈皮以加强健脾理气化痰的作用，加木香、砂仁重在理气止痛，从而体现出不通则痛，不痛则通的中医学术思想。泛酸嘈杂，口干口苦，脉弦数，辨证属胃热炽盛，方用左金丸合乌贝散加减。左金丸来源于朱丹溪的《丹溪心法》，左金指："实则泻其子，心火为肝木之子，黄连泄心火，则不刑肺金，金旺则能制木。"肝经火旺为本方主证。嘈杂泛酸、口干口苦为肝火犯胃，胃失和降为次要症状。方中重用黄连清泻心胃之火，降逆止呕，佐吴茱萸温中散热，降逆止呕，疏肝解郁。浙贝、乌贼骨以和胃抑酸，两者相配、辛开苦降、共奏泻肝和胃之功。胃痛喜温喜按，畏寒肢冷，舌淡苔白腻，脉沉弱无力，辨证属脾胃虚寒证，方用黄芪建中汤加减。黄芪建中汤是《伤寒论》中小建中汤加黄芪、当归组成的方子，本方所治诸虚均为脾胃虚寒，阴阳两虚为其主证。脾胃为后天之本，营卫气血由此化生，中焦虚寒，化源不足，血不养心，故脾胃虚弱、营卫不和，治当温中补虚、调和阴阳。方中黄芪、当归补脾益气、和里缓急，为君药。白芍酸甘益阴、养血缓急，较桂枝汤加倍使用；桂枝辛甘化阳，温阳散寒，共为臣药。生姜温胃止呕，大枣补脾养血，调和营卫，共为佐药，甘草调和诸药为使药，总观全方上下，共奏健脾益气、温阳散寒、和胃止痛之功效。咽干、口燥、嗳气、便干，舌红少津或剥苔少苔，舌面有小裂纹，脉弦或细数，辨证属胃阴不足证。方用益胃汤合甘草芍药汤加减，益胃汤是《脾胃论》中滋养胃阴的代表方，以食欲不振、口燥咽干、舌红少苔、脉细数为证治要点。芍药甘草汤是《伤寒论》中治疗胃阴亏虚及肝脾不和的方剂。两方合用，可进一步加强滋养胃阴、缓急止痛的作用。

2. 调和肝胃法

调和肝胃法适用于肝胃不和，以肝失疏泄、胃失和降为特点。

叶天士曰："肝为起病之源，胃为传病之所。"《素问·六元正纪大论》曰："木郁之发，民病胃脘当心而痛、上支两胁痛，膈咽不通，食欲不下。"临床表现为：胃脘胀痛，以胀为主，或攻窜两胁，或胃脘痞满，每因情志因素而发作，嗳气则舒，胸闷叹息，纳呆腹胀，排便不畅，舌苔薄白或薄黄，脉弦；方用柴胡疏肝散加减；若气机郁滞，日久不解，肝胃蕴热，症见胃脘灼痛，嘈杂泛酸，烦躁易怒，方用蒿芩清胆汤加减。柴胡疏肝散来源于《景岳全书》，是疏肝理气的代表方，有疏肝理气、活血止痛之功。蒿芩清胆汤来源于《重订通俗伤寒论》。少阳热盛为本方主证，胆热犯胃、气逆不降、吐苦吞酸、干呕呃逆为次症。方中青蒿清透少阳，黄芩清泄胆热共为君药。半夏、茯苓、陈皮、枳壳和胃降逆宽胸、清热利湿，共为佐药，诸药相和则少阳得清，胃逆得平，痰湿祛除，气机通畅。

3. 调和肝脾法

调和肝脾法适用于肝脾不和，以肝脏气机不和横窜犯脾，脾运失健、脾气不升为特点。

《景岳全书》曰："凡遇怒气便作泄泻者，必先怒时夹食，致伤脾胃，故但有所犯，即随触而发，此肝脾二脏之病也，盖以肝木克土，脾气受伤而然。"临床表现多从本脏部位开始，然后循经扩散，以两胁胀痛最为明显，进而出现纳呆、嗳气、呕吐、泄泻等脾胃症状，证见两胁胀痛，脘痞易饱，纳呆呕吐，嗳气，大便时干时溏或排便不爽，舌质淡，苔薄白，脉弦，方用痛泻要方加减。痛泻要方来源于《景岳全书》肝脾不和之腹痛泄泻，称为"痛泻"。

吴琨云认为："泻责之脾，痛责之肝，肝责之实，脾责之虚；脾虚肝实，故令痛泻。"痛泻要方由白术、白芍、陈皮、防风四味药组成，肝郁脾虚为本方主证。方中白术健脾燥湿止泻为君药，白芍柔肝缓急止痛，为臣药，陈皮理气健脾；防风升清止泻为佐药。四药相合，共奏健脾燥湿、柔肝缓急止痛则痛泻自愈。

4. 调和胆胃法

调和胆胃法，适用于胆胃不和，以胆气郁结、疏泄失利、横逆犯胃、胃气不和、湿浊中阻为特点。

《张氏医通》认为："邪在胆经，木善上乘胃，吐则逆而胆汁上溢，所以呕苦也。"证见脘腹胀满或持续钝痛，胃脘灼热，嗳气吞酸，恶心呕吐，口苦纳呆，或见咽部梅核气，舌质红，苔薄黄，脉弦数。方用温胆汤加减。

温胆汤来源于《千金方》，由竹茹、枳实、半夏、茯苓、陈皮、大枣、甘草等药物组成。《医方集解》：此是少阳阳明药也，陈皮、半夏、生姜之辛温，以之导痰止呕，即以之温胆；枳实破气导滞，茯苓渗湿，甘草和中，竹茹开胃土之郁，清肺金之燥，凉肺金之所以平甲木也。如是则不寒不燥而胆常温矣。《黄帝内经》云：胃不和则卧不安；又曰：阳气满而不得入于阴，阴气虚故不得眠。半夏能和胃而通阴阳，故《黄帝内经》用治不眠。二陈非特温胆，亦以和胃也。《成方便读》曰，夫人之六腑，皆泻而不藏，惟胆为清净之腑，无出无入，寄附于肝，又与肝相为表里。肝藏魂，夜卧则魂归于肝，胆有邪，岂有不波及肝哉，且胆为甲木，其象应春，今胆虚则不能遂其生。

5. 调和胃肠法

调和胃肠法适用于胃肠不和，以邪犯胃肠，寒热夹杂，升降失常为特点。

《素问·阴阳应象大论》曰："辛甘发散为阳，酸苦涌泄为阴。"辛苦配伍，泄中有开，通而能降，阴阳相合扶弱抑强，用以温阳散结，疏通气机，而恢复胃肠之功能。证见：心下痞满，恶心呕吐，脘腹胀痛，肠鸣下利，舌质红，苔白腻或黄腻，脉弦滑，方用半夏泻心汤加减。

半夏泻心汤来源于《伤寒论》，由半夏、黄芩、黄连、干姜、人参〔党参〕、炙甘草、大枣七味药组成。半夏泻心汤主治痞证而呕吐症状较甚者，寒热互结为本方主证。因误下，脾胃之气所伤，饮食不下为本方次证。方用黄芩、黄连苦寒泻热为君药。干姜、半夏辛温散痞为臣药。人参〔党参〕、炙甘草、大枣补益脾胃，因痞证为寒热错杂，气机痞塞。诸药合用，为辛开苦降、寒热并用、补泻兼施、阴阳并调的治法，从而达到祛除寒热邪气、恢复中焦升降气机、消散痞满的作用，则诸症随之可愈。

七、"和"法治疗脾胃病辨证施治要点

1. "和"法应用当辨明病性，随证施治

脾胃病的形成有本虚标实、虚实夹杂两个方面，有升降失常、寒热相兼的特点，往往以脾胃虚弱为本，水湿、湿热、瘀血、浊毒为标，故要明确证候性质来选用"和"法。

如程国彭在《医学心悟》中云："有当和而和，而不知寒热之多寡，禀质之虚实，脏腑之燥湿，邪气之兼并，以误人也，是不可不辨也……由此推之，有清而和者，有温而和者，有消而和者，有补而和者，有燥而和者，有润而和者，有兼发表而和者，有兼攻下而和者。和之义则一，而和之法变化无穷焉。"同时要根据寒热、虚实、升降之孰轻孰重，决定药量。如吴鞠通所谓："治中焦如衡。"

意为治中焦之病要达到平衡、平和之状态。

2. 和法应用当平补缓攻，动静相宜

脾胃病以虚实夹杂、寒热错杂为病机特点，单纯补益或补益太过，湿热毒邪非但不能祛除，反而使邪气滞留加重，使气机升降受阻，正气更虚；若攻伐太过，湿热毒邪虽祛，但元气大伤则气机升降出入无力，体虚不复，疾病难愈，故宜平补缓攻之和法。

慢性胃炎治之以和，或在化湿、消食、散寒、清热、行气、活血之时辨证配伍益气、养血、滋阴使正气复，邪气去而趋平和，亦乃"和"法之旨意。处方用药时，也往往在补益剂中，加用鸡内金、砂仁以防止补益太过而致气机壅滞或碍胃，以补配消，以塞配通，在静药中适量加入动药，既行补之滞又增补益之力，此即《黄帝内经》"动静相召"之意，也是"和"法的具体体现。

3. 和法应用当顺其特性，配合得法

脾胃同居中焦，一脏一腑，经脉相互络属，互为表里，五行中居土为位，主受纳腐熟、运化水谷，为五脏六腑全身生理机能的维持提供滋养、濡润，故被称之为"五脏六腑之大源""后天之本"。脾宜升、宜健、宜燥、宜温、宜补；胃宜降、宜和、宜润、宜清、宜泄，脾胃两脏在生理特性上相辅相成，共同完成饮食物的消化吸收，病理机制上升降失常，纳运失司，治疗时应顺应脾胃特性，或因势利导，或逆向调整，使异常的升降功能恢复正常，临床用药时宜选轻清平和之品，顾护脾胃之气，同时将不同升降作用的药物进行合理搭配，使药物的作用与气机升降相因的规律相顺应，以升促降，有利于调畅气机，提高疗效，使中焦脾胃气机通畅、升降协调、出入有序、邪去病愈。

"和"是中医学的核心思想之一，"和"法是临床治疗疾病不可或缺的治法，尤其在脾胃疾病的治疗中占有重要的地位，临床灵活运用"和"法，往往能够起到事半功倍的效果。